August Thalhamer

Für die Versöhnung neuen Wissens und alter Weisheit in der Seelenheilkunde

August Thalhamer

Für die Versöhnung neuen Wissens und alter Weisheit in der Seelenheilkunde

Streitschrift gegen die Reduktion des Menschseins
auf naturwissenschaftlich erfassbare Materie.
Mit besonderer Berücksichtigung
schamanischer Heiltradition

ENNSTHALER VERLAG STEYR

Erklärung
Die in diesem Buch angeführten Vorstellungen, Vorschläge und Therapiemethoden sind nicht als Ersatz für eine professionelle medizinische oder therapeutische Behandlung gedacht. Jede Anwendung der in diesem Buch angeführten Ratschläge geschieht nach alleinigem Gutdünken des Lesers. Autoren, Verlag, Berater, Vertreiber, Händler und alle anderen Personen, die mit diesem Buch in Zusammenhang stehen, können weder Haftung noch Verantwortung für eventuelle Folgen übernehmen, die direkt oder indirekt aus den in diesem Buch gegebenen Informationen resultieren oder resultieren sollten.

www.ennsthaler.at

1. Auflage 2015

ISBN 978-3-85068-956-4

August Thalhamer · Für die Versöhnung
neuen Wissens und alter Weisheit in der Seelenheilkunde

Ennsthaler Gesellschaft m.b.H. & Co KG, 4400 Steyr, Österreich
Satz und Umschlaggestaltung: www.traxl-thomas.at
Druck und Bindung: CPIbooksGmbH, Leck

FSC www.fsc.org
MIX
Papier aus verantwortungsvollen Quellen
FSC® C083411

Inhaltsverzeichnis

Erklärung

Der Anlass für dieses Buch: Das österreichische Gesundheitsministerium zwingt Psychotherapeuten zur Täuschung der PatientInnen. Nach einer neuen Richtlinie müssen PsychotherapeutInnen in ihren Aussendungen verheimlichen, wenn sie auch transpersonale Verfahren, z. B. schamanische Heilarbeit, anwenden, weil diese »nicht wissenschaftlich« sei.

Die erklärte Absicht des Gesundheitsministeriums war gut: Man wollte »wahrheitswidrige, fachfremde, irreführende oder marktschreierische Werbung« unterbinden und erstellte dazu die Richtlinie für PsychotherapeutInnen über das Verhalten in der Öffentlichkeit (Werberichtlinie) vom 14.12.2010: http://www.bmg.gv.at/cms/home/attachments/7/0/5/CH1002/CMS1415709133783/werberichtlinie_03.05.2012.pdf

Und in der Richtlinie für PsychotherapeutInnen zur Frage der Abgrenzung der Psychotherapie von esoterischen, spirituellen und religiösen Methoden vom 17.6.2014: http://www.bmg.gv.at/cms/home/attachments/7/0/5/CH1002/CMS1415709133783/richtlinieabgrenzungesoterik.pdf sollte Psychotherapie abgegrenzt werden von fragwürdigen esoterischen Angeboten. Auch sollte unterbunden werden, dass PsychotherapeutInnen ihre Vertrauensstellung missbrauchen, indem sie gegen den Willen ihrer PatientInnen persönliche Weltanschauungen in die Therapie einbringen. Wer eine Psychotherapie sucht, soll auch eine bekommen.

Leider wurde man diesen berechtigten Anliegen nicht gerecht.

Soviel Technik und Wissenschaft in die Psychotherapie eingehen mögen, irgendwie und letzten Endes basiert sie weniger auf Technik als auf Kunst und weniger auf Wissenschaft als auf Weisheit.

(Viktor E. Frankl)

Vorwort

Warum ich diese Streitschrift verfasst habe: Ich will mich nicht damit abfinden, dass ich am Ende meines Arbeitslebens – ich bin 72 und war immer begeisterter Psychotherapeut – nun Zeitzeuge der Zerstörung einer so hilfreichen Heilmethode werden soll! Denn was bleibt über, wenn nur noch das Mess- und Zählbare als Psychotherapie gelten soll, die hohen Schnittmengen mit transpersonalen Heilmethoden, die unberechenbare Kunst zu therapieren und die schwer fassbare Intuition – die in der ganzen Geschichte der Menschheit als spirituelle Fähigkeit galt, als »unwissenschaftlich« abgetan und verachtet wird?

Man hat den Eindruck, als sähen die VerfasserInnen der Richtlinie ihre Mission darin, die Fackel der Vernunft und Aufklärung in die dunkle Welt von Unwissenheit und Aberglauben zu tragen. Darum wollen sie auch nicht ihre tumben KollegInnen in die Diskussion mit einbeziehen, sondern bevorzugen ausschließlich elitäre Geheimverhandlungen. – Distanz, das wissen wir aus der Sozialpsychologie, ist für Machtausübung wesentlich. Ob bewusst oder unbewusst, nehmen die Autoren in der Auseinandersetzung zwischen den verschiedenen Wissenschaftsauffassungen Partei für den Materialismus, Neopositivismus und Rationalismus.

Es kann ihnen aber nicht gelingen, uns spirituelle Psychotherapeuten als ein kleines Grüppchen von Exzentrikern abzutun. Deshalb bringt diese Streitschrift Argumente von verschiedensten Seiten, die deutlich machen – egal, ob man es philosophisch, erkenntniskritisch, wissenschaftstheoretisch, konstruktivistisch, religiös oder spirituell, z. B. schamanisch, auffasst, – dass die materialistische und positivistische Sicht des Menschen zu kurz greift. (Der Positivismus ist eine philosophische Richtung, die nur Aussagen gelten lässt, die auf »positiven«, d. i. faktischen, Befunden der Mathematik, der Logik oder von Experimenten beruhen. Alles Transzendente wird ausgeschlossen. Er geht zurück auf Auguste Comte, † 1857).

Alle durch Kapitälchen hervorgehobenen Namen verweisen auf das Literaturverzeichnis im Anhang. Internetadressen bzw. Links sind manchen Zitaten direkt angefügt.

Ich hoffe, die Fülle an Zitaten erschlägt Sie nicht, sondern macht Ihnen Lust, sich näher mit einzelnen Themen zu befassen. Einiges dazu finden Sie auch in meinem Buch »Der Heilungsweg des Schamanen – im Lichte westlicher Psychotherapie und christlicher Überlieferung«, das 2014, aktualisiert und erweitert, bei Ennsthaler in Steyr neu aufgelegt wurde (Erstauflage 2007).

August Thalhamer

Linz, am 1. Juli 2015

Und diejenigen,
die tanzend gesehen wurden,
wurden von denen für verrückt gehalten,
die die Musik nicht hören konnten.
(Friedrich Nietzsche)

1. Einführung

Die ursprüngliche Absicht war gut: Man wollte Psychotherapie abgrenzen gegen fragwürdige esoterische Angebote. Wer möchte schon mit Scientologen und Seelenverkäufern in einen Topf geworfen werden? Aber man hat es nicht so formuliert, sondern pauschal und undifferenziert jede Form von religiöser oder spiritueller Behandlung ausgegrenzt.

Es gibt in Österreich viele Psychologen und Psychotherapeuten, die außer westlichen Psychotherapierichtungen auch spirituelle und transpersonale Methoden in der Behandlung ihrer PatientInnen anwenden, z. B. Holotropes Atmen, Psychosynthese, Initiatische Therapie, Meditation und achtsamkeitsbasierte Verfahren, Silva Mind Control, Enneagramm-Arbeit, Breema, Energiearbeit, Cranio-Sacral-Therapie und ähnliche Formen der Körperarbeit sowie Tanztherapie, Yoga, Tai Chi und Chi Gong, schamanische Heilarbeit, Handauflegen, Reiki, Kinesiologie, Touch for Health, Strömen etc. Ich veranstalte beispielsweise außer psychotherapeutischen, auch schamanische und christliche Heilseminare und Meditationswochen in der Wüste.

Jeder im westlichen Kulturkreis sozialisierte Mensch, der sich mit Spiritualität befasst, muss sich – schon um innere Konflikte zu vermeiden – mit der Frage auseinandersetzen, wie die erstaunlichen spirituellen Erfahrungen und Heilwirkungen mit Aufklärung und Rationalität in Einklang gebracht werden könnten, auch, wie moderne Psychologie und Psychotherapie mit transpersonalen Erfahrungen zusammenpassen könnten: Wie seriös mit dieser Vielfalt von Sichtweisen umgehen, ohne sie reduktionistisch der Rationalität zu unterwerfen?

William James († 1910), C. G. Jung († 1961), Jean Gebser († 1973) oder Stanislav Grof und viele andere waren bestrebt, Antworten zu finden. Internationale Konferenzen, wie z. B. in Tucson/Arizona, die sich seit Jahren um eine wissenschaftlich-integrative Erforschung von Bewusstseinsphänomenen bemühen, werden zunehmend beachtet und tragen wesentlich zur Bildung von interdisziplinären Forschungsvorhaben auf diesem Gebiet bei.

Bedauerlicherweise haben sich die Autoren der Richtlinie augenscheinlich noch nicht mit diesem wissenschaftlichen Forschungsgebiet befasst oder ignorieren es, sonst würden sie nicht weiter auf einer klaren Trennung von Wissenschaft und Spiritualität bestehen können. Sie wissen anscheinend nichts von den therapeutischen Möglichkeiten seriöser spiritueller Therapie und dass im Vergleich dazu PsychotherapeutInnen, die die transbiografischen Quellen der Psychopathologie nicht anerkennen, nur oberflächliche und bruchstückhafte Modelle der Psyche vertreten.

Obwohl z. B. dem Schamanismus seit 1980 von der Weltgesundheitsorganisation in der Behandlung von psychosomatischen Krankheiten dieselbe Bedeutung zuerkannt wird wie der westlichen Medizin und eine WHO-Studie (1979) ausweist, dass die Therapieerfolge in Ländern der Dritten Welt bei Schizophrenien sogar besser sind als in Westeuropa, darf ein Psychotherapeut in Österreich laut »Richtlinie« des Gesundheitsministeriums spirituelle Heilformen zwar praktizieren, muss das aber auf seiner Website verschweigen und es auf einer eigenen zweiten Website versteckt anbieten, die er nicht einmal mit der ersten verlinken darf. Dass die WHO die Regierungen auffordert, schamanische Heilverfahren zu erforschen und in die nationalen Gesundheitssysteme zu integrieren, wird in Österreich ignoriert.

Man muss sogar geheim halten, dass man darüber forscht oder entsprechende Fortbildungen hält. So ist man gezwungen, bei der Bekanntgabe seiner Angebote die InteressentInnen hinters Licht zu führen und muss so tun, als ob man nur Psychotherapeut wäre und nicht auch komplementäre Heilmethoden anwendete. Und umgekehrt: Auf der spirituellen Homepage darf der Psychotherapeut nicht erwähnen, einer zu sein, und muss so tun, als hätte er nicht studiert und würde westliche Wissenschaft geringschätzen.

Viele meiner KollegInnen und ich finden genau diesen Zwang zur Intransparenz ethisch problematisch, es stellt unsere Vertrauenswürdigkeit in Frage. Gerade das ist kein verantwortungsvoller Umgang, wie er unserem Berufskodex, unseren Aufklärungs- und besonderen Sorgfaltspflichten entsprechen würde.

Als die Juristin des Ministeriums betonte, wie wichtig es für einen Patienten sei, zu wissen, mit wem man es zu tun und mit welchen Verfahren man zu rechnen habe, konnte ich ihr nur vollinhaltlich zustimmen. Aber genau das verhindert ja die Richtlinie. Gerade im Sinne von Offenheit und Transparenz, sollte ein potentieller Kunde oder Patient wissen, dass er es hier mit einem Psychotherapeuten zu tun hat, der auch spirituelle Verfahren schätzt und anbietet. Manche kommen genau aus diesem Grund zu ihm, andere genau aus diesem Grund nicht. Und das ist gut so (vgl. Katharina Prammer: »Glaube und Spiritualität bei theologischen Psychotherapeuten«, Diplomarbeit an der Theologischen Fakultät der Universität Wien, 2005).

Aufklärung ist der Ausgang des Menschen
aus seiner selbst verschuldeten Unmündigkeit.
Unmündigkeit ist das Unvermögen, sich seines Verstandes
ohne Leitung eines anderen zu bedienen.
(Immanuel Kant)

So gesehen, widerspricht ausgerechnet diese Richtlinie der Aufklärung, weil sie die Mündigkeit derer nicht würdigt, auf einer Homepage das für sie beste Angebot zu wählen und weil deren Verfasser in ihrem Tunnelblick auf esoterische Fehlentwicklungen und in ihrer pauschalen Abwertung ausgerechnet auch die spirituellen Richtungen ausgrenzen, welche dezidiert die Patienten lehren, sich auf ihre innere Stimme zu verlassen (das ist die Bedeutung des Wortes »Esoterik«).

Zu Recht bekämpft Kant 1784 in seiner »Beantwortung der Frage: Was ist Aufklärung?«: »*Es ist so bequem, unmündig zu sein. Habe ich ein Buch, das für mich Verstand hat, einen Seelsorger, der für mich Gewissen hat, einen Arzt, der für mich die Diät beurteilt usw., so brauche ich mich ja nicht selbst zu bemühen.*« – Das macht ja für mich die Richtlinie, möchte man ergänzen.

»*Schon eine Studie aus den siebziger Jahren mit Heilern aus verschiedenen Kulturen, Schamanen und Psychotherapeuten zeigte, dass für einen erfolgreichen Beratungs- und Heilungsprozess ein gemeinsames Weltbild zwischen Behandler und Ratsuchendem entscheidend ist. Da dieser unspezifische psychotherapeutische Wirkfaktor allgemein anerkannt ist und insbesondere durch amerikanische Studien belegt ist, liege es nahe, dass jeder Therapeut die menschenbildabhängigen Voraussetzungen seiner Behandlung reflektiert und dokumentiert. Diese zusätzliche Information für den Klienten könne seine Therapeutenwahl positiv beeinflussen, da ein ähnliches Weltbild von Psychotherapeut und Klient die Behandlung vereinfache«*, schreibt Ulrike Hundt (2007) über die Arbeitsweise ganzheitlicher Psychotherapeuten in »Spirituelle Wirkprinzipien in der Psychotherapie«.

Hundt bezieht sich dabei auch auf die Arbeiten von Jerome D. Frank (1987) »Die Heiler – Über psychotherapeutische Wirkungsweisen vom Schamanismus bis zu den modernen Therapien« und »Contemporary Psychoanalysis and Religion: Transference and Transcendence« von James W. Jones (1994).

Eine zweite sehr ernstzunehmende Begründung für die Richtlinie liegt darin, man will verhindern oder wenigstens eindämmen, dass spirituelle Psychotherapeuten die therapeutische Beziehung ausnützen und missbrauchen, um ihren PatientInnen die eigene Weltanschauung aufzudrängen, denen sich diese aufgrund ihrer Abhängigkeit während der Therapie und/oder ihrer psychischen Störung schwer entziehen können.

Richard P. Sloan (2008) schreibt in seinem Buch »Blind Faith: The Unholy Alliance of Religion and Medicine« gegen Intelligent-Design-Aktivisten und militante Abtreibungsgegner und kritisiert zu Recht Indoktrinationen wie diese: *»The surgeon ›asks‹ if it's ›okay‹ to say a prayer when patients are gowned and on the gurney ready to go into surgery. Put yourself in the patient's position. Would you feel free to say no to a physician dressed in surgical scrubs who is about to have your medical future in his hands, who is about to take a scalpel to your body? He could simply pray for his patients and do so in private.«*

Auch darauf geht Hundt ein und warnt vor Manipulation und der Gefahr eines Missbrauchs der religiösen oder spirituellen Überlegenheit des

Therapeuten aufgrund seiner Doppelrolle. Diese Gefahr besteht nicht, wenn der Psychotherapeut respektvoll ist und eine ökumenische Haltung hat, wohl aber, wenn er eine bestimmte Konfession vertritt oder – fundamentalistisch – ausschließlich eine spirituelle Tradition für richtig findet und diese den PatientInnen aufs Aug' drücken will. Die in den Richtlinien der American Psychological Association geforderte multikulturelle Offenheit und Kompetenz müsse auch den religiösen Bereich einschließen, fordern Richards/Begin (1997) in »A spiritual strategy for counseling and psychotherapy«.

Auch wir spirituellen Psychotherapeuten wollen uns von fundamentalistischen religiösen oder spirituellen Strömungen mit ihrem Absolutheitsanspruch abgrenzen, die wir in ihrer Engstirnigkeit genauso ablehnen, wie den materialistischen Fundamentalismus der Richtlinie.

»In den Beschwerde- und Ethikstellen der Landesverbände des ÖBVP mehren sich in den letzten Jahren die Beschwerden und Anfragen von PatientInnen, die sich einem direkten, öfter aber einem subtilen Druck durch PsychotherapeutInnen ausgesetzt fühlen, spirituellen oder esoterischen Glaubensinhalten zu folgen«, schreibt Susanne Frei (2012) in den News des Österreichischen Bundesverbandes für Psychotherapie und will dies durch eine klare Abgrenzung verhindern.

Leider kann aber auch dieses wichtige Ziel durch Richtlinien nicht erreicht werden, denn, die das bisher taten, werden es auch weiterhin tun, und es bleibt wohl keine andere Möglichkeit, als Beschwerden in jedem einzelnen Fall zu überprüfen und aufzugreifen. Aber wieso sollte alleine durch die Bekanntgabe spiritueller Angebote ein Patient zu einer religiösen Weltanschauung gedrängt werden, wie die Befürworter der Richtlinie behaupten?

Die Alternative wäre eine Generalverdächtigung jedes Psychotherapeuten, der auch spirituelle, religiöse oder esoterische Heilverfahren anbietet. – Und genau dies macht die Richtlinie. Noch dazu mit der höchst fragwürdigen Begründung der Wissenschaftlichkeit (s. dazu Kap. 3 über Wissenschaftstheorie). – Mit Kanonen auf Spatzen schießen?

Frei outet sich und ihre KollegInnen darüber hinaus in dem Text als VertreterInnen einer materialistischen Psychotherapie, wenn sie z. B. schreibt: »*Wir hoffen, dass der Esoterikboom und der zur Zeit sehr moderne Trend, sich mit spirituellen Zusatzangeboten auf dem Psychotherapiemarkt zu positionieren, wieder abnehmen und einem sachlichen wissenschaftlichen Diskurs über diese Themen innerhalb der KollegInnenschaft Platz machen.*«

Sie merken nicht, dass sie dabei die hohe Schnittmenge psychotherapeutischer und spiritueller Verfahren außer Acht lassen (s. Kap. 6), und dass genau dieser Diskurs nicht stattfindet, vielmehr sogar unterbunden wird: Z. B. werden wissenschaftliche Arbeiten, die eine von ihrer dogmatischen Lehrmeinung abweichende Position vertreten, vom Psychotherapie-Forum des ÖBVP gar nicht angenommen. Und das Ministerium verbietet sich (auch in einem Mail an mich vom 17.4.2015) ausdrücklich »eine breite und fachübergreifende Diskussion der Richtlinie«, weil das bei Richtlinien nie gemacht würde. Man möchte anfügen: Das kennt man ihnen auch oft an.

Und sie merken nicht, dass sie in ihrem Übereifer genau das tun, was sie den spirituellen Therapeuten vorwerfen, nämlich ihre Weltanschauung ungefragt allen anderen aufzuzwingen. Genau das tut nämlich die Richtlinie. Die Autoren machen ihre privaten Auffassungen zur Richtlinie und können KollegInnen anderer Weltsicht sogar mit Berufsverbot bedrohen.

Ich frage viel mehr danach,
was ist nützlich für meine Klienten.
Ich will ihnen keine Ordnung aufdrängen,
sondern Möglichkeiten und Alternativen des
Denkens und Handelns anbieten.
(Gunthard Weber)

Zudem höre ich, dass ein erklecklicher Anteil der Beschwerden von einer Frau aus der Steiermark kommt, die – angeblich nach schlechten Erfahrungen ihrer Schwester – systematisch Aussendungen und Homepages von Psychotherapeuten und Institutionen nach spirituellen Angeboten durchsucht und diese dann anzeigt. Kann man QuerulantInnen von echten Betroffenen nicht unterscheiden?

Auch ich selbst erhielt eine geharnischte Mahnung des Präsidiums des Bundesverbandes für Psychotherapie (das wir gewählt haben und bezahlen, um unsere Interessen zu vertreten!) bezüglich einer Fortbildung für Psychologen in Graz mit dem Titel »Wo sich Schamanismus und Psychologie treffen« (meinem Forschungsgebiet) – wegen »Irreführung der KonsumentInnen«, »irreführender Geschäftspraktiken«, »Nichteinhaltung einer klaren Trennung von Esoterik, religiösen, spirituellen Angeboten und Ihren psychotherapeutischen Angeboten«, unter Androhung der »Austragung aus der PsychotherapeutInnenliste des BMG«.

Als Brückenbauer gerät man häufig zwischen alle Stühle: So wurde von reaktionären kirchlichen Kreisen (vergeblich) versucht, mich aus kirchlichen Bildungshäusern fernzuhalten, IdeologInnen aus der Psychologen- und Psychotherapeutenszene, die sich noch dazu »wissenschaftlich« geben, wollen nun sogar die Forschung unterbinden und gelegentlich treffe ich SchamanInnen, die schamanische Heilbehandlungen für die einzig wirksamen und seriösen halten und Psychotherapie geringschätzen. Wie man sieht: Engstirnigkeit ist kein Privateigentum derer, die nur die Ratio gelten lassen wollen.

Ich habe keine besondere Begabung,
sondern bin nur leidenschaftlich neugierig.
(Albert Einstein, Brief 1952)

Hartmut Meesmann (2015) in »Das verzauberte Leben – Spirituelle Menschen und das ›Mehr‹ des Alltags – eine Herausforderung für Theologie und Glauben«:

»Auch die Kirchen sind gegenüber dem Megatrend Spiritualität eher misstrauisch. Nicht nur, weil sie – durchaus zu Recht – die Gefahr des narzisstischen Um-sich-selbst-Kreisens sehen, sondern auch, weil sie spüren, dass die Menschen sich der kirchlichen Kontrolle längst entzogen haben, weil und indem sie eigene religiöse Wege gehen. Umgekehrt hat der Begriff ›Spiritualität‹

auch deshalb heute Konjunktur, weil Religion in ihrer institutionalisierten Form inzwischen vielfach negativ gesehen wird: als Ausdruck dogmatischer und hierarchischer Bevormundung, noch dazu mit einer antiemanzipatorischen Stoßrichtung. Spiritualität verdrängt zunehmend die Religion.«

Friedrich INGWERSEN (2015), der Leiter der Fachklinik für Psychotherapeutische Medizin und Psychosomatik in Bad Zwischenahn, schreibt in »Über den Umgang mit ›Spiritualität‹ in der Psychotherapie«:

»Vielen Menschen scheint jetzt die Unterwerfung unter ein dogmatisches System – zum Beispiel eine traditionelle Religion – eine gute Lösung zu bieten. Bei solchen modernen Menschen, die eine Psychotherapie in Anspruch nehmen, ist dies in der Regel keine Option. Für diese Menschen bietet inmitten ihrer Hoffnungslosigkeit eine ›säkularisierte spirituelle Haltung‹ Chancen auf eine Stressreduktion im Jetzt und Auswege in die Zukunft.«

Allerdings gibt es erfreulicherweise auch in den Kirchen Bewegung und die alte Devise »Hände falten, Gosch'n halten« wird vom Kirchenvolk wie von Theologen zunehmend als antiquiert angesehen, selbst vom jetzigen Papst Franziskus, wenn er aufmüpfige US-Nonnen für ihre engagierte Glaubensverkündigung lobt oder (s. ARNTZ, 2013) in einem Gespräch mit der Leitung des Verbandes aller Frauen- und Männerorden in Lateinamerika und der Karibik diese rehabilitierte und aufforderte: *»Ihr werdet Fehler machen, Ihr werdet anderen auf die Füße treten. Das passiert. Vielleicht wird sogar ein Brief der Glaubenskongregation bei Euch eintreffen, in dem es heißt, dass Ihr dies oder jenes gesagt hättet. ... Macht Euch darüber keine Sorgen. Erklärt, wo Ihr meint erklären zu müssen, aber macht weiter. ... Macht die Türen auf!«*

»Mit dem Bekenntnis zur Religionsfreiheit hat die katholische Kirche im Zweiten Vatikanischen Konzil die Schwarz-Weiß-Logik aufgegeben und ihre Haltung der Intoleranz als Irrweg bezeichnet. Die Weigerung, solche religionspolitischen Veränderungen zur Kenntnis zu nehmen, ist gefährlich. Sie ebnet dem gewaltversessenen Fundamentalismus den Weg. Den Intellektuellen unter den ›Österreicherinnen und Österreichern ohne Bekenntnis‹ würde ein ›Update‹ ihres Wissens in Sachen Religion guttun.«, schreibt der katholische

Theologe Józef NIEWIADOMSKI (2015) in seinem Kommentar »Religionskritik: Unterscheiden statt polemisieren«. – Am ungeniertesten wertet man ab, was man gar nicht kennt.

Bei einem Denker sollte man nicht fragen:
welchen Standpunkt nimmt er ein, sondern:
wie viele Standpunkte nimmt er ein?
Mit anderen Worten: hat er einen geräumigen
Denkapparat oder leidet er an Platzmangel,
das heißt: an einem System.
(Egon FRIEDELL)

»Eine empirische Psychologie der Spiritualität«, schreibt Anton A. BUCHER (2014), *»steht vor einer grundsätzlichen Schwierigkeit: sowohl von spirituellen Menschen als auch von akademischen Psychologen ernst genommen zu werden.«* Denn Widerstand gibt es von beiden Seiten.

Dass in einer demokratischen Gesellschaft ein Beirat in Geheimverhandlungen ohne jede öffentliche Auseinandersetzung, z. B. im Psychologen- und im Psychotherapeutenverband, über die Köpfe hunderter PsychotherapeutInnen und tausender KlientInnen hinweg Richtlinien erlassen kann, zu deren Einhaltung jede/r gezwungen wird – sogar mit Androhung hoher Strafen und der Streichung aus der Therapeutenliste, ist unglaublich.

Sie können ja ohneweiters bei ihren Auffassungen bleiben – es gibt auch Argumente, die für ihre Position sprechen –, aber warum müssen sie die gesamte Psychotherapie in Österreich in das enge reduktionistische Korsett zwängen? Statt einer wissenschaftlichen Auseinandersetzung die rechtliche Keule? Lieber diktieren statt diskutieren? Wo bleibt die Stärke unserer westlichen Kultur, Unerklärliches zu erforschen und verblüffende Erfahrungen wissenschaftlich zu untersuchen? Denn Unwissenheit oder mangelnde Kenntnis ist doch die Ausgangslage und Triebfeder jeder Wissenschaft.

Nicht, dass man sich nicht einfühlen könnte: Das Festhalten an dem Bekannten gibt einem Sicherheit und die Angst vor Neuem gehört zu Fritz Riemanns Grundformen der Angst. Wie lange dauerte der Widerstand des damaligen wissenschaftlichen Mainstreams gegen die Entdeckung des Umlaufs der Erde um die Sonne! – Ich halte den Vergleich nicht für übertrieben.

Das Leben gehört den Lebendigen an,
und wer lebt, muß auf Wechsel gefaßt sein.
(Goethe, »Wilhelm Meisters Wanderjahre«)

Die Zielsetzung der Richtlinie ist, wie behauptet wird, eine klare Trennung der Disziplinen zu erreichen und eine Verwechslung der Methoden hintanzuhalten. Mir ist aber keine einzige Aussendung oder Homepage eines Psychotherapeuten bekannt, der spirituelle Heilverfahren als psychotherapeutische ausgegeben hätte.

Skurril, entlarvend und regelrecht amüsant sind manche Begründungen, die für die Wichtigkeit der Ausgrenzungs-Richtlinie gebracht werden. Einer der strengen Befürworter schrieb mir: *»Wenn ein Patient über seine Schuldgefühle spricht und ein katholischer Psychotherapeut (mit Priesterweihe) sagt ihm: dann beichten Sie jetzt bei mir und Ihre Schuld ist Ihnen vergeben – das wäre aus meiner Sicht nicht korrekt und keine Psychotherapie mehr – da gehört therapeutische Abstinenz gepflogen ... Ich finde es unpassend, wenn ein Psychotherapeut innerhalb einer Psychotherapie Massagetechniken anbietet oder Handauflegungsrituale anbietet – das ist nicht Psychotherapie!«* Ja, wer behauptet denn das? Ich arbeite schon über vierzig Jahre als Psychotherapeut und habe noch nie gehört, dass komplementäre Heilmethoden dem Patienten gegenüber als Psychotherapie ausgegeben worden wären.

Genau diese Pauschalverdächtigung und dieses umfassende Misstrauen nervt so an dieser Richtlinie und ihren VertreterInnen. Als hätten wir spirituellen Therapeuten keine Ahnung von seriösem psychotherapeutischen Vorgehen und wollten unseren Klienten unsere privaten Ansichten aufzwingen. Man wünscht sich nichts sehnlicher, als von diesen Kleingeistern in Ruhe gelassen zu werden. Denn es ist beleidigend, dass wir wie Sekten-Werber behandelt werden.

Offensichtlich geht es, wie Utsch/Bonelli/Pfeifer (2014) aufzeigen, um die viele Jahrzehnte dauernde und längst überholte Tabuisierung *»des Glaubens und Hoffens, der religiösen Überzeugungen und spirituellen Praxis in der Psychotherapie«*.

Es geht um einen Kulturkampf. Ginge es tatsächlich um Abgrenzung von unseriösen esoterischen Angeboten und der Beeinflussung von Patienten gegen ihren Willen, hätte man das auch dementsprechend formulieren können. Aber die pauschale und undifferenzierte Ausgrenzung zeigt auf, dass es den Verfassern dieser Richtlinie – wie Susanne Frei ja offen zugibt (s. o.) – um einen Kulturkampf (Materialismus und Positivismus gegen Spiritualität und Religion) geht –, noch dazu mit der Begründung der fehlenden Wissenschaftlichkeit, was jeden, der sich mit Wissenschaftstheorie befasst, verwundert, weshalb sich die AutorInnen nicht genauer mit der Materie auseinandergesetzt haben (s. Kap. 3 über Wissenschaftstheorien).

Die Richtlinie ist ähnlich ausgerichtet wie die Pauschalabwertung von Johannes Fischler (2013), die schon im Buchtitel zum Ausdruck kommt: »New Cage: Esoterik 2.0. Wie sie die Köpfe leert und die Kassen füllt«. Er verwendet Auswüchse und Karikaturen von Esoterik, die auch wir äußerst bedenklich finden und bekämpfen; zugleich stellt er Spiritualität insgesamt als weltabgewandt und geldgierig hin. Meine Beurteilung als Psychologe und spiritueller Lehrer: Es ist ein wichtiges Buch gegen den um sich greifenden Wildwuchs in der esoterischen Szene, dabei ohne die notwendige Würdigung der spirituellen Dimension des Menschen, der vielen seriösen religiösen und spirituellen Richtungen und jener Fakten, die wir nicht erklären können.

Dabei gibt es z. B. eine Kultgefährdungsskala von Isaac Bonewits (1989), veröffentlicht in seinem Buch »Real Magic: An Introductory Treatise on the Basic Principles of Yellow Magic«, auf der, auf einer Skala bis 10, z. B. bei Scientologen ein Wert von 8,7 gemessen wurde, wohingegen der Neopaganismus mit 2,1 als ungefährlich eingestuft wurde.

Es ist angemessen, dass sich die Psychologie und Psychotherapie von Scharlatanen aus der Esoterikszene abgrenzen wollen. Aber kann oder will man seriöse und psychotherapeutisch höchst wirksame Spiritualität nicht unterscheiden, z. B. von Scientologen, die abhängig machen, und anderen, denen es offensichtlich tatsächlich vor allem ums Geld geht? Es müsste doch möglich sein, eine Richtlinie zu formulieren, die sich von unseriösen Angeboten abgrenzt, ohne pauschal jede spirituelle Behandlung – mit der fragwürdigen Begründung der »Unwissenschaftlichkeit« – auf eine zweite Website zu verbannen.

Dabei wäre es höchst sinnvoll, wie Michael UTSCH fordert, *»Glaube, Religion und Spiritualität in ihren krankmachenden und gesundheitsförderlichen Auswirkungen besser zu verstehen und professioneller in psychosoziale Beratung und Psychotherapie einzubinden«*, wozu die Autoren von »Psychotherapie und Spiritualität« einen wichtigen Beitrag leisten.

Das Bedürfnis nach Ausgrenzung hat in der Wissenschaft Geschichte (s. ZANKL, 2010).

Als der junge Meteorologie Alfred Wegener 1912 seine Theorie der Kontinentaldrift vorstellte, waren die Reaktionen: »Phantasiegebilde, bloße Gedankenspielerei, völliger Blödsinn«. Erst ein halbes Jahrhundert später fand sein Modell allgemeine Anerkennung. Ähnliche Beispiele gibt es viele, auch in der Medizin, wo z. B. Ignaz Philipp Semmelweis († 1865) erleben musste, dass seine Hygienevorschriften zu seinen Lebzeiten als »spekulativer Unfug« abgelehnt wurden, weil sie als mit den damals geltenden Theorien über Krankheitsursachen unvereinbar angesehen wurden. Ähnlich ging man gegen Wilhelm Reich († 1957) vor, der das gerichtliche Verbot der Verwendung seiner Orgon-Akkumulatoren missachtete, da es sich um eine wissenschaftliche Frage handle, die nicht von einem Gericht zu klären sei, deshalb in Haft kam, wo er auch starb, und dessen Bücher in den USA verbrannt wurden, wenn in ihnen das Wort »Orgon« vorkam.

Das Außerordentliche geschieht nicht
auf glattem, gewöhnlichem Wege.
(GOETHE, »Wahlverwandtschaften«)

Bis in die 1970er-Jahre hatten in Österreich die Ärzte das Monopol auf Psychotherapie. Obwohl – abgesehen von den wenigen, die zugleich Psychoanalytiker waren – keiner eine entsprechende Ausbildung hatte! Wohingegen sich ausgebildete Psychotherapeuten nicht als solche bezeichnen durften, da sie sonst geklagt wurden, was auch tatsächlich passierte. In der Folge versuchten universitär ausgebildete Psychologen vergeblich das Monopol auf ihren Berufsstand auszuweiten und nicht-akademische Psychotherapeuten auszuschließen. Woraufhin das wohl weltweit beste Psychotherapiegesetz verabschiedet wurde, das sowohl viele Psychotherapierichtungen akzeptierte als auch Nichtakademikern Zutritt gewährte.

Es ist schon verständlich, dass die Psychotherapie – nach wie vor argwöhnisch beäugt von anderen Mitbewerbern auf dem Gesundheitsmarkt – vor allem von manchen Ärzten und ihren Vertretungen, wie auch weiterhin von manchen Psychologen und ihrer Standesvertretung, nicht als unseriöse esoterische Disziplin abgewertet werden will, noch dazu, wo es in Österreich noch immer keinen Gesamtvertrag mit den Krankenkassen gibt. Auf der anderen Seite drängen Lebens- und Sozialberater und Energetiker auf den Markt, von denen man sich ganz besonders als »wissenschaftlich« abgrenzen will.

So versucht man, mit den genannten Richtlinien das Monopol gegen alle anderen psychotherapeutisch höchst wirksamen Methoden abzusichern, indem man sie mit fragwürdigen esoterischen Praktiken in einen Topf wirft. Dennoch wäre es ein Verrat an der Psychotherapie und ihrem Wesen, sollten wir uns dem neopositivistischen Druck beugen und alle naturwissenschaftlich schwer fassbaren spirituellen Elemente entfernen, umbenennen oder ausgrenzen müssen.

Und das, obwohl (weil?), nach Ezard Ernst, etwa zwei Drittel der Bevölkerung, in Abwendung von doktrinären Lehren und dem Regelwerk akademischer Heilverfahren, zusätzlich oder teilweise primär alternative Möglichkeiten nutzen.

»Was den Menschen an Möglichkeiten ausmacht, ist jedoch mehr als die doktrinal gefestigten Institutionen ihnen zutrauen«, ist nicht nur für Eckhart R. Straube (2005) selbstverständlich, der sich in »Heilsamer Zauber – Psychologie eines neuen Trends« aus der Sicht eines Klinischen und Religions-Psychologen mit Heilmethoden außerhalb des kirchlichen, medizinischen und psychologischen Spektrums befasst:

›Charme‹ bedeutete ursprünglich ›bezaubern‹ bzw. ›Gesang, Spruch, Zauberformel‹.

»Bezaubernd« ist aber kein Wort, das westliche Medizin adäquat kennzeichnete. Auch nicht, wenn vielleicht einzelne PsychoanalytikerInnen oder VerhaltenstherapeutInnen Probleme auf rein rationaler Ebene auflösen wollten. Da fühlte sich der Hilfesuchende um Dimensionen verkürzt und nicht in seiner Ganzheit angenommen. Der Ethnologe Andreas OBRECHT (1999) spricht von der *»rituellen Vereinsamung des Menschen«*. Der Schriftsteller Martin WALSER drückte es 1988 so aus: *»Ich bin an den Sonntag gebunden / wie an eine Melodie, / ich habe keine andere gefunden, / ich glaube nichts und ich knie.«*

Selbst der unerschütterliche Vertreter der Aufklärung, namentlich der Kritischen Theorie der Frankfurter Schule, Jürgen HABERMAS (2007) konstatierte »ein Bewusstsein von dem, was fehlt« in seinem Beitrag »Über Glauben und Wissen und den Defaitismus der modernen Vernunft«. Er beginnt den Text mit einer Erinnerung an die Totenfeier des Agnostikers Max Frisch, der zwar jedes Glaubensbekenntnis verweigert hatte, aber doch – wenn auch »ohne Amen« – in einer Kirche aufgebahrt werden wollte. Ohne Religion fehle etwas. Die aufgeklärte Moderne habe kein angemessenes Äquivalent.

Hängt die fanatische Abgrenzung in der Richtlinie – nach dem gruppendynamischen Muster der Selbstaufwertung durch Abwertung der anderen – auch damit zusammen, dass die Psychotherapie selbst, wie z. B. Soziologie und Theologie, nicht von allen als Wissenschaft anerkannt wird? (s. z. B. PERREZ, 1972: »Ist die Psychoanalyse eine Wissenschaft?«)

Der Kern- und Atomphysiker Helmut Paul über Psychotherapie in einem Mail an den Autor vom 8.8.2014:

»Für mich bedeutet naturwissenschaftliche Forschung jedenfalls über die methodische Suche nach neuen Erkenntnissen sowie ihre systematische Dokumentation und Veröffentlichung in Form von wissenschaftlichen Arbeiten hinaus die Verwendung interpersonell wiederholbarer Experimente.

Wenn eine psychotherapeutische Methode bei jedem Klienten/Therapeuten ganz andere Ergebnisse bringt, kann man sie wohl kaum als ›wissenschaftlich belegt‹ bezeichnen ... Für den Klienten ist natürlich die Empathie des Therapeuten wichtig, aber nicht die Wissenschaftlichkeit seiner Methode.«

Es ist erstaunlich, dass die PsychoanalytikerInnen im Psychotherapiebeirat – sich jeder Diskussion verweigernd – offensichtlich noch an dem veralteten mechanistisch-materialistischen Menschenbild festhalten, das Sigmund Freud die längste Zeit vertreten hatte. Der selbstkritische Analytiker Wolfgang Schmidbauer (1985) schreibt dazu in seinem Beitrag »Der Psychoanalytiker und das Irrationale«: *»Unter den Wissenschaftlern ist der Analytiker vielleicht der einzige, der zum Irrationalen eine berufliche Beziehung pflegt. Er verbannt es nicht aus seinen Überlegungen zugunsten eines Ideals rationaler Wiederholbarkeit seiner Ergebnisse. Diese Haltung ist erst allmählich im Lauf der Entwicklung der Analyse entstanden.«*

Und er betont, dass Begriffe wie »Neurose« oder »Therapie« ad absurdum geführt werden, *»wenn sie durch ihre positivistische Versachlichung ein Wissen und eine feste Gestalt vortäuschen, die sie gar nicht haben ... Die Analyse ist keine medizinische Technik, die zu voraussagbaren Ergebnissen führt. Gerade das macht sie vertrauenswürdig, denn mit Techniken, die zu voraussagbaren Ergebnissen führen, haben wir bereits wirklich unheimliche Erfolge in der Zerstörung dieses Planeten erzielt.«*

Um den Wissenschaftsbegriff in der Psychotherapie toben auch in Deutschland heftige Auseinandersetzungen, weil sich, wie in Österreich, die Rationalisten durchgesetzt haben, sodass für die Zulassung und Anerkennung eines Psychotherapieverfahrens das Kriterium »wissenschaftlich anerkannter psychotherapeutischer Verfahren« in das Psychotherapeuten-Gesetz aufgenommen wurde.

Meines Erachtens, sollte eine Therapiemethode allerdings schon klinisch erprobbar und erprobt und ihre Heilwirkung signifikant überzufällig feststellbar sein. Und so sollten in gewissem Ausmaß auch zutreffende Prognosen gemacht werden können. Umso unverständlicher ist, dass die Effizienzüberprüfung spiritueller Heilverfahren aus ideologischen Gründen oft verunmöglicht wird (s. Kap. 2).

Allerdings erschwert ein Aspekt die wissenschaftliche Erforschung (siehe ausführlicher dazu das Kap. 8): Ähnlich wie in der psychotherapeutischen Arbeit, z. B. mit Träumen oder Bildern, kommt es auch in der spirituellen Heilarbeit immer wieder vor, dass weder der Behandler noch der Patient versteht, wie die Visionen zu deuten sind. Das Unbewusste hat aber offensichtlich verstanden, wenn anschließend die Symptome verschwinden. Ich gehe davon aus, dass mein Verstand schon mitkommen wird, wenn es für die Problemlösung von Bedeutung ist.

Das ist für uns naturwissenschaftlich Erzogene natürlich ärgerlich, die wir doch gewohnt sind, hinter jeden Stein zu schauen und allen Geheimnissen auf den Grund zu gehen. Das ist ja unsere Stärke. Bescheidenerweise muss man allerdings eingestehen, dass wir bislang nur einen winzigen Teil der Wirklichkeit erklären können. Und es scheint, gerade das Wesentliche entzieht sich unserem intellektuellen Verstehen, was in der mystischen Tradition ohnehin selbstverständlich ist.

Vertrauen ist eine Oase im Herzen,
die von der Karawane des Denkens nie erreicht wird.
(Khalil Gibran)

Viele psychotherapeutische wie auch schamanische Phänomene können naturwissenschaftlich noch nicht erklärt werden, möglicherweise wird das auch nie gelingen. Der Experimentalphysiker Anton Zeilinger, der v. a. durch seine Experimente der Teleportation weltbekannt wurde, sagte kürzlich in einem ORF-Fernsehinterview: *»Es ist nicht immer alles rein logisch erklärbar. Muss es auch nicht. Die Frage ist nur: funktioniert es?«*
Jeder Fachkundige kennt die Wirkungen spiritueller Heilverfahren, die teilweise empirisch bereits gut belegt sind. Vielleicht ist die Wirkung ohnehin das einzige, was man messen kann. Die Erklärungen (auch die schamanischen) sind viel unsicherer. Es ist seriöser, die eigene Nomenklatur und das dazugehörige Gedankengebäude sowie die Wirklichkeitskonstruktionen anderer zu respektieren – und sie allesamt kritisch zu bezweifeln. Was sicherlich eine gewisse Demut verlangt.

Mich nerven die vielen »Wissenden«, genauer Besserwisser, – sowohl auf materialistischer wie auf esoterischer Seite. Da sind mir die Skeptiker lieber, die sich nicht sicher, aber genau aus diesem Grund offen sind und forschen – und nicht auf vorschnelle Erklärungen hereinfallen.

Wohingegen sich ein eingefleischter Dogmatiker erst gar nicht mit dem befasst, was nicht in seinen Denkrahmen passt, und wenn doch, nur Forschungsergebnisse gelten lässt, die seiner Erwartungshaltung entsprechen, und alles, was da nicht reinpasst, als Zufall bezeichnet und es nicht ernst nimmt, damit er seine bisherige Auffassung nicht revidieren muss.

Aber wie oft mussten in der Wissenschaftsgeschichte Hypothesen und Theorien verworfen werden, deren man sich ganz sicher gewesen war! Das führte den Erkenntnis- und Wissenschaftstheoretiker Karl Popper († 1994) zur Feststellung, dass man sich bei einem Experiment oder einer empirischen Untersuchung nur sicher sein kann, wenn die Hypothese falsifiziert bzw. widerlegt wurde.

»It is our hypothesis that adopting such a disconfirming, scientific approach to practice will result in expertise gains among therapists«, schrieben kürzlich Tracey/Wampold/Lichtenberg/Goodyear (2014) im »American Psychologist«. – Vielleicht. All unser Wissen ist Vermutungswissen, erklärt Popper, von dem sich später herausstellen kann, dass es falsch oder fehlerhaft war.

Der Konstruktivismus geht noch darüber hinaus. Z. B. Francisco Varela (in: »Die Gewissheit der Ungewissheit« von Bernhard Pörksen, 2008):

»Die Falsifikation erscheint nicht mehr als das zentrale Anliegen der wissenschaftlichen Arbeit. Es entsteht ein Panorama der Koexistenz, ein dialogischer Raum in der Welt und in der Wissenschaft; man kann mit Freude und Spaß die Fülle möglicher Existenzformen und die verschiedenen Auffassungen und Annahmen vergleichen, Ideen entwickeln, sich austauschen, debattieren. Die absolute Realität diktiert uns in meinen Augen nicht ihre Gesetze, denen wir dann zu gehorchen haben.«

Es gibt keinen
und es wird nie einen Menschen geben,
der etwas mit Bestimmtheit weiß.
(Xenophanes)

»Evidence-based Medicine« – heute immer wieder als schlagendes Argument verwendet – bedeutet »auf empirische Belege gestützte Heilkunde«. Die einfache Übertragung ins Deutsche suggeriert fälschlicherweise »Offensichtlichkeit«. Im Englischen bedeutet es bloß, dass es Ergebnisse gibt, die auf einen Kausalzusammenhang zwischen Hypothese und experimentellem oder empirischem Ergebnis hinweisen (s. dazu Heinrich Weßlings Theorie der klinischen Evidenz).

Aber auch das Prinzip der Kausalität ist nicht in Stein gemeißelt: *»Denn für mich steht zweifelsfrei fest, dass in der Quantenwelt die Kausalität tatsächlich verschwindet.«*, sagt der bekannte Physiker Anton Zeilinger (zit. nach Stampf, 2005) und fährt fort: *»Das Verrückte ist, dass zwischen den verschränkten Photonen keinerlei Informationen ausgetauscht werden. Richtig vorstellen kann auch ich mir nicht, was bei diesem Vorgang jenseits von Zeit und Raum vor sich geht«*. Aus quantenphysikalischer Sicht, basiert das gesamte materielle Universum auf Informationen.

Vielleicht ist es (und war es schon immer) möglich, mit mentalen und spirituellen Methoden diese Ebene zu beeinflussen, wie es z. B. der Biologe und Physiker Ulrich Warnke (2011) und der Psychologe und Wissenschaftstheoretiker Harald Walach[2] (2011) annehmen? Beide vermuten, dass der Heiler gedanklich einen Zustand herstellt, den er vielleicht auf den Patienten transportieren kann. *»Wir wissen einfach noch nicht, ob es eine Grenze gibt, wo die Quanteneffekte aufhören«*, gibt Zeilinger zu.

Siehe dazu die Arbeiten des Physikers Hans-Peter Dürr (2009): »Auch die Wissenschaft spricht nur in Gleichnissen: Die neue Beziehung zwischen Religion und Naturwissenschaften« oder (2010) »Physik und Transzendenz. Die großen Physiker unserer Zeit über ihre Begegnung mit dem Wunderbaren«.

An verschiedenen Unikliniken Deutschlands werden jedenfalls schamanische Heilmethoden bereits wissenschaftlich begleitet und erforscht, viel öfter aber in britischen und US-amerikanischen Spitälern (s. Kap. 9). In Österreich jedoch haben nach wie vor diejenigen das Sagen, die sich – augenscheinlich in Unkenntnis spiritueller Heilverfahren, unbeleckt von den Ergebnissen der Quantenphysik und in Missachtung der Bewusstseinsforschung, der Erkenntniskritik und Wissenschaftstheorie – im Besitz der »Wahrheit« fühlen und noch immer nicht erkennen, dass das naturwissenschaftliche Weltbild auch nur ein Denkrahmen ist; ein dem kirchlichen vergleichbares starres Glaubenssystem, wo alles verachtet wird, was wissenschaftlich noch nicht ausreichend erforscht wurde und wo – was besonders ärgerlich ist – häufig sogar die Forschung behindert wird (s. Kap. 2). Die AutorInnen der Richtlinie haben sich offensichtlich auch nicht mit dem aktuellen Stand der Psychoonkologie und Palliativmedizin auseinandergesetzt.

Dabei empfiehlt schon Lucius Annaeus Seneca († 65 n. Chr.):

> *Die Lektüre ist aber für mich, wie ich glaube, unbedingt notwendig: Erstens, um mich nicht mit mir allein begnügen zu müssen, zweitens, um mit den Erkenntnissen anderer bekannt zu werden, drittens, damit ich mir über das, was sie herausgefunden haben, ein Urteil bilden und über die noch zu lösenden Fragen nachdenken kann.*

Aber sie schmoren lieber im eigenen Saft. Eine öffentliche Diskussion des Themas wurde vom Ministerium ausdrücklich abgelehnt; mit der Begründung, dass das eben so geregelt sei und schon immer so war. – Das mag ja legal sein, aber ist es auch legitim? Sie sind offensichtlich gewohnt, ungestört bestimmen zu können, und beklagten sich über die zahlreichen kritischen Mails von KollegInnen und betroffenen KlientInnen. Man bleibt lieber bei Geheimverhandlungen, deren Ergebnisse dann diktiert werden. Dabei hätte eine interdisziplinäre, öffentliche Auseinandersetzung, vor allem mit spirituellen Lehrern und WissenschafterInnen, die sich seit Jahren mit dem Thema befassen, die Qualität der Richtlinie erheblich verbessert und den Verfassern einigen Ärger erspart, zumal deren grundsätzliche Absichten auch von uns geteilt werden.

Birgit und Andreas Heller (2013) beklagen in »Spiritualität und Spiritual Care« eine von der Erfahrung entkoppelte Wissenschaft sowie eine falsch verstandene Professionalisierung und propagieren die Wiederentdeckung des ganzen Menschen:

»Unter dem Stich- und Suchwort Spiritual Care bündelt und entfaltet sich eine existenzielle Auseinandersetzung, die jenseits von Schmerztherapie und Symptomkontrolle Sinn und Bedeutung des Todes für das menschliche Leben thematisiert. Spiritual Care, die Sorge für den religiös-spirituellen Leitfaden des Lebens, beschränkt sich keineswegs auf die Sterbephase, sondern ist auch im Fall von Krankheit und anderen kritischen Lebenssituationen bedeutsam.«

»Wo ist Gott im Leiden?«, fragt Monika Renz (2014) in ihrem Buch »Hoffnung und Gnade: Erfahrung von Transzendenz in Leid und Krankheit – Spiritual Care«:

»Diese Frage wurde spätestens seit der Aufklärung zum Stein des Anstoßes und zum Fels des Atheismus ... Nirgendwo klaffen die Worte Hoffnung und Gnade so weit auseinander wie in Leid und Krankheit. Der Sinn des gesamten Lebens wird jetzt auf den Prüfstand gestellt. Umgekehrt finden nirgendwo die beiden Worte so nahe zusammen wie genau hier, denn das Unfassbare einer Gotteserfahrung – hier auch spirituelle Erfahrung oder Transzendenzerfahrung genannt – bricht ein ins Dunkel von Hoffnungslosigkeit und Verzweiflung ...«

So werde ausgerechnet in einer schweren Zeit die Kluft zwischen Irdischem und Transzendentem überbrückt.

Über die Erfahrungen bei ihren empirischen Studien schreibt Renz: *»Die Häufigkeit sich ereignender Transzendenzerfahrungen in diesem Projekt war auch für uns Ärzte, Pflegende und Therapeuten überraschend ... Das Spirituelle ereignet sich genau im Leid, wo das Ich mit seinen Konzepten und Bewältigungsstrategien am Ende ist.«* Die Psychologin, Psychotherapeutin und Leiterin der Psychoonkologie im Kantonsspital St. Gallen bietet in diesem Buch einen Leitfaden für den Umgang mit Leidenden, auch mit dem »vermissten und gefundenen Gott« und gibt Einblick, in welcher Bandbreite sich das Transzendente dem Menschen unseres Kulturkreises kundtut und was es zu bewirken vermag.

Natürlich mag man einwenden: Dann, wenn es den Menschen schlecht geht, beginnen sie zu beten und sich an einen imaginären Strohhalm zu halten. Das Gegenargument ist, dass man in den üblichen Zeiten in unserer schnelllebigen Kultur mit dem täglichen Stress so mit Aufgaben eingedeckt ist, dass die spirituelle Dimension, die in irgendeiner Form jeder Mensch hat, gar nicht wahrgenommen werden kann. Dazu braucht es Stille, Natur- oder Kunsterlebnisse, bezaubernde Begegnungen, Liebeserlebnisse, existentiell berührende – beglückende, aber auch schmerzliche – Erfahrungen, in denen man sozusagen mit dem Wesen des Seins in Kontakt kommt.

Anton A. Bucher (2014) berichtet über eine Studie von Belschner und Galuska über »Empirie spiritueller Krisen«:

»Mehrheitlich deuteten die Befragten die Krisen als existenzielle Wendepunkte, ausgelöst durch das Gefühl, es könne im Leben, das zur Sackgasse geworden war, so nicht weiter gehen ... In ihrer Bedrängnis suchten die meisten (68 %) Psychotherapeuten auf, die aber zu mehr als der Hälfte nicht erkannten, dass das eigentliche Problem spiritueller Natur war, und falsche Diagnosen stellten ...«

Mangelnde spirituelle Erfahrung von Psychiatern und Psychotherapeuten kann zu Fehldiagnosen führen, wenn sie z. B. psychoseähnliche spirituelle Erfahrungen nicht von Erkrankungen unterscheiden können. Umgekehrt können mit Psychopathologie unerfahrene Esoteriker die Symptome fehldeuten und eine schwerwiegende Diagnose nicht erkennen und behandeln lassen.

Auch die Menschen selbst, die ungewöhnliche Erfahrungen machen bzw. Ungewöhnliches erleben, haben – auf jedem Fall in unserem Kulturkreis – oft Angst, verrückt geworden zu sein. Viele hochsensitive bis hellsichtige Menschen erleben ihre Fähigkeiten nicht als Begabung, sondern als Belastung. Mit Disziplin kann man aber lernen, dieses besondere Sensorium nicht ununterbrochen eingeschaltet zu lassen, sondern sich abzugrenzen – nach dem Muster: Wer für alles offen ist, kann nicht ganz dicht sein.

Außerdem nehmen, soweit ich das überblicken kann, nicht wenige Sensitive vor allem das Negative wahr, was natürlich mit der eigenen Geschichte zu tun hat. Z. B. berichtete eine junge hochbegabte Frau: »Wenn ich in die Straßenbahn einsteige, sehe ich bei dem einen Fahrgast eine schwere Krankheit, bei einem anderen die bevorstehende Kündigung usw.« Warum sieht sie nicht auch: Dieser kriegt nächste Woche eine Gehaltserhöhung und die hat eine schöne Liebesnacht hinter sich?

Eine besondere Affinität besteht zwischen schizophrenen Schüben mit Halluzinationen und Schamanischen Reisen: Ein schamanischer Eleve begibt sich zur »Visionssuche« für mehrere Tage und Nächte in die Wildnis, wo er dann u. a. durch Fasten und geringes Schlafausmaß Stimmen hört und Visionen kriegt. Das wird aber gezielt und absichtlich angestrebt und unterscheidet sich von Schizophrenie durch mehrere Punkte, vor allem:

- Man reist nicht beliebig wie ein Psychotiker, den es seiner Problematik gemäß irgendwohin verträgt, was er normalerweise nicht steuern kann, sondern man sucht ausschließlich seine verbündeten guten Mächte auf und lässt sich dann von ihnen führen.

- Man entscheidet, von Ausnahmen abgesehen, selbst über den Beginn des Bewusstseinswechsels und dessen Ende.

- Man geht nicht wie ein Kranker in die Anderswelt, um aus seiner schlimmen und unerträglichen Situation zu fliehen, sondern im Gegenteil, um die Ressourcen dort für diese Welt fruchtbar zu machen.

- Ein weiteres Unterscheidungsmerkmal ist die Wirkung: Nach einer schamanischen Trance fühlt man sich üblicherweise beschenkt, ist dankbar und ein innerer Friede breitet sich aus, was bei Kranken normalerweise nicht der Fall ist.

Die transpersonalen Psychologen LUKOFF/EVEREST (1985), die eine Integration von Meditationsformen, sowohl in die Medizin als auch in die Psychotherapie, fordern, drücken es so aus, dass der Gesunde, wenn er in die spirituelle Welt eintaucht, schwimmen könne, der Schizophrene hingegen versinke und ertrinke. Eine Kollegin schrieb mir: »Psychotiker brauchen demnach ›SchwimmlehrerInnen‹. Ich glaube, dass diese SchwimmlehrerInnen nicht nur in Psychiatrie und Psychotherapie ausgebildet sein müssen, sondern auch einen spirituellen Zugang brauchen. Der Zusammenhang zwischen spiritueller Krise und Psychose wird meines Erachtens viel zu wenig berücksichtigt.« Man sollte übrigens spirituelle, wie auch Entspannungstechniken nicht ohne professionelle Anleitung lernen.

Ich weiß nicht, ob Ronald D. Laing (2008) in seinem Aufsatz »Transzendentale Erfahrung im Verhältnis zu Religion und Psychose« Recht hat, wenn er eine Psychose nicht für einen Zusammenbruch hält, sondern für einen Durchbruch, ja für die Urquelle aller Religionen. Für ihn bedeutet eine psychotische Erfahrung auch eine spirituelle Transformation. Faktum ist, dass manche indigenen Schamanen ihre Psychose durch mühsame Disziplin unter Kontrolle kriegen und so ihr früheres Problem zu einer Heilbegabung wird.

Bei Schizophrenen ist das Tor zur Anderswelt schon offen, wo Gesunde oft länger brauchen, hinzukommen.

Dabei ist das Wort »verrückt« im eigentlichen Sinn gar nicht abwertend, sondern passend: Auch der Schamane rückt ja vom Wachzustand in einen veränderten Bewusstheitszustand, allerdings nur vorübergehend, denn man rückt ja anschließend – bereichert – wieder in die Alltagswelt zurück.

Übrigens lässt man einen Schizophrenen natürlich nicht meditieren oder schamanisch reisen, weil er die Erfahrung in sein Wahnsystem einbauen würde und seine Visionen nicht verlässlich wären. Ähnlich wie einen Depressiven, solange er nicht die Fähigkeit hat, die Zeit der Stille nicht für Grübeln zu nützen. Ist aber der Patient einigermaßen stabil, kann ein spiritueller Halt, gefestigt durch regelmäßiges Meditieren, den Gesundungsprozess erheblich beschleunigen.

Roger N. Walsh (1992), der das Schamanentum mit den Augen des Psychologen durchleuchtet, schreibt: *»Es hat in der westlichen Psychiatrie Tradition, Mystiker als Irre, Heilige als Psychotiker und Weise als Schizophrene zu betrachten, und dies ungeachtet der Tatsache, dass die großen Heiligen und Weisen möglicherweise den Gipfel menschlicher Entwicklung repräsentieren und den stärksten Einfluss auf die menschliche Geschichte gehabt haben.«*

Chirurgen wie Waldemar Uhl in Bochum und Raimund Jakesz (2012) in Wien konstatieren:

»Leider stellt trotz wesentlicher Fortschritte der Psychoonkologie in den letzten beiden Dezennien nach wie vor Spiritualität und Schulmedizin eine Kontroverse dar, und dies ist umso bedauerlicher, als man darunter die beiden tragenden Säulen in der ganzheitlichen Behandlung von Patientinnen (sic!) *jedweder Erkrankungen sehen kann, die eng miteinander arbeiten sollten, aufeinander angewiesen sind, und miteinander zum Wohl von Erkrankten wirken ... Die Reduktion des Menschen auf seinen als Maschine interpretierten Körper wird uns als subjektive Personen jedoch nicht gerecht.«*

»Es ist in der Tat ein Alarmzeichen, dass mehr als 70 Prozent aller PatientInnen eine ungenügende spirituelle Begleitung im Rahmen des öffentlichen Gesundheitssystems in den USA angeben ...«, schreibt Jakesz (2008) und verweist auf wiederholte Berichte über positive Auswirkungen von Spiritualität und Religiosität auf Krankheitsverlauf, Lebensqualität und Lebensdauer von Krebskranken im Journal of Clinical Oncology, z. B. von Balboni et al.

Und darauf hinzuweisen soll *»standeswidrig, unsachlich und unwahr, irreführend und nicht überprüfbar«* sein, wie die Vertreter der Richtlinie behaupten? So wie Georg Wilhelm Friedrich Hegel († 1831) – auf Widersprüche zwischen seinem System und der Wirklichkeit hingewiesen – geantwortet haben soll: *»Umso schlimmer für die Wirklichkeit.«* (s. http://www.philolex.de/hegel.htm – Abruf vom 22.7.2015)

Wissenschaftlichkeit als Unterscheidungskriterium zu verwenden, ist nicht nur wegen der wachsenden Zahl empirischer Untersuchungen zur Wirksamkeit spiritueller Verfahren und ihrer Erklärung fragwürdig, sondern auch aufgrund der unterschiedlichen Definitionen von »Spiritualität« und

»Esoterik«. Auch was »Wissenschaft« betrifft, gibt es ganz unterschiedliche Definitionen (s. Kap. 3).

In Indien wird – außer in den vom westlichen Reduktionismus infizierten Institutionen – die Spiritualität selbst als Wissenschaft bezeichnet, die von alters her sowohl die äußere objektive Welt als auch die innere subjektive Welt erforscht. *»Es ist eine Wissenschaft der Erkenntnis, in der durch persönliche Erfahrung die absolute Wahrheit, das heißt Brahman beziehungsweise Gott erkannt wird«*, schreibt Judith Cornell (2004) in ihrem Buch über die indische spirituelle Führerin, die sich »Amma« nennt. Den Reduktionismus, wie er in weiten Teilen der westlichen Wissenschaft herrscht, empfindet man als unnötige Selbstbegrenzung, die ein weites Feld an Erkenntnissen – auch über die Materie – aussperrt und nur Teilantworten über die Wirklichkeit ermöglicht.

Die Benediktinerin Hildegard von Bingen († 1179), eine bedeutende Universalgelehrte ihrer Zeit, habe, so wird berichtet, viele Erkenntnisse, auch natur- und heilkundliche, in der Kontemplation erhalten. Und der wohl berühmteste Theologe des Mittelalters Thomas von Aquin († 1274), der zeitlebens gelehrt und viele Bücher geschrieben hatte, stellte ein Jahr vor seinem Tod, nach einer Vision bei der Feier der heiligen Messe am Nikolaustag 1273, jegliche Arbeit an seinen Schriften ein. Er wird zitiert:

Alles, was ich geschrieben habe,
kommt mir vor wie Stroh im Vergleich zu dem,
was ich gesehen habe.

Bezeichnenderweise wird kirchlicherseits sein intellektuelles, theologisches Lehrgebäude hoch geschätzt, vor allem seine Würdigung des Aristoteles mit den entsprechenden Konsequenzen. Seinem Beispiel, sich Visionen zu öffnen, steht man hingegen skeptisch gegenüber. Traditionell werden sie als »Offenbarungen« bezeichnet, die, wenn sie seriös sind, zu allumfassendem Wohlwollen und Mitgefühl führen, zu einer universellen Liebe, die ausstrahlt und die Umgebung verzaubert.

Sicherlich, bei den meisten von uns Erdlingen meldet sich bald darauf das Ego zurück und schränkt als irdischer Gegenpol die Wirkung dieser unglaublichen Erfahrungen wieder ein. Daher ist es ein Ziel der spirituellen Entwicklung, immer mehr zu dem zu werden, der wir sind, und unsere in uns liegenden Potenzen zu aktualisieren und zum Strahlen zu bringen. Das ist es, was im Osten »Erleuchtung« und im Westen »Erlösung« genannt wird – eine ganzheitliche Auffassung von Heilung und Heil-Sein, die weit über die Beseitigung von Symptomen und die Befreiung von Störungen und Beschwerden hinausgeht.

»Früher oder später müssen wir sowohl Religion als auch Wissenschaft neu definieren«, schreibt Abraham Maslow (2014) in seinem erst jetzt auf Deutsch erschienenen Werk »Jeder Mensch ist ein Mystiker«, damit wir zur Ganzheit unseres Denkens und Handelns finden können: Das Paradigma der Wertfreiheit, *»die letztendliche Krankheit unserer Zeit ... verdammt die Wissenschaft dazu, nichts weiter zu sein als amoralische und unethische Technologie.«* Das Buch ist ein Plädoyer für eine spirituell-transzendente Dimension in der Psychologie und Psychotherapie. Der Benediktiner David Steindl-Rast schreibt in der Einleitung: *»... das schlanke Büchlein, das Sie in Händen halten, enthält mehr geistigen Explosionsstoff als ganze Bibliotheken.«*

Einen hervorragenden Überblick über die verschiedenen Definitionen, inklusive der heute sinnvollen Abgrenzung von Religion, bringt Anton A. Bucher (2014) in dem Kapitel »Was ist Spiritualität?«.

In München gibt es an der Ludwig-Maximilians-Universität eine Professur für Spiritual Care, geleitet von dem katholischen Theologen, Arzt und Psychoanalytiker Eckhard Frick und dem evangelischen Theologen Traugott Roser, die die »Internationale Gesellschaft für Gesundheit und Spiritualität« initiierten, wo u. a. Spiritualität und Religiosität auch als Bedürfnis kirchenferner bzw. nichtchristlicher Patienten erforscht werden. Siehe dazu auch die interessante Arbeit des französischen Philosophen André Comte-Sponville (2009) mit dem Titel »Woran glaubt ein Atheist? Spiritualität ohne Gott«, worin er aufzeigt, dass es auch ohne Gott und Kirche eine Erfahrungsdimension gibt, die spirituell genannt werden kann.

Sigmund Freud hielt seine Theorie für ein »Bollwerk gegen die schwarze Schlammflut des Okkultismus« und deutete die Hoffnung vieler Menschen, im Glauben Trost und Orientierung zu finden als eine infantile Illusion, kindliches Anlehnungsbedürfnis und Wunschdenken. Deshalb forderte er eine »Erziehung zur Realität«, die jede Form von Religion überwinden helfe. C. G. Jung ging dennoch genau in diese metaphysische Richtung. Dieser Freud-Jung'sche Dissens zwischen aufgeklärter Diesseitigkeit und einem Sich-Öffnen für Transzendentes liegt noch immer in der Luft.

Aktuelle Erhebungen zeigen jedoch: Der Fortschritt hat Spiritualität und Glauben nicht verdrängt – auch nicht im säkularen Europa, wie der deutsche Soziologe und Sozialphilosoph Hans Joas (2013) in einem Interview in der »ZEIT« mit dem Titel »Diese Erfahrung ist universell – Auch Atheisten kennen die Erfahrung der Selbsttranszendenz. Sie deuten diese nur anders als religiöse Menschen« betont: *»Selbsttranszendenz ... Diese Erfahrung ist universell. So wie auch Liebesgefühle zum anthropologischen Grundbestand gehören.«*

Tilmann Moser (2011), der vor über dreißig Jahren in seinem Buch »Gottesvergiftung« mit Recht scharf gegen eine neurotisierende religiöse Erziehung anschrieb, entdeckte inzwischen Gott als salutogene Ressource, als heilende innere Kraft. Zumal es bei den meisten Menschen tief in ihrer Seele etwas wie einen selbstverständlichen Glauben bzw. Religiosität gebe. Das Buch trägt den Titel »Gott auf der Couch: Neues zum Verhältnis von Psychoanalyse und Religion« und ist eigentlich eine Neuauflage seines 2003 erschienenen Buches »Von der Gottesvergiftung zu einem erträglichen Gott«. Es geht darum, das Bild des grausamen Gottes zu entneurotisieren.

Die Sehnsucht nach Spiritualität bekommt in einer immer komplizierter werdenden Welt neuen Auftrieb und viele Menschen suchen heute nach gangbaren Wegen persönlicher Spiritualität – oft auch in einer Psychotherapie. Häufig geht es Patienten um die Frage, was ihr Leben trägt und nährt. *»Mit Spiritualität durch die Krise – Spiritual Care zieht als neue Disziplin im Gesundheitswesen ein«*, titelte im Dezember 2014 die Schweizer Tageszeitung »Der Bund«.

Statt als Psychologie mit ihrer etwa 150-jährigen Geschichte überheblich auf das Jahrtausende alte Heilwissen unserer Vorfahren herabzublicken, wäre eher die Bescheidenheit des großen Isaac NEWTON († 1727) angemessen:

Wenn ich weiter sehen konnte,
so deshalb, weil ich auf den Schultern von
Riesen stand.

Es ist unverständlich, weshalb sich die Autoren, bevor sie für viele PsychotherapeutInnen und noch mehr PatientInnen folgenschwere Richtlinien erlassen, nicht mit diesen Forschungen befasst haben. Z. B. auch mit der Frage nach den erkenntnistheoretischen Grenzen der Wissenschaft und den Erkenntnismöglichkeiten von Spiritualität und der damit verbundenen Frage nach dem Wahrheitsanspruch und der Erkenntnis einer absoluten Wirklichkeit. Dann kämen sie zu dem Ergebnis, dass sich Wissenschaft und Spiritualität gut ergänzen, da die Grenzen der Wissenschaft den Ausgangspunkt der Spiritualität markieren.

Der Philosoph Martin GOSTENTSCHNIG (2008) stellt dazu fest:

»Während Wissenschaft bisher dem Anspruch der Erkenntnis der Wirklichkeit aus unterschiedlichen Gründen nicht gerecht werden konnte, eröffnet Spiritualität eine Möglichkeit, die Grenzen der Wissenschaft und somit der Rationalität zu überschreiten …

Bekommt man während eines naturwissenschaftlichen Studiums vor allem eine positivistische Grundhaltung vermittelt, wird man, sobald man sich in den Bereich der Wissenschaftstheorie vertieft, ob dieser Position enttäuscht sein. Denn, während die Praxis in vielen Bereichen des Lebens der Theorie vorauseilt, hinkt sie erstaunlicherweise gerade im Bereich der Wissenschaft hinterher.

…

Setzt man sich als Wissenschaftler mit dem Wahrheitsanspruch auseinander, wird schnell klar, dass die positivistische Grundhaltung der Naturwissenschaften aufgrund vieler Argumente verlassen werden muss.«

Dazu auch VON FOERSTER/PÖRKSEN (2013) in »Wahrheit ist die Erfindung eines Lügners: Gespräche für Skeptiker«:

»Der Begriff der Wahrheit ist, wenn man es genau nimmt, ein Chamäleon der Philosophiegeschichte ...

Mein Ziel ist es vielmehr, den Begriff der Wahrheit selbst zum Verschwinden zu bringen, weil sich seine Verwendung auf eine entsetzliche Sache auswirkt. Er erzeugt die Lüge, er trennt die Menschen in jene, die Recht haben und jene – so heißt es – im Unrecht sind. Wahrheit ... ist die Erfindung eines Lügners ... Wer von Wahrheit spricht, macht den anderen direkt oder indirekt zu einem Lügner. Diese beiden Begriffe gehören zu einer Kategorie des Denkens, aus der ich gerne heraustreten würde, um eine ganz neue Sicht und Einsicht zu ermöglichen.«

Der Schriftsteller, Kabarettist und Maler Joachim Ringelnatz († 1934) drückte es humorvoll aus:

Ob du Artist, ob du Franz Liszt,
ein Christ, ein Mist,
ein sonst was bist,
Bezweifle es.
Und dir zum Heil
bezweifle auch das Gegenteil.

Dass ab dem 13. Jh. in der Wissenschaft der »methodische Zweifel« üblich wurde, war ein großer Fortschritt: Man glaubt nicht mehr, was jemand sagt, und sei er noch so berühmt, sondern überprüft es. Wenn aber – wie es laufend geschieht – aus ideologischen Gründen eine empirische Überprüfung der Effekte spiritueller Heilbehandlungen unterbunden wird – nach dem Muster »Das gibt es nicht«, Begründung »Weil es das gar nicht geben kann« –, wird aus einem gesunden Skeptiker ein Ignorant.

Wie kann man nur Psychotherapie auf naturwissenschaftlich Messbares reduzieren wollen? Beschreibt doch nicht nur die Quantenphysik die Verlässlichkeit von Messergebnissen allein aufgrund des Einflusses der Beobachtung auf das Beobachtete resp. Gemessene: Der Mediziner und Erkenntnistheoretiker Ludwik Fleck (1983) erinnert an die unterschiedlichen Beschreibungen »der selben« Situation selbst bei der Beurteilung von Mikroskoppräparaten. Jeder Mensch neigt dazu, seine eigene Erfahrung und die daraus gefolgerte Sinngebung aus seiner eigenen Lebenswelt in die Wahrnehmung »neuer« Gegebenheiten zu projizieren. Das trifft auf Laien wie auf hochspezialisierte Wissenschaftler gleichermaßen zu. So bedingt die Wahrnehmung bestimmter Gestalten eines Fachgebietes die Blindheit gegenüber anderen Möglichkeiten der Wahrnehmung. Denn Beobachtungen sind bereits ihrerseits theorieabhängig und daher subjektiv. Außerdem kommt man so kaum zu neuen nicht unmittelbar naheliegenden Theorien, weil man immer nur das beobachtet, was naheliegend ist. Eine Position, die der Kritik des »Konstruktiven Realismus« von Friedrich G. WALLNER (1992) entspricht (s. Kap. 3).

Wenn sich Naturwissenschaft *»unter der Maske der Rationalität versteckt«*, schreiben die beiden Physiker GRABNER/REITER (1985) in ihrer humorvollen Analyse, *»dienen die Grenzziehungen weniger der Absicherung der Wissenschaftlichkeit als viel mehr der Aufrechterhaltung eines historisch gewordenen Machtanspruchs für die Erklärung dessen, was Welt zu sein hat.*

...

Die Immunisierung der Wissenschaft gegen eine mögliche Kritik von außen durch die Verschleierung ihrer sozialen Mechanismen gehört wohl zu den erfolgreichsten ihrer Errungenschaften ... Die Wissenschafter waren immer bemüht, ihre Tätigkeit als von methodischen Grundsätzen geleitet, rational, abgeschlossen gegenüber externen Einflüssen und offen gegenüber den internen Auseinandersetzungen um den Fortschritt des Wissens darzustellen ... ein mit dem Selbstauslöser fabriziertes Familienphoto im Sonntagsanzug, das die schmutzige Unterwäsche fein säuberlich verdeckt.«

Auch für Wilfried BELSCHNER (2001), der an der Entwicklung von angemessenen Methoden für den transpersonalen Forschungsgegenstand arbeitet, spielt der Bewussheitszustand des Forschers eine große Rolle, weil er ihn als Wirkfaktor im Forschungsprozess ansieht, z. B. ob er sich neutral oder einfühlsam oder intuitiv verhält.

Obwohl das Weltverständnis der modernen Physik außerordentliche Ereignisse nicht mehr prinzipiell ausschließt, werden recht unwissenschaftlich manche Phänomene, die ich immer wieder erlebe, von Naturwissenschaftsdogmatikern als »nicht existent« bezeichnet, nur, weil man sie in ihr Weltbild und ihre Theorien nicht einordnen und ihre Entstehung (noch) nicht erklären kann und weil dann vielleicht ihr Gedankengebäude ins Wanken käme. *»Die Physik vermag nicht auf eigenen Füßen zu stehn, sondern bedarf einer Metaphysik, sich darauf zu stützen; so vornehm sie auch gegen diese thun mag«*, sagt Arthur SCHOPENHAUER († 1860) in »Die Welt als Wille und Vorstellung«.

Ich musste also das Wissen aufheben,
um zum Glauben Platz zu bekommen ...
(Immanuel KANT, Kritik der reinen Vernunft)

Angeblich ging Kant jeden Mittag spazieren, und zwar immer bis ans Kirchentor, aber nicht in die Kirche hinein. Eine Metapher für die Grenzen des Verstandes?

Amüsanterweise kommt es ja immer wieder vor, dass Agnostiker, die sich zeitlebens nur an »Beweisbarem« festgehalten und spirituelle Heilmethoden öffentlich als Humbug abgetan hatten, wenn es ihnen selbst schlecht geht, einen alternativen Behandler, z. B. eine Schamanin, aufsuchen.

»Wer nichts weiß, muss alles glauben«, ist der Titel einer militant neopositivistischen österreichischen Fernsehsendung. Was die »Science Busters«, wie sich die beiden Physiker Heinz Oberhummer und Werner Gruber nennen, in ihrer amüsant gestalteten und informativen Sendung übersehen, ist, dass der Satz auch umgekehrt zu verstehen ist: Wer keine Ahnung von spirituellen Heilformen hat, muss halt an Technik, den aktuellen Stand der Naturwissenschaft und ihre begrenzten Möglichkeiten glauben. Denn das ist ja kein Nicht-Glauben, wie in dieser Arbeit (s. Kap. 3) ausführlich gezeigt wird.
Obwohl sie zurzeit noch den Mainstream vertreten: Naturwissenschafter haben es nicht leicht und wollen retten, was zu retten ist. Vielleicht sind die Materialisten deshalb auch so aggressiv: *»An zahlreichen Fronten brachen Scharmützel aus«*, schreiben die Wiener Physiker GRABNER/REITER (1985):

»... das traditionelle Selbstverständnis der Wissenschaft wurde in ihren eigenen Reihen in Frage gestellt, die Wissenschaftssoziologie kratzte kräftig am Bild der autonomen Wissenschaftsproduktion, Wissenschaftshistoriker zweifelten an der Bruchlosigkeit der Fortentwicklung der Wissenschaft, etliche Wissenschaftstheoretiker gar verwarfen die Vorstellung von der Einzigartigkeit der neuzeitlich-abendländischen Naturbeschreibung, und die ›Alternativen‹ sehen in ihr nicht mehr als einen Mythos unter vielen.

...

Rationalität wird seit jeher mit dem Geschäft der Naturwissenschaft in enger Beziehung gesehen, sowohl von ihren Betreibern und Gefolgsleuten, für die sie der Garant des rechten Weges ist, als auch von ihren Kritikern, für die sie Blindheit gegenüber der lebendigen Vielfalt der Natur bedeutet.«

Die Auseinandersetzung ist von gegenseitigem Nichtverstehen geprägt.

Was man nicht erlebt hat, muss man aus der Ferne beurteilen. Manche Skeptiker würden wohl ihre Vorurteile relativieren und spirituelle Heilformen nicht weiter abwerten und ausgrenzen, hätten sie einmal erlebt, was sie bewirken können.

Im Übrigen: Es ist erhellend, dass »esoterisch« von manchem wie ein Schimpfwort gebraucht wird. Es kommt vom Griechischen und bedeutet »das Innere«. Dionysius Areopagita († 6. Jh.), der sich viel mit der Frage der Gotteserkenntnis beschäftigte, verwendet dafür das Wort »apophatisch«, d.h. man geht in die Stille und öffnet sich nach innen im Wissen, dass Gott so erfahren, aber weder erkannt noch ausgesprochen werden kann; im Gegensatz zu »kataphatisch«, wo man von der biblischen Tradition ausgehend, Riten und Worte verwendet und sich denkend Gott annähert.

Zu Recht wird Spiritualität oft von Religiosität unterschieden, weil die Zugehörigkeit zu einer Religionsgemeinschaft verstanden wird als mit der Akzeptanz vieler Regeln, Gebote und Verbote verbunden. Diese äußere, exoterische Glaubensausübung ist aber nur eine Seite der Religionen. Wahr ist, dass die andere – sie wird in der christlichen Tradition als die »mystische« bezeichnet – v.a. in den monotheistischen Religionen nie Mainstream war und oft ihre Vertreter, z.B. Meister Eckhart von Hochheim († 1328) oder Johannes vom Kreuz († 1591), kirchenamtlich verfolgt wurden. Aber ihre Praxis und ihre Erfahrungen unterscheiden sich wenig von MystikerInnen aus den fernöstlichen Traditionen. Geht es hier doch um die wortlose Erfahrung des Urgrundes des Seins, der Fülle resp. der Leere – wie unterschiedlich diese schwer zu beschreibende Wirklichkeit auch bezeichnet wird.

Wenn also in dieser Arbeit von »Religiosität« die Rede ist, meine ich ausdrücklich die esoterische, die Innerlichkeit, weil ausgerechnet die Hingabe an das Wesen des Seins zu einer nie gekannten Freiheit führt, was sich die nicht vorstellen können, die das noch nie erlebt haben.

Uns Schamanen wird oft vorgeworfen: Aber ihr macht ja die Menschen abhängig, wenn sie vor jeder wichtigen Entscheidung in Stille ihre Geistführer fragen. Wir antworten: Die Autonomie, von der ihr sprecht, steht auf wackeligen Füßen, bedenkt man, dass unser Fühlen und Verhalten, selbst Partner- und Berufswahl, wie schon Freud richtig aufzeigte, vor allem von unserem Unbewussten gesteuert wird, unseren früheren Erlebnissen und von dem, was man von seinen Eltern und Vorfahren übernommen hat. Ist es nicht sinnvoller, statt sich von seinen Neurosen, besser von seiner inneren Weisheit steuern zu lassen? Eine Absicht aller humanistischen psychologischen Richtungen, dass wir immer mehr zu dem werden, der wir sind. Das meint Fritz Perls (1974), wenn er von Selbstverwirklichung im Gegensatz zu Selbstbildverwirklichung spricht: *»Und das Ziel in der Therapie, das Wachstumsziel ist, dass du immer mehr von deinem ›Verstand‹ verlierst und mehr zu deinen Sinnen kommst, mehr und mehr in Kontakt bist, in Kontakt mit dir selbst und in Kontakt mit der Welt, anstatt bloß in Kontakt mit den Phantasien, Vorurteilen und Befürchtungen und so weiter.«*

Der transpersonale Zugang zu diesen Ressourcen, ob z. B. durch das Holotrope Atmen oder das Schamanische Reisen oder sonst einer Form der Achtsamkeit, Meditation oder auch Kinesiologie usw., unterscheidet sich oft nur durch die äußere Form von den in der Psychotherapie üblichen.

Leider wurde die psychologische Ausbildung an unseren Universitäten in den letzten Jahrzehnten immer verhirnter – es zählen vor allem Statistik, Diagnostik, Experimente und empirische Untersuchungen. Anton

A. Bucher (2014) zitiert in seinem jüngsten Buch »Psychologie der Spiritualität« eine Diplomandin der Psychologie:

»Fünf Jahre lang habe ich an der Uni nie was von Spiritualität gehört, von Gott, Geist, Seele. Ich kann Beta-Gewichte berechnen und weiß, welche Gehirnareale aktiv sind, wenn Menschen Probleme lösen oder Angst haben. Aber verstehe ich sie damit? Kann ich ihnen Antworten auf die letzten Fragen geben: Was im Tod geschieht? Warum das alles?«

»Kein Zufall«, schreibt Bucher weiter, *»dass zahlreiche Studien Psychologen als am wenigsten religiös auswiesen, Physiker als am stärksten.«* Die Folge ist, dass in einer Psychotherapie oft nicht auf mögliche spirituelle Ressourcen zurückgegriffen wird.

Der Psychiater, Philosoph und Anthropologe Roger N. Walsh (1992), der sich viel mit Bewusstseinsforschung befasste, drückt es so aus, dass im Rahmen der transpersonalen Psychologie das Personale ja nicht vernachlässigt, sondern erweitert und überschritten wird. Jeder Mensch trägt personale und transpersonale Aspekte in sich, die er entwickeln kann und soll. Einen tollen Überblick bietet das Standardwerk »Radiant Minds: Scientists Explore the Dimensions of Consciousness«, das von Jean Millay (2010) herausgegeben wurde. In diesem Buch legen fünfundfünfzig Wissenschafter ihre Forschungsergebnisse über verschiedene Bereiche dar, wie: Perception, Intention, Belief Systems, Mind and Brain/Body Chemistry and Body Electricity, Mathematical Models, Physics, Dimensions of Spirit and Consciousness, Education – Increasing Intelligence und Parapsychology.

Sollen wir PsychotherapeutInnen, die auch transpersonale Heilformen anwenden, etwa schizophrenisiert werden? Denn selbstverständlich behalte ich als Theologe und Schamane auch während einer Psychotherapie den spirituellen Hintergrund bei. Auch wenn ich nicht davon rede, beeinflusst das eine Therapiesitzung. Und wenn ich ein meditatives oder schamanisches Heilverfahren anwende, bleibe ich ein Kind der Aufklärung mit der psychotherapeutischen Erfahrung und den wissenschaftlichen Errungenschaften im Hintergrund, was wiederum die spirituelle Heilarbeit beeinflusst.

Braucht es wirklich dieses Entweder-oder?

In diesem Kulturkampf geht es aber um viel mehr als um die Frage der Verheimlichung spiritueller Angebote. Es geht um die Zukunft der Psychotherapie und den Respekt vor ihrer Eigenständigkeit. Wollen wir, was das Ministerium bereits bei der Gestalttherapie versucht, alle spirituellen Elemente eliminieren, bis jeweils nur mehr das wenige naturwissenschaftlich belegbare und verstandesmäßig nachvollziehbare Gerippe übrig bleibt? Wenn wir uns vor lauter Angst immer mehr dem neopositivistischen Mainstream anpassen und uns in den naturwissenschaftlichen Denkrahmen zwängen wollen, verlieren wir unsere Identität.

Man möchte mit Pablo NERUDA († 1973) antworten:

Podrán cortar todas las flores,
pero no podrán detener la primavera.

Sie können alle Blumen abschneiden,
aber sie können den Frühling nicht aufhalten.

2. *»Ideologie ist Ordnung auf Kosten des Weiterdenkens.«* (Friedrich Dürrenmatt)

Bei allem berechtigten Stolz über den bewundernswerten Stand von Wissenschaft und Technik: ehrliche Forscher geben zu, dass wir nur ein paar Inseln von Erkenntnis mitten in einem Meer von Unwissenheit haben. Wie Karl Popper († 1994) bei einem Vortrag in Salzburg sagte: Wir einen uns im Nicht-Wissen, ein wenig unterscheiden wir uns im Wissen.

Unerforschtes löst bei diesen Wissenschaftern nicht Überheblichkeit und Ignoranz, sondern Neugier und Lust aus, Neuland zu betreten, – selbst dann, wenn sich in der Folge herausstellen sollte, dass manche bisherigen Annahmen, die man quasi schon zu Dogmen erhoben hatte, in Frage gestellt würden.

Der skeptische und kritische Wissenschaftsjournalist Kurt Langbein (2014) schreibt in seinem »Weißbuch Heilung – Wenn die moderne Medizin nichts mehr tun kann«:

»Ich habe mich über Jahrzehnte überwiegend mit dem Teil der Medizin beschäftigt, der sich als Teil der Naturwissenschaften betrachtet … Aber ich weiß auch: Es gibt inzwischen viele, auch wissenschaftlich abgesicherte, Erkenntnisse darüber, dass das, was die konventionelle Medizin als Wissen bezeichnet, nur ein Bruchteil dessen ist, was Gesundheit und Krankheit ausmacht. Also wird die Entdeckungsreise zur Notwendigkeit …«

Und er bringt eine Menge Beispiele, wie eine ganzheitliche Behandlung – mit einem Mix aus medizinischer, psychotherapeutischer Medizin und spiritueller Behandlung – immer wieder erstaunliche Heilerfolge brachte, z. B. sogar bei schon aufgegebenen Krebspatienten voller Metastasen, in der Hufelandklinik in Bad Mergentheim. Sein Fazit: *»Spiritualität jeder Art kann helfen, die innere Struktur des Menschen wieder in Balance zu bringen.«*

Für mich ist beispielsweise klar, dass es außer der sprachlichen und der nonverbalen Kommunikation, die gut untersucht sind, noch andere Informationswege geben muss. Z. B. spüren etwa 60 % Befragte, wenn sie von hinten angeschaut werden, obwohl sie weder verbalen noch Blickkontakt zur sie anschauenden Person haben. Das ist nicht paranormal, sondern gehört offensichtlich zu unserer biologischen Natur.

Dass über diesen Informationskanal, den man erfolgreich zur Behandlung von Krankheiten und Problemen nützen kann, so wenig geforscht wird, liegt nicht daran, dass dies so schwierig oder kostspielig wäre, sondern an den wissenschaftlichen Tabus, die das Forschen und Denken behindern – am Tunnelblick des naturwissenschaftlichen Mainstreams.

Einen zweiten Grund nennt Kurt Langbein:

»Um die Jahrtausendwende begannen die ersten medizinischen Zentren sich dem Phänomen Spontanheilung zu widmen. Es gab inzwischen mehr als 1000 gut dokumentierte Fälle ... Eigentlich müsste die medizinische Forschung mit all ihren Arsenalen recherchieren und analysieren, was die Umstände und Faktoren sind, die Spontanheilungen bei schweren Erkrankungen möglich machen ... Doch davon ist wenig zu merken. Die medizinische Forschung ist fest im Griff der Medizin-Industrie, allen voran der Pharma-Industrie ... Doch wer soll Forschung finanzieren, als deren Ausfluss vielleicht ›nur‹ Mentaltechniken und vernünftige soziale Beziehungen propagiert werden?

...

Die Problemlösung ist die Selbstheilung, das Wiedererlangen einer verloren gegangenen Balance – kaum ein vernünftiger Mediziner bezweifelt das heute noch. Dennoch wird in der Auseinandersetzung über die richtigen Therapien beharrlich Polemik betrieben. Unsere konventionelle Medizin umgibt sich gerne mit der Aura der Seriosität und Vernunft. Sie beruft sich auf die Naturwissenschaften mit ihren unabänderlich erscheinenden Grundgesetzen der Physik und Chemie. Und sie nimmt für sich in Anspruch, Diagnose und Behandlung nach rationalen Kriterien auszuwählen ... Andere medizinische Verfahren werden dagegen als in ihrer Wirksamkeit mangelhaft überprüft, fraglich und irrational angesehen.«

Dabei sind die »Beweise« der konventionellen Medizin- und Psychotherapie-Forschung oft nicht so »wissenschaftlich abgesichert und damit seriös«, wie vorgegeben wird: Als ein berühmter französischer Astronom die Entdeckung eines neuen Himmelskörpers bekanntgab, haben ihn daraufhin auch eine Reihe weiterer Forscher »gesehen«, bis sich nach Jahren einer – der Realität entsprechend – zu behaupten traute, dass es ihn gar nicht gebe. So werden z. B. medizinische Ergebnisse oft als allgemein gültig propagiert, obwohl nur Probanden an einer Studie teilnahmen, die keine zusätzlichen Risikofaktoren aufwiesen, nicht zu alt waren und keine weitere Erkrankung hatten (weil diese das Ergebnis beeinflussen könnte), und somit die Ergebnisse oft bloß für eine Minderheit von zwanzig Prozent der Bevölkerung aussagekräftig sind.

Das sind keine Argumente gegen die Schulmedizin, die ich sehr schätze, und natürlich auch nicht gegen die Psychotherapie, die ich hauptsächlich praktiziere, wohl aber gegen die Überheblichkeit der Rationalisten. Es gibt bewundernswerte Fortschritte in verschiedenen wissenschaftlichen Disziplinen. Fällt es den Hardlinern aufgrund dieser so schwer zu akzeptieren, dass es unbewusste Bereiche gibt, die zwar hochwirksam sind, aber (noch) nicht wirklich erklärt werden können?

Doch das Phänomen kennen wir auch aus der Naturwissenschaft. Der Quantenphysiker Anton ZEILINGER (2012) sagt über die verschränkten Teilchen: *»Man kann dafür keine Erklärung geben im Rahmen des üblichen Weltbildes... Eine Entwicklungsrichtung besagt, wichtiger als die Konzepte Raum und Zeit sei das Konzept der Information, und Information ist offenbar unabhängig von Raum und Zeit.«* Und er zitiert den Beginn des Johannes-Evangeliums »Am Anfang war das Wort«: *»Das kann ich auch mit Information übersetzen.«*

Dass der britische Biologe Rupert SHELDRAKE (1993), der lange Jahre in seinem Fach erfolgreich und anerkannt forschte und nun, seit er solche und ähnliche Themen empirisch erforscht, in der scientific community abgewertet wird, statt dass man die Phänomene selbst überprüfte, finde ich nicht nur unkollegial, sondern ausgesprochen unwissenschaftlich. Man muss ja nicht seine Hypothesen gut finden. In seinem Buch »Der Wissenschaftswahn« (2012) beschreibt Sheldrake ausführlich, warum der

Materialismus ausgedient hat und die Wissenschaften an Vitalität und Neugier eingebüßt haben:

»Ihrer Kreativität stehen dogmatisches und ideologisches Denken, ängstlicher Konformismus und institutionelle Schwerfälligkeit im Wege … Vielen Wissenschaftern ist nicht bewusst, dass der Materialismus eine bloße Annahme darstellt … Die Naturwissenschaften werden von zu Dogmen verhärteten und durch machtvolle Tabus geschützten Annahmen behindert … Diese Glaubenssätze schützen wohl die Zitadelle der etablierten Naturwissenschaft, wirken jedoch ebenso als Barriere gegen aufgeschlossenes Denken.«

Manches könne man als Wissenschafter zwar im privaten Kreis, aber nicht öffentlich sagen, weil man sonst desavouiert würde.

Auch Sigmund Freud († 1939) ließ seine Aufsätze zu ihm bekannten Vorkommnissen der Gedankenübertragung zwischen Therapeut und Patient unter seinen Mitarbeitern nur geheim zirkulieren. Die Psychoanalytikerin und Forscherin Elizabeth Lloyd Mayer (2008) durchbricht in ihrem Buch »Extraordinary Knowing: Science, Skepticism, and the Inexplicable Powers of the Human Mind« das ängstliche Schweigen und beschreibt eine Reihe von Beispielen aus ihrer eigenen psychotherapeutischen Praxis und zahlreiche andere »unerklärliche« Phänomene. Sie war verwundert, wie viele KollegInnen sich daraufhin offenzulegen trauten, dass sie selbst auch ähnliche Erfahrungen gemacht hatten.

Die erfolgreiche Wenderin Brigitte Ehgartner aus Linz, deren Urgroßmutter schon Heilerin war, berichtet (s. Langbein, 2014): *»Wenn ich mit Menschen arbeite, bekomme ich Bilder herein und spüre, wo ich hingreifen muss.«*

In ähnlicher Weise beschreibt es der Energieheiler Martin Weber (2011), der durch seine Erfolge bei Spitzensportlern bekannt wurde, wie er seine Fähigkeit entdeckte:

»Ich war dabei, einen Patienten nach der erlernten Methode zu massieren. Plötzlich hatte ich das Gefühl, nicht mehr Herr über meine Bewegungen zu sein. Ich massierte den Patienten in einer völlig anderen Art und Weise, als

ich es jemals gelernt hatte. Und vor allem wurde ich von einer Kraft geführt, die ich bis zu diesem Zeitpunkt nicht kannte ... Das Ergebnis war schließlich, dass bei vielen Patienten, die ich massierte, eine wesentliche Besserung eintrat.«

Er beschreibt es so, dass er seither Energieströme fühle sowie Störfelder sehe und durch gezielte Aktivierung bestimmter Punkte der Körper die Möglichkeit erhalte, sich selbst zu regenerieren. Weber bringt u. a. das Beispiel eines bekannten Sportlers:

»Er hatte einen Verkehrsunfall und seine schweren Verletzungen wurden hervorragend schulmedizinisch versorgt. Ich vergleiche solche Operationen oft mit Elektroinstallationen: Die Leitungen wurden verlegt, die Hardware verschraubt. Aber wir wissen, dass die beste Installation nichts nützt, wenn der Strom nicht eingeschaltet wird.

So war es auch in diesem Fall. Der Sportler hatte sicher viele Möglichkeiten in Anspruch genommen, aber der durchschlagende Erfolg wollte sich nicht einstellen ... Der Rennläufer kam zu mir und wir arbeiteten energetisch an seiner Verletzung, um den ›Strom‹ – die Lebensenergie – wieder zum Fließen zu bringen ... Nach dieser Behandlung spürte und wusste ich, ›der Strom ist wieder eingeschaltet‹. Er konnte im folgenden Jänner ein sensationelles Comeback feiern.«

Das wurde möglich durch Webers wiederholte Energiearbeit mit dem Patienten und dieser Erfolg wäre wohl auch möglich geworden durch andere spirituelle oder intensive psychotherapeutische Behandlungen. Warum muss man das trennen, wo doch alle diese wirksamen Heilmethoden, so unterschiedlich sie in der äußeren Form auch sein mögen, die Aktivierung der Selbstheilungskräfte eines Patienten zum Ziel haben? Mediziner, Psychotherapeuten und transpersonale Heilberufe könnten zum Wohle des Patienten respektvoll zusammenarbeiten, statt einander abzuwerten und auszugrenzen.

Denn auch aus Sicht vieler erfahrener Psychotherapeuten hängen Krankheiten und selbst Unfälle und andere Schicksalsschläge mit emotionalen und mentalen Belastungen zusammen. Wobei – nach dem Muster

»Variationen über ein Thema« –, was einem aktuell widerfährt, häufig eine Neuauflage früherer, z. B. frühkindlicher, Erlebnisse darstellt oder mit Erfahrungen seiner Vorfahren zusammenhängt, wie man in generationenübergreifenden psychotherapeutischen Methoden immer wieder erleben kann, wenn z. B. der entzündliche Prozess eines Morbus Bechterew nach einer Familienrekonstruktion zum Stillstand kommt und eine weitere Versteifung des Rückgrats unterbleibt.

Kurt Langbein (2014) zitiert die Heilerin Teresa Schuhl:
»Krankheiten erleben die meisten Menschen als eine Bedrohung ... In Wahrheit jedoch sind sie Hilfeschreie der Seele. Auch wenn es verblüffend klingt: Jede Krankheit ist ein Freund. Sie kommt als Begleiter, wenn wir unseren Weg verloren haben, und eröffnet die Chance, zu den tiefsten Abgründen unseres Selbst zu gelangen.«

Dem würden wohl viele PsychotherapeutInnen zustimmen. Aber nur die überheblichsten unter ihnen glauben tatsächlich, dass sie die einzigen seien, die da rankommen. In Wahrheit gibt es viele Wege – und oft sind es die gleichen mit verschiedenen Bezeichnungen.

In Österreich wird die Forschung aus ideologischen Gründen erschwert: Z. B. wird Epilepsie in einer Reihe von Stammeskulturen als mögliche Initiationskrankheit gesehen, wobei bei manchen PatientInnen die großen Anfälle aufhören, wenn sie ihrer Heilberufung folgen. Weil ich das auch in unserer Kultur schon erlebt habe, fand ich es interessant, empirisch überprüfen zu lassen, ob auch bei uns ein paar Prozent der EpileptikerInnen dann ohne Medikamente (und Nebenwirkungen) anfallfrei leben könnten.

Aber ich fand bisher kein einziges Universitätsinstitut in Österreich, das schamanische Behandlungen von Epilepsie empirisch untersuchen wollte. Mediziner lehnten schmunzelnd ab und auch Psychologen wollten nicht ins esoterische Eck gerückt werden. Die einzigen, die ernsthaft interessiert waren, waren die Anthropologen, die das Phänomen ja kennen, von denen mir aber gesagt wurde: Das geht bei der Ethikkommission nicht durch, die entscheidet, was untersucht werden darf und was nicht. Sie wollen uns doch nicht zwingen, statt »Universitäten« besser »Partikularitäten« zu sagen?

Es machte schon Sinn, dass nach den entsetzlichen Menschenversuchen des NS-Regimes 1962 mit der Deklaration von Helsinki verbindliche ethische Grundsätze der medizinischen Forschung festgelegt wurden. Leider werden sie aber von den Vertretern einer rationalistischen Heilkunde genützt, die Untersuchung von nicht in ihre Weltanschauung passenden wirksamen Heilmethoden zu be- oder verhindern, worauf auch einer der Pioniere der Psycho-Neuro-Immunologie Manfred Schedlowski verärgert hinweist.

»Denkmuster muss man aufbrechen«, sagt der Nobelpreisträger Stefan Hell, der als Physiker (!) 2014 den Nobelpreis für Chemie erhalten hatte, weil es ihm gelungen war, ein unumstößliches Naturgesetz der Mikroskopie auszuhebeln: *»Als ich mir in den Kopf gesetzt habe, die Auflösung zu verbessern, hatte ich zuerst nur ein intuitives Gefühl, dass es etwas geben müsste.«* (s. http://science.orf.at/stories/1759110/ – Abruf vom 12.4.2015)

Nach GOETHE (»Maximen«) geht es darum, *»das Erforschliche erforscht zu haben und das Unerforschliche ruhig zu verehren«*.

Roger BACON († ca. 1292), der einst »doctor mirabilis« genannt wurde, weil er mutig gegen die damaligen verzopften wissenschaftlichen Grundannahmen auftrat, zählt vier Hindernisse auf, die uns den Weg zur Erkenntnis versperren:

1. Respekt vor Autoritäten
2. Gewohnheit
3. Abhängigkeit von den marktgängigen Meinungen der Menge und
4. Unbelehrbarkeit unserer natürlichen Sinne.

Wir bewundern heute Galilei, weil er die herrschenden Methoden seiner Zeit – Auslegung der Bibel und des Aristoteles – hinter sich gelassen und neue Methoden entwickelt hat. Gerhard VOLLMER (2011): *»Der größte und schwierigste Schritt war dabei der Übergang von der Berufung auf Autoritäten und Texte zur Berufung auf die wiederholbare und objektivierbare Erfahrung.«* Eine Errungenschaft, die aber bei den sogenannten Lebenswissenschaften nur teilweise angewandt werden kann.

Hat sich ausgerechnet die Naturwissenschaft, deren Vertreter der Franziskanermönch Bacon einer der ersten war, zu einer neuen Form der Scholastik entwickelt, die aufgrund ihrer Glaubenssysteme, Regeln und Methoden bestimmte Formen der Empirie ausschließt und nicht anerkennt?

There are more things in heaven and earth, Horatio,
Than are dreamt of in your philosophy.

Es gibt mehr Ding' im Himmel und auf Erden,
als eure Schulweisheit sich träumt, Horatio.
(William SHAKESPEARE, *»Hamlet« I,5)*

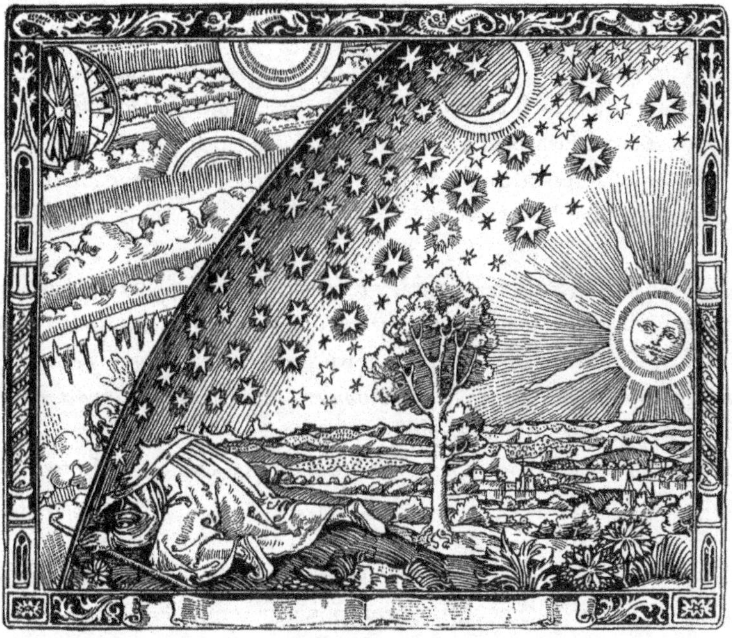

Aus: »L'athmosphère.-Météorologie populaire« von Camille Flammarion, Paris 1888

Dieses Bild, das (so nicht intendiert) die Überwindung der mittelalterlichen Weltsicht durch das neue Wissen suggeriert, stammt aus dem 1888 erschienenen Buch »L'Atmosphere. Météorologie Populaire« von Camille Flammarion. – Ist es nicht an der Zeit, heute über das einengende naturwissenschaftliche Weltbild hinauszublicken?

Auf jeden Fall hält es Mark Komissarov (s. https://www.youtube.com/watch?v=9tw9c4AkM3Y – Abruf vom 23.6.2015) für möglich, Informationen aus der Umwelt auf direktem Wege, unter Umgehung der uns vertrauten Sinnesorgane, wahrzunehmen und hält Kurse, in denen dazu begabte Kinder sehen lernen, ohne ihre Augen zu benützen. Ich konnte das nicht überprüfen, weiß aber, dass in Silva-Mind-Control-Kursen Kinder immer wieder mental Löffel zu verbiegen lernen. Kindern fällt offensichtlich manches leichter, weil sie noch nicht durch jene gedanklichen Konzepte verunsichert werden, dass dies doch gar nicht möglich sei.

»Aurachirurgie«, eine spezielle Behandlungsform des feinstofflichen Körpers, seit langem von philippinischen und brasilianischen Geistchirurgen erfolgreich angewandt, wird nun auch in Europa praktiziert, z. B. durch den Liechtensteiner Gerhard Klügl, über den Clemens Kuby eine Film-Dokumentation drehte. Wieweit sich die erstaunlichen Heileffekte über Hypnose- und Placeboeffekte hinaus bereits mit den Methoden der Naturwissenschaft erklären lassen, lässt sich mangels entsprechender Untersuchungen nicht belegen.

Clemens Kuby (2005) beschreibt, wie er selbst mit Hilfe der Medizin, die ihn zunächst bereits aufgegeben hatte, und seiner Vorstellungskraft von seiner Querschnittlähmung geheilt wurde: *»Heilung durch Bewusstsein hatte nicht nur in meinem Fall funktioniert, sondern auch in anderen Kulturen und anderen Krankheitsfällen, die ich mir bei meinen Filmreisen auf fünf Kontinenten angesehen hatte.«* Er versteht sich seitdem als Botschafter zwischen den Welten.

Der erfolgreichste Olympiateilnehmer Österreichs Felix Gottwald (2010) berichtet, wie er sich, einem Höheren verbunden, oft gegen alle »Regeln« der Sportwissenschaft auf seine Intuition verließ und so beispielsweise auch schwerwiegende Knieprobleme löste.

In ihren Vorurteilen festgefahrene Ärzte und PsychotherapeutInnen lassen sich aber durch Fakten nicht aus ihrer Ideologie holen, die sie für wissenschaftlich halten; sie bezeichnen solche Erfahrungen als »nicht existent« oder »Zufall«, weil sonst ihr ganzes Gedankengebäude ins Wanken käme.

Das ist eigenartig, denn auch in den meisten anerkannten Psychotherapierichtungen gilt eine Änderung von Einstellungen, Sichtweisen und Verhaltensgewohnheiten als Hauptwirkfaktor eines Heilungsprozesses.

Manche der Kritiker bestreiten nicht, dass man seine eigenen Selbstheilungskräfte aktivieren und dadurch Erstaunliches bewirken kann, wohl aber, dass ein anderer, z. B. ein energetischer Heiler, jemandes Heilung anregen könnte. Aber tut das nicht auch ein Arzt auf körperlicher und ein Psychotherapeut auf der psychischen Ebene?

Gerhild TRÜBSWASSER (2005) berichtet, dass die von ihr untersuchten Wahnanfälle bei den Miskitu und Mayangna im Norden Nicaraguas in den meisten Fällen durch einheimische HeilerInnen rasch zum Abklingen gebracht werden können:

»Man sprach von Anfällen, die die Kranken heimsuchten und sich zu Beginn in Übelkeit, Kopfschmerzen und Ohnmacht äußerten. Anschließend erschienen ihnen angsteinflößende Gestalten: schwarzgekleidete Männer mit Masken, die nur die Augen freiließen, große Männer auf roten Pferden (– eine unbewusste ›Erinnerung‹ an die spanischen Eroberer?, Anm. d. Verf.) *oder große weiße Frauen, die sie zwingen wollten, einen Becher Blut zu trinken, oder ein blutiges Schwert in der Hand hielten.*

Um sich diesen ›Visionen‹ zu entziehen, begannen die Kranken zu laufen, mit geschlossenen Augen durchs unwegsame Gelände, und waren dabei in großer Gefahr, sich an Zäunen, Felsen, Abhängen, Häusern oder sonstigen Hindernissen zu verletzen.

...

Eine nordamerikanische Medizin-Brigade, die zur Untersuchung des Phänomens angereist war, wollte einzelne Kranke in eine Klinik nach Kalifornien ausfliegen – was die Familie nicht zuließ. Deren Forderung, ihr lieber eine gute Heilerin zu finanzieren, lehnten die Mediziner ab: Für unwissenschaftliche Maßnahmen würden sie kein Geld zur Verfügung stellen.«

Barbara L.K. Pillsbury (1982) bestätigt in »Policy and evaluation perspectives on traditional health practitioners in national health care systems« die Verbohrtheit mancher Gesundheitsverantwortlicher:

»After much resistance by physicians and health planners to traditional practitioners, international policy has recently shifted to support their inclusion in modern-sector health care programs. Governments in several dozen countries now utilize midwives in official health and family planning programs but, with only a few exceptions, continue to resist incorporating traditional healers into the national health care system.«

Man möchte mit Rosa Luxemburg († 1919) hinzufügen:

Freiheit ist immer
Freiheit des Andersdenkenden.

3. Was sagen dazu die Erkenntnis- und Wissenschaftstheorie?

Wir sehen, was wir glauben, nicht umgekehrt.
Und um das zu verändern, was wir sehen, müssen wir
manchmal das verändern, was wir glauben.
(Jeremy NARBY*)*

Der Satz »Es ist wissenschaftlich erwiesen ...« hat in unserer Kultur einen hohen Stellenwert. Es gibt einen fast blinden Glauben an die Wissenschaften. Aber der Geistheiler Martin WEBER (2011) fragt zu Recht: *»Wenn Therapien als wissenschaftlich überprüft bezeichnet werden, frage ich mich, wer überprüft die Wissenschaft?«* Das macht u. a. die Wissenschaftstheorie. Wissenschaftliche Studien haben ergeben, dass die Ergebnisse wissenschaftlicher Studien nicht sehr verlässlich sind, sagt ein ironischer Spruch.

Detaillierter drückt es der Philosoph und Wissenschaftstheoretiker Paul FEYERABEND (1980) aus:

»Fachleute sind voll von Vorurteilen, man kann ihnen nicht trauen und muss ihre Empfehlungen genau untersuchen ... Einmütigkeit unter Wissenschaftlern ist oft das Ergebnis einer politischen Entscheidung: Abweichler werden unterdrückt, oder sie schweigen ... Dann wieder ist die Einheit des Urteils ein Ergebnis gemeinsamer Vorurteile ... Die Wissenschaften sind voll von Annahmen oder, besser gesagt, Gerüchten dieser Art ... Oft zeigt Einmütigkeit eine Verminderung der Kritik: die Kritik verliert an Stoßkraft, wenn sie nur einen Standpunkt benützt ... Das ist auch der Grund, warum das Konzentrieren auf einige wenige Prinzipien unsere Erkenntnis so oft in die Irre führt.« Und er warnt davor, dass das Vorherrschen einer wissenschaftlichen Weltanschauung bei einer Symbiose zwischen Staat und Wissenschaft die Demokratie bedrohe.

»Frage drei Ärzte und Du erhältst vier Meinungen«, sagt der Volksmund. Aber auch wenn es einen wissenschaftlichen Mainstream gibt, ist es

angemessen, misstrauisch zu bleiben, was Roger Bacon (s. o.) im 13. Jh. schon erkannt hatte.

Paul Feyerabend (1976) zählte die rationalistischen Hardliner provozierend zu den »wohldressierten Zeitgenossen«, die »das Märchen von der objektiven Wissenschaft« erzählen und diesem »Aberglauben« anhängen. Er nannte das mit Recht »Dogmatismus«, der dem Fortschritt der Wissenschaft im Wege steht.

»Ein Wissenschafter ist nicht ein gehorsamer Sklave, der Grundgesetzen gehorcht, die ihrerseits von strengen Priestern überwacht werden …«, schreibt er in »Wider den Methodenzwang« und an anderer Stelle: *»Man zeige einem kritischen Rationalisten einen Gegenstand, der außerhalb seiner Erfahrung liegt – damit kann er gar nichts anfangen«* und bringt als eines der Beispiele *»die Krankenbehandlung in Primitivgesellschaften«.*

»Das ist auch der Grund«, schreibt er weiter, *»warum kritische Rationalisten an den Grenzen der Wissenschaft zu schimpfen beginnen – für sie ist das Ende ihres Glaubens erreicht und das einzige, was sie sagen können, ist: ›irrationaler Unsinn‹ oder ›ad hoc‹ oder ›unfalsifizierbar‹ oder ›degenerierend‹ – Bezeichnungen, die genau denselben Zweck haben wie die früheren Bezeichnungen ›häretisch‹ etc.«*

Erfreulicherweise wird man inzwischen nicht mehr als Ketzer auf dem Scheiterhaufen verbrannt. Man kriegt z. B. nur hohe Geldstrafen und wird aus der Psychotherapeutenliste gestrichen. Oder man wird wenigstens als »unwissenschaftlich« ausgegrenzt, als gäbe es auf der einen Seite »gesichertes Wissen« und auf der anderen »Glauben und Aberglauben«. Das erinnert an den Kampf der universitären Medizin gegen die weisen Frauen, die durch ihre Erfahrung, ihr tradiertes Heilwissen und ihre geschulte Intuition den gelehrten Medici häufig überlegen waren und deren Konkurrenz man sich durch Verbrennen am Scheiterhaufen entledigte. Dabei sollte man meinen, dass es einen Wissenschafter aufwecken und interessieren müsste, wenn sich das Hören auf seine Intuition immer wieder als erheblich treffsicherer erweist als Nachdenken und reines Raten.

Dabei stellen immer mehr Naturwissenschafter und gerade Physiker die Alleinherrschaft westlichen naturwissenschaftlichen Denkens in Zweifel.

Gerhard Fasching (2014) beginnt beispielsweise »Objektive Illusionen: Ein Essay über das Wesen der naturwissenschaftlichen Wirklichkeit« mit einem Zitat aus Hermann Hesses »Innen und Außen«, wo dieser einen Mann namens Friedrich beschreibt: *»Und nichts war ihm schmerzlicher und unerträglicher als jener lästerliche Gedanke, ... dass das ›wissenschaftliche Denken‹ möglicherweise keine höchste, keine zeitlose, ewige und unerschütterliche Denkart sei.«*

Fasching betont,

»dass man völlig darauf vergisst, dass es sich bei der Naturwissenschaft bloß um eine spezielle Denkform handelt, der keineswegs eine absolute Priorität gegenüber anderen Denkformen zusteht. Das heißt mit anderen Worten, dass neben der vermeintlich einzigen autarken naturwissenschaftlichen Wirklichkeit auch noch andere alternative Wirklichkeiten stehen können ... Das einzige, was man von Wirklichkeiten verlangen kann und verlangen muss, ist, dass sie sich grundsätzlich in ihrem eigenen Bild bewähren müssen.«

Der Physiker, Wissenschaftsphilosoph und -historiker Thomas Samuel Kuhn (1977):

»Auf der Fassade des Gebäudes für sozialwissenschaftliche Forschung der University of Chicago steht Lord Kelvins berühmter Ausspruch: ›Wenn man nicht messen kann, ist das Wissen dürftig und unbefriedigend.‹ Stünde diese Aussage wohl da, wenn sie nicht von einem Physiker, sondern einem Soziologen, Politikwissenschaftler oder Wirtschaftswissenschaftler stammen würde? Oder würden Ausdrücke wie ›Maßstab‹ und ›Ablesung‹ heute so häufig in Diskussionen über Erkenntnistheorie und wissenschaftliche Methode vorkommen, wenn die moderne Naturwissenschaft nicht so viel Ansehen hätte und das Messen in der naturwissenschaftlichen Forschung nicht offensichtlich eine so große Rolle spielen würde?

...

Als ehemaliger Physiker wie auch als Historiker der physikalischen Wissenschaft habe ich keine Zweifel, dass seit mindestens eineinhalb Jahrhunderten quantitative Methoden in der Tat für die Entwicklung der Gebiete, mit denen ich mich beschäftige, eine entscheidende Rolle gespielt haben. Andererseits bin ich ebenso davon überzeugt, dass unsere gängigsten Vorstellungen über die

Funktion des Messens wie auch die Gründe seines besonderen Erfolges weitgehend auf Märchen beruhen.

…

Nur mit Hilfe dieser Unterscheidung zwischen qualitativ und quantitativ kann ich zu zeigen hoffen, dass umfangreiche qualitative Arbeit gewöhnlich die Voraussetzung für fruchtbare Quantifikation in der Naturwissenschaft gewesen ist.«

Ähnlich wie in der Wirtschaftswissenschaft (eines meiner Studien war Politische Ökonomie) seit Jahren die neoliberalen Irrlehren trotz ihres selbst für Laien offenkundigen Misserfolges hauptsächlich durch Lehrbücher und die Lehre an den Universitäten noch immer weiter verbreitet werden (natürlich auch, weil finanzkräftige Interessen dahinter stehen), betont Kuhn die irreführenden Lehrbuchdarstellungen als Hauptursache für die Überbewertung von Messergebnissen.

In Abgrenzung zu religiösen oder mystischen Phänomenen vertritt die philosophische Richtung des Naturalismus (als ein früher Vorläufer kann Aristoteles angesehen werden) seit dem 17. Jahrhundert die Auffassung, dass die Welt als rein naturhaftes Geschehen zu begreifen ist.

So behauptete Wilfrid Sellars (1991) in »Science, Perception and Reality«: *»Wenn es um die Beschreibung und Erklärung der Welt geht, sind die Naturwissenschaften das Maß aller Dinge.«*

Manchmal, wie aktuell bei Richard Dawkins, führte dies zu einem militanten Atheismus. Der Gegensatz von Naturwissenschaften und den »weichen Wissenschaften« wird aber nicht mehr von allen vertreten; z. B. ist nach Holm Tetens der Naturalismus durchaus mit Respekt vor den Geisteswissenschaften kombinierbar und mehrere versuchen, wie ich, durch interdisziplinäre Ansätze beide Zugangsweisen zu kombinieren.

Leider hat der Naturalismus dazu geführt, dass das mechanisch-kausale Naturverständnis auch auf die Psyche des Menschen übertragen wurde, also seinem Geistes- und Gefühlsvermögen dieselben kausalen Gesetze unterstellt wurden, wie man sie bei der physikalischen Beschreibung der Natur vorfand.

Gegen diese materialistische oder physikalistische Position gab es bald Gegenbewegungen. Insbesondere betonte der Theologe und Philosoph Wilhelm Dilthey († 1911) die Eigengesetzlichkeit des menschlichen Geisteslebens und trat für die Autonomie der Kultur- und Geisteswissenschaften (englisch: humanities) ein – auf Basis seiner Lehre vom Sinn und Verstehen von Lebensäußerungen (der Hermeneutik). Unterschiedliche Gegenstände erfordern auch unterschiedliche Methoden:

Die Natur erklären wir,
das Seelenleben verstehen wir.
(Wilhelm Dilthey)

Georg Wilhelm Friedrich Hegel betrachtete, in der Tradition des Idealismus, den Geist – ähnlich wie Platons »Weltseele« – als etwas Überindividuelles, nicht bloß Subjektives.

Dass der Begriff »wissenschaftlich« im österreichischen Psychotherapiegesetz und auch in der gegenständlichen Richtlinie des Gesundheitsministeriums derzeit ausschließlich entsprechend dem für die Psychotherapie unzulänglichen positivistischen Wissenschaftsbegriff ausgelegt wird, ist absolut unverständlich, vor allem weil so (s. u.) der größte Teil der in Österreich anerkannten Richtungen als unwissenschaftlich abqualifiziert werden müsste. Akzeptiert man aber den geisteswissenschaftlichen Begriff, kann man die seriösen spirituellen Heilverfahren keinesfalls als unwissenschaftlich abtun, wie es die Richtlinie macht.

In den letzten Jahrzehnten des zwanzigsten Jahrhunderts tauchten vermehrt Zweifel an der Trennung von Geisteswissenschaften (»soft science«) und Naturwissenschaften (»hard science«) auf. Der vielseitige Denker Gregory Bateson (1987) versuchte, eine Verbindung beider Disziplinen herzustellen, wo Erkennen, Denken und Handeln als etwas Zusammengehörendes beschrieben werden und nahm damit Stellung gegen die klare Trennung bei René Descartes († 1650) (vgl. Kap. 8).

Krech/Cruchfield et al. (1992) beginnen ihr Standardwerk »Grundlagen der Psychologie« fast entschuldigend:

»Manche mögen vielleicht bezweifeln, ob sich Psychologie wissenschaftlich betreiben lässt. Aber es ist nicht zu leugnen, dass Tausende von Psychologen Tag für Tag dieselben Forschungsmethoden anwenden, die in anderen Wissenschaften üblich sind, und dass sie denselben Beweisregeln unterworfen sind. Psychologen sammeln manche ihrer Daten durch Beobachtung von Menschen in Alltagssituationen, aber sie führen auch Experimente im Labor durch, bei denen sorgfältige Versuchsanordnungen und hochentwickelte statistische Techniken benutzt werden, um herauszufinden, ob die Befunde verschiedene Theorien stützen oder ihnen widersprechen. Ob die Erkenntnisse der Psychologen mit denen älterer Wissenschaften wie der Astronomie, der Physik und der Chemie vergleichbar sind, ist eine andere Frage.« Denn der Gegenstand der Psychologie ist das menschliche Erleben und Verhalten.

Was unter »Wissenschaftlichkeit« verstanden wird, ist abhängig vom aktuellen gesellschaftlichen Konsens, ist also auch kulturell und geschichtlich bedingt und demnach einem Wandel unterworfen. Es gibt keine voraussetzungslose, objektive Wissenschaft, wie man lange glaubte und es forderte. Auch geht es entgegen der landläufigen Meinung bei wissenschaftlichen Untersuchungen nicht um Wahrheit, sondern um Wahrscheinlichkeit. Das ist einer der Gründe für die vielen einander widersprechenden Untersuchungsergebnisse.

Egal, ob es sich um theoretische Arbeiten handelt, in denen Thesen bzw. Texte analysiert, präzisiert, weiterentwickelt oder widerlegt werden, oder um empirische Arbeiten, wo ein Gegenstand durch Wahrnehmung, Beobachtung, Experiment oder Befragung etc. untersucht werden soll, – für »wissenschaftlich« hält man heute gemeinhin ein Untersuchungsergebnis, wenn es bestimmte Zusammenhänge besser als bisher erklären kann, also einen Erkenntnisgewinn und vielleicht einen Nutzen bringt und folgenden Kriterien entspricht:

- objektiv (vom Untersucher unabhängig, vorurteilsfrei);
- zuverlässig (Reliabel: unterschiedliche Forscher sollen zu einem übereinstimmenden Ergebnis kommen.);

- gültig (Eine Messung oder Befragung ist valide, wenn die erhobenen Werte geeignete Kennzahlen für die zu untersuchende Fragestellung liefern.);
- überprüfbar (Kritisierbar, die Ergebnisse sollen bestätigt oder widerlegt werden können.);
- intersubjektiv nachvollziehbare Vorgehensweise (Der Untersuchungsgegenstand muss genau umrissen und auch für andere erkennbar sein. Zur Reduktion logischer Fehlschlüsse oder falscher Messdaten sollen die Voraussetzungen und Bedingungen, wie man zu dem Ergebnis gekommen ist, z. B. Ableitung von der Hypothese, Versuchsanordnung, Stichprobengröße, Fehlerwahrscheinlichkeit etc., und unter denen es gültig ist, explizit angegeben werden.);
- wiederholbar (replizierbar) und
- voraussagbar.

Abgesehen davon, dass die Objektivität immer anzuzweifeln ist, wenn man die (wenn auch oft unbewusste, aber nicht weniger wirksame) Auswirkung der Einstellung und der Erwartung des Untersuchers bedenkt, oder auch dass die Beobachtung, resp. die Messung, das Ergebnis beeinflussen kann: Die Kriterien der verlässlichen Wiederholbarkeit, der völligen Voraussagbarkeit (das Lebendige ist nie sicher voraussagbar), der Falsifizierbarkeit, der Widerspruchsfreiheit und der Messbarkeit sind in der Erforschung der Psyche des Menschen und so auch in der Psychotherapieforschung nur teilweise erfüllbar. Die Wiener Ärztin und Psychotherapeutin Susanne Diez, die sich als Homöopathin mit ähnlichen Problemen herumschlägt, bringt ein Beispiel: *»Im Lebendigen können zwei Gegensätze gleichzeitig herrschen – z. B. in der Ambivalenz liebt und hasst man etwas/jemanden durchaus gleichzeitig! – im logisch – wissenschaftlichen Sinn ist dies aber nicht möglich.«* In der Physik ist es nicht möglich, dass etwas zugleich heiß und kalt ist. Der Mensch ist eben nicht wirklich berechenbar. Daher sind Einzelerfahrungen oft tatsächlich wiederholbar, aber schwer auf die Gesamtpopulation der Betroffenen übertragbar. Ebenso sagen selbst seriöse Durchschnittsaussagen nichts Verlässliches über eine einzelne Person aus.

David Orlinsky (2006), lange Zeit Vorsitzender der »North American Society for Psychotherapy Research« bezieht sich auf Thomas Samuel

Kuhn und kritisiert in seinem Artikel »Comments on the State of Psychotherapy Research« – außer dem fehlenden Humor – dass die Komplexität der therapeutischen Situation von der psychotherapeutischen Forschung nur ansatzweise erfasst wird:

»The constricted and highly abstracted view of patients, therapists, and the therapeutic process in the dominant research paradigm is supported by cognitive biasses in modern culture that all of us share. ... If we are indeed to have evidence-based psychotherapies grounded in systematic well-replicated research (e.g., Goodheart, Kazdin & Sternberg, 2006) and evidence-based training for psychotherapists (e.g., Orlinsky & Rønnestad, 2005), than it would be very nice – in fact, I would think essential – for that research to be based on a standard model or paradigm which more adequately matches the actual experience and lived reality of what it presumes to study.«

Ähnlich, wie mancher Arzt vor allem auf den Bildschirm mit den Daten schaut und kaum den Patienten anblickt, kann nach Orlinsky – auch in der Forschung – die kognitive Einseitigkeit den Blick auf die aktuelle Erfahrung und die gelebte Realität verengen.

Psychologie und Psychotherapie stehen mit einem Bein in der Natur – mit dem anderen in der Geisteswissenschaft und sollten demnach sowohl quantitativ-naturwissenschaftliche Methoden als auch qualitativ-geisteswissenschaftliche Methoden anwenden. Die Trennung zwischen qualitativer und quantitativer Forschung ist nicht so eindeutig, wie die Richtlinie vorgibt.

»Werden Methoden als universell und unveränderlich verstanden, kann ich mich Feyerabends Kampagne wider den Methodenzwang anschließen. Feyerabends Antwort auf eine Absage an Methoden war, dass Wissenschaftler ihren eigenen subjektiven Bedürfnissen folgen sollen, und dass ›anything goes‹. Universelle Methoden und keine Methoden sind jedoch nicht die einzigen Alternativen. Es gibt einen Mittelweg, der darin besteht, dass es zwar Methoden und Maßstäbe gibt, diese sich jedoch von Disziplin zu Disziplin unterscheiden und auch innerhalb einer Disziplin verbessert werden können«, schreibt der Philosoph und Physiker Alan F. Chalmers (2006) in seiner berühmten Einführung in die Wissenschaftstheorie.

Der Erkenntnistheoretiker Paul Feyerabend (1976) vertrat in »Wider den Methodenzwang« die Auffassung, es gäbe keine einheitliche Methode und keine universellen Maßstäbe, wie die Wissenschaftstheorie sie suche. Maßstäbe und Methoden gäbe es immer nur für den Einzelfall, und müssten dafür oft erst neu entwickelt werden.

»Die Seele« oder »der Geist« ist im Gegensatz zu den Anfängen im 19. Jh. heute überhaupt nicht mehr Gegenstand der Psychologie, wiewohl das Wort paradoxerweise auf Deutsch »Seelenkunde« bedeutet. Sondern es herrscht ein der Physik und Biologie entlehnter Reduktionismus, wodurch sich die Seelenheilkunde (das ist die Wortbedeutung von »Psychotherapie«) eine Anerkennung als (Natur-)Wissenschaft erkaufen will. Anders ist nicht verständlich, warum in der Richtlinie ausschließlich der aus dem 18. Jh. stammende Wissenschaftsbegriff auf die Psychotherapie angewandt wird, der de facto viele anerkannte Psychotherapierichtungen, aufgrund ihrer schwer messbaren Bereiche, ihrer bei weitem nicht so exakt vorhersagbaren Ergebnisse und ihrer naturwissenschaftlich oft nicht erklärbaren Wirkfaktoren, ins unwissenschaftliche Eck schieben würde.

Karl Popper klassifizierte z. B. die Psychoanalyse als Pseudowissenschaft. Aber mit Physik, Mathematik und Statistik lässt sich das menschliche Seelenleben keinesfalls adäquat oder gar zur Gänze erfassen. (Das gilt übrigens, wie oben angedeutet, auch für die Wirtschaft.)

Die Naturwissenschaft tut sich schwer mit der Psyche, mit der Unberechenbarkeit des Menschen und dem Hindernis, keine sicheren Voraussagen über ihn tätigen zu können. Den lebendigen Prozessen in einer Psychotherapie und bei spirituellen Behandlungen kann sie nicht gerecht werden. Wie soll man beispielsweise die sogenannte »repräsentative Wahrnehmung« bei Familienrekonstruktionen oder in der Aufstellungsarbeit erklären, wo ein Gruppenteilnehmer über eine ihm unbekannte Person verlässliche und überprüfbare Aussagen macht?
Dazu schreibt Karl Lindenbauer (2014):

»Aufstellungsarbeit wirkt – gleichzeitig gibt es noch keine konsistente wissenschaftliche Theorie, die erklären kann, warum ...Sowohl das gängige naturwissenschaftliche Modell, das man als reduktionistischen Materialismus

bezeichnen könnte, als auch systemische und holistische Modelle können menschliche Prozesse, wie sie sich in der Aufstellungsarbeit zeigen, nicht adäquat beschreiben und erklären.

…

Das Prozess-Modell des amerikanischen Philosophen und Psychotherapeuten Eugene T. Gendlin bietet eine Alternative. Es ist eine ausgearbeitete stringente Theorie, die von einem radikal anderen Ausgangspunkt ausgeht, nämlich dem Prozess der Körper-Umwelt-Interaktion.«

Eugene T. Gendlin, von dem viele Arbeiten auf http://www.focusing.org/gendlin/gol_intro.asp (Abruf vom 27.6.2015) verfügbar sind, nennt sein Prozess-Modell »Philosophy of the Implicit«.

Der Psychologe und Philosoph Gendlin bezog in dem von ihm entwickelten »Focusing« mehr als Carl Rogers, auf dessen Arbeiten er aufbaut, körperliche Empfindungen in die Erarbeitung einer Lösung mit ein. Ausgehend von der Erkenntnis der humanistischen Psychologie, dass die eigentliche Arbeit nicht der Therapeut leistet, sondern der Klient, beobachtete er bei erfolgreichen Patienten, wie sie über ihr Problem sprachen und durch Hören auf die Weisheit des Körpers und seine feinen körperlichen Signale (er nannte das »felt sense«), die Herausforderungen des Lebens leichter bewältigen konnten. Aufbauend auf diesen Erfahrungen, entwickelte er ein Prozessmodell, das vielleicht auch für andere psychotherapeutische und spirituelle Vorgänge erklärend sein könnte. Es sei mir gestattet, Gendlins Modell in der kurzen Zusammenfassung von Karl Lindenbauer (2014) anzuführen:

»So beruht die gängige Naturwissenschaft auf der Grundannahme, dass alles aus bereits existierenden Einheiten besteht, die als mathematische Raum-Zeit-Lokalisationen beschrieben werden können.«

Eugene T. Gendlin nennt es das »unit model«.

»Im gängigen naturwissenschaftlichen Modell ist es der sogenannte ›idealisierte Beobachter‹, der die Verbindung zwischen den Einheiten bzw. Ereignissen herstellt. Das Prozess-Modell konzipiert eine inhärente Verbundenheit (Selbstorganisation), indem ein Ereignis impliziert wird, dieses Implizierte dadurch verändert und weiterträgt und so ein neues Ereignis ermöglicht. Der Prozess trägt sich selber weiter.

... Das Entscheidende dabei ist die Vorrangigkeit des Prozesses vor den am Prozess beteiligten Dingen ... Der Prozess generiert die (materielle) Struktur!«

Gendlin nennt dieses Prinzip »interaction first«. So ist der Prozess der Körper-Umwelt-Interaktion Ausgangspunkt des ganzen Modells.

»Um es am Beispiel des Atemprozesses zu verdeutlichen: Luft strömt durch die Nase in den Brustraum, der sich hebt und senkt. Im Prozess des Atmens sind das Einströmen der Luft und das Ausdehnen des Brustkorbes ein Ereignis, eine Interaktion von Körper und Umwelt. Ein Beobachter kann Luft und Lunge unterscheiden, aber im Prozess sind sie eins, eine Körper-Umwelt-Interaktion.«

Gendlin ermuntert also während einer Psychotherapiesitzung den Patienten, die kleinen Körpersignale ernst zu nehmen und geht davon aus, dass im Klienten Lösungen aufsteigen, wenn er *»in touch with himself«* ist. Wie SchamanInnen vertritt Gendlin aufgrund seiner Forschungen die Auffassung: *»Our private inner life is largely an inherent part of our patterned situations with others.«*

Ich finde es richtig, dass sich die Psychotherapie der Forderung nach wissenschaftlicher Überprüfbarkeit stellt und Qualitätssicherung, Evaluation, Forschungsorientierung und Theorie-Praxis-Transfer eine wichtige Rolle spielen.

Walter PIERINGER (2000) unterscheidet in seinem Beitrag über die Psychotherapieforschung:

1. Parameterstudien und klinische Vergleichsstudien
2. Interaktionelle und kontrollierte Einzelfallstudien
3. Prozess-Ergebnis-Forschung,

was David ORLINSKY (1999) wohl unter die klinische Forschungsarbeit rechnen würde.

Dieser unterscheidet nämlich zwischen klinischen bzw. psychotherapeutischen Behandlungstheorien und wissenschaftlichen Theorien der Psychotherapie:

»Das primäre Ziel jeder klinischen Theorie ist es, Erkenntnisse von Therapeuten für die Behandlung ihrer Patienten zur Verfügung zu stellen. Sie enthält eine Reihe von Konzepten, mit deren Hilfe der Therapeut die subjektiven Beschwerden und Verhaltensweisen der Patienten bestimmten ›zugrundeliegenden‹ Problemen zuordnen kann,« und »ein Repertoire an speziellen Techniken und deren Anwendungsregeln…, das es dem Therapeuten ermöglicht, mit adäquaten Interventionen auf die Situation des Patienten zu reagieren.«

Wissenschaftliche Theorien der Psychotherapie haben *»völlig andere Funktionen. Ihre Hauptaufgabe besteht darin, Wissenschaftler bei der Durchführung kontrollierter klinischer Studien anzuleiten. Wissenschaftliche Theorien umfassen eine systematische Zusammenstellung von Variablen und Operationalisierungsanweisungen … Eine weitere Hauptfunktion liegt in der Generierung von Zusammenhangshypothesen zwischen einigen Basisvariablen, um auf dieser Grundlage dann spezifischere Untersuchungen planen zu können.*

…

Während zwischen verschiedenen klinischen Theorien der Psychotherapie Gegensätze und Konflikte existieren, gibt es solche inhärenten Unvereinbarkeiten nicht zwischen wissenschaftlichen und klinischen Theorien.«

Man sollte bescheiden genug sein, dass sich nicht alles messen und ergründen lässt, und dass verschiedene klinische Sichtweisen legitim sind. Der Reduktionismus ist, so gesehen, eine unglaubliche Überheblichkeit.

Der Physiker und Philosoph Gerhard Vollmer (2011), einer der Gründer der »Evolutionären Erkenntnistheorie« und Vertreter des »Hypothetischen Realismus« *(»Wir nehmen an, dass es eine reale Welt gibt, dass sie gewisse Strukturen hat und dass diese Strukturen teilweise erkennbar sind«)*, fasst in seinem Aufsatz »Kühne Vermutungen – strenge Kritik. Lässt sich die naturwissenschaftliche Methode verallgemeinern?« in »Kunst, Wissenschaft und Glaube im Dialog« das übliche wissenschaftliche Vorgehen gut zusammen:

» • Wir haben ein Problem (eine unbeantwortete Frage, ein Rätsel, ein Paradoxon).

- *Wir formulieren eine Problemlösung (Spekulation, Vermutung, Hypothese).*
- *Wir gewinnen deduktiv Folgerungen aus der Hypothese oder den Hypothesen.*
- *Wir überprüfen diese Folgerungen in der Erfahrung: durch Beobachtung, Nachbau, Experiment, Test.*
- *Bei Bestätigung/Bewährung halten wir bis auf Weiteres an der Hypothese fest. Unser Problem ist gelöst. Bei Widerlegung verwerfen wir die Hypothese. Sie ist falsifiziert. Unser Problem ist ungelöst. Wir formulieren eine neue Hypothese und versuchen es damit. Und so weiter!*

Dieses Verfahren heißt auch die hypothetisch-deduktive Methode, noch allgemeiner die Methode von Versuch und Irrtum. Nein, viel besser: von Versuch und Irrtumsbeseitigung; denn unser Ziel ist ja nicht, Fehler zu machen, sondern, wenn wir schon Fehler machen, diese unsere Fehler zu entdecken und dann auch zu beseitigen. So hoffen wir der Wahrheit schrittweise näher zu kommen ... Wir irren uns empor.«

Diese wissenschaftliche Methode *»ist allerdings nicht eindeutig und nicht für alle Zeiten festgelegt; sie kann genauso verbessert werden wie unser Wissen über die Welt ... Keine Methode ist sakrosankt; jede kann einer kritischen Beurteilung unterworfen werden.«* Und das ist auch dringend notwendig, weil die im naturwissenschaftlichen Feld so erfolgreiche Methode in anderen Bereichen nur zum Teil sinnvoll angewandt und eben nicht verallgemeinert werden kann.

Vollmer: *»In der Medizin muss man zwei Fragen streng unterscheiden: Was hilft? Und: Warum hilft es? Dass etwas hilft, kann man durch Beobachten, durch Befragen und durch statistische Erhebungen vergleichsweise leicht feststellen. Warum es hilft, ist dagegen viel schwerer herauszufinden. Hier sind jedoch die Methoden der Naturwissenschaft uneingeschränkt anwendbar.*

...

Bei den Geisteswissenschaften stehen der Anwendung naturwissenschaftlicher Methoden allerdings mehr Schwierigkeiten entgegen. Zwar sind auch sie Erfahrungswissenschaften: ... Aber die Wiederholbarkeit ist dürftig und die Falsifizierbarkeit erst recht.

...

Was wir jedoch von allen Hypothesen, Theorien und anderen Produkten unseres Geistes verlangen können, das ist Kritisierbarkeit. Es muss also möglich sein, die jeweilige Theorie, das vorgeschlagene Verfahren, das Kriterium, usw. zu kritisieren. Eine Theorie, die – gewollt oder ungewollt – gegen Kritik immun ist, könnte nicht mehr ersetzt werden, auch wenn sie falsch, unfruchtbar, ungerecht oder unpraktisch ist. Eine solche Immunisierung würde den Erkenntnisfortschritt hemmen. Dogmatismus ist deshalb das Gegenteil einer rationalen Vorgehensweise.

Das Kriterium der Kritisierbarkeit lässt sich auf alles anwenden, was wir behaupten oder tun, sogar auf die Metaphysik.

…

Konrad Lorenz meint, es gebe zwei Arten von Wissenschaftlern: den Seher und den Analytiker. Der Seher hat gute Ideen; er sieht Ähnlichkeiten, Analogien, Zusammenhänge; Intuition und Gestaltwahrnehmung spielen bei ihm eine große Rolle. Der Analytiker dagegen arbeitet die Ideen aus, konfrontiert sie mit Fakten und mit anderen Theorien, verfeinert, prüft, argumentiert.«

Und obwohl Vollmer einräumt: *»Zur Hypothesen- und Theorienbildung brauchen wir Fantasie, Kreativität, Mut, geistige Unabhängigkeit. Hier ist praktisch alles erlaubt; auch der Zufall darf eine Rolle spielen«*, zählt er Esoterik zu den »Pseudowissenschaften«, weil sie »antirational (gegen Verstand, Vernunft, Methode gerichtet)« sei, was so generalisierend sicher nicht behauptet werden kann.

Sogar Karl Popper, einer der Hauptvertreter des Kritischen Rationalismus, war *»der Auffassung, dass auch rein metaphysische Sätze Sinn haben. Sie sind Mythen und Träume, die der Wissenschaft durch ihre schöpferische Kraft helfen, neue Probleme zu entdecken, neue, falsifizierbare Theorien zu konstruieren und sich somit selbst Zwecke und Ziele zu geben. … Zum Beispiel war die Atomvorstellung der griechischen Philosophen 2300 Jahre lang eine rein metaphysische Vorstellung, bevor im 19. Jahrhundert auf der Idee aufbauende Theorien entstanden, die experimentell geprüft werden konnten …«* (https://de.wikipedia.org/wiki/Kritischer_Rationalismus#Metaphysik – Abruf vom 26.6.2015).

Beginnt doch der Forschungsprozess oft mit Zufallserfahrungen, intuitiven Erkenntnissen, mit Fallstudien oder einer qualitativen Untersuchung. Daraus wird normalerweise eine Hypothese aufgestellt, die dann quantitativ überprüft wird. Qualitative Forschung hat also häufig so etwas wie eine Zubringerfunktion für die quantitative Forschung.

Immerhin schließt Vollmer seinen Aufsatz mit dem bemerkenswerten Satz:

»Das heißt wiederum nicht, dass wir alles, was wir tun, der wissenschaftlichen Rationalität unterwerfen müssen; vielmehr kann es durchaus rational sein, sich nicht in jeder Hinsicht rational zu verhalten!«

Gregory Bateson thematisiert, ähnlich wie dies (s. u.) auch Friedrich G. Wallner (1992) fordert, *»den Mehrwert, den die Kombination von verschiedenen Beschreibungsweisen generieren kann. Prominentes Beispiel hierfür ist das binokulare Sehen: Erst durch das Sehen mit zwei Augen wird uns eine neue Qualität eröffnet, nämlich die Tiefenwahrnehmung, das dreidimensionale Sehen. Beispiele dieser Art nutzt Bateson, um den für ihn wichtigen Punkt zu veranschaulichen, dass zwei Beschreibungen nicht bloß mehr, sondern vor allem besser sind als nur eine. Damit distanzierte er sich zugleich auch von der üblichen Wissenschaftspraxis, wo für gewöhnlich der jeweils eigenen Perspektive eine besondere und von konkurrierenden Theorien nicht erreichte Relevanz behauptet wird… Auch heute noch, inmitten des sogenannten Informationszeitalters und dem Wiederaufleben verschiedenartiger reduktionistischer Theorien und Ideologien bleibt die Lektüre Batesons befreiend.«*

So Wolfgang Lutterer in seiner Rezension von Gregory Batesons »Geist und Natur« auf http://www.systemagazin.de/buecher/klassiker/bateson_geist_und_natur.php (Abruf vom 22.6.2015).

Der Physiker, Mathematiker und Philosoph Klaus Kornwachs (zit. nach Kaluza, 2010: »Der singende Fels – Schamanismus, Heilkunde, Wissenschaft«) befürchtet:

»Wenn die Wissenschaft weiter in ihrem herkömmlichen Begriffsgerüst verbleibt und auf diese Herausforderung nicht reagiert, Herausforderungen durch andere Kulturen, durch andere Denkweisen, dann wird sie irgendwann in die

Rumpelkammer der alten Methoden kommen ... Jeder Mensch, der ehrlich mit sich selbst ist, weiß wohl über dieses (innere, Anm. d. Verf.) *Universum mehr als die Wissenschaft. Nun geht es auch um die Einheit der Erfahrung, um die Anschlussfähigkeit der Wissenschaft an solche Erfahrungen ... Vor allem kann sie unabhängig davon, ob sie empirisch oder theoretisch arbeitet, keine Sinnfragen beantworten.«*

Und Galsan Tschinag, der tuvinische Schamane aus der Mongolei, antwortet:

»Ich weiß, dass ich eine gute Arbeit mache, aber ich bin nicht allmächtig. Viel zu oft stoße ich auf meine Grenzen, die gar nicht so weit sind. Das ist mein Ansporn, beständig weiterzulernen, weiterzuwachsen. Ich wünsche, mit der Wissenschaft zusammenzuarbeiten, um auf gemeinsame Lösungen zu kommen. Immer wieder suche ich nach logischen Erklärungen.«

Ähnlich fordert auch der Philosoph und Begründer des »Konstruktiven Realismus« Fritz Wallner (1992), nicht allein die Wirkung in den Blick zu nehmen und sich dadurch auf eine rein instrumentalistische Ebene zu begeben, was dann jede Reflektion über seine Auffassungen und wie man dazu kam überflüssig mache.

Karl Lindenbauer (2014) hält über Familien-, System- und Strukturaufstellungen fest:

»Aufstellungsarbeit funktioniert auch ohne wissenschaftliche Erklärung. Aber wie in jeder Psychotherapie sind auch in der Aufstellungsarbeit Theorien unverzichtbare Elemente der Reflexion. Wer glaubt, darauf verzichten zu können, übersieht, dass er immer schon gewisse Welt- und Menschenbilder besitzt, die sein Denken und Handeln beeinflussen ... Professionelles Handeln heißt, sich dieser Hintergrundkonzepte bewusst zu sein.«

Ludwik Fleck (1980) wirft in seinem Hauptwerk »Entstehung und Entwicklung einer wissenschaftlichen Tatsache« einen Blick auf die mittelalterliche Forschung, der vorgeworfen wird, manche auch damals schon möglichen Beobachtung unterlassen zu haben. Doch was im Denkstil heutiger Wissenschaft selbstverständlich und wesentlich ist, war aus damaliger Perspektive völlig unwesentlich. So bestanden kein Bedürfnis und keine Notwendigkeit, die allgemeine Überzeugung, dass, gemäß dem biblischen Schöpfungsbericht, der Mann eine Rippe weniger als die Frau habe, durch Leichensektion zu überprüfen: *»Kein System eines Wissens … darf als derart abgeschlossen gelten, dass eventuelle neue Erkenntnisse als unnötig abgewiesen werden könnten.«*

In gleicher Weise muss sich auch der heute dominierende Denkstil verändern, um neue Erkenntnisse über das Bekannte hinaus zu gewinnen. Alle Erfinder und Entdecker haben den jeweiligen Denkrahmen ihrer Epoche und seine Begründungen hinter sich gelassen. Das ist aber schwierig, worauf Fleck hinweist: Denn Menschen einer Denkgruppe denken ähnlich und können sich daher auch untereinander gut verständigen. Ihre Perspektive auf einen Gegenstand ist ähnlich und sie erachten in der Auswahl der Details jeweils dasselbe für wesentlich oder unerheblich. Die Verständigung mit anderen Denkkollektiven ist kompliziert. So unterscheiden sich die Denkstile von Naturwissenschaftlern, Philosophen und Mystikern so grundsätzlich voneinander, dass Verständigung – wie man sieht – oft recht schwierig ist, insbesondere, wenn eine Denkgemeinschaft ihre Macht benützt, eine andere lächerlich zu machen und abzuwerten.

Die erkenntnistheoretische Frage ist: Wie kommt man überhaupt auf die Idee, dass menschliches Denken in der Lage sei, Strukturen der Wirklichkeit zu erkennen?

»Man müsste die Position eines ›absoluten Geistes‹ beziehen können, der sowohl den Inhalt des menschlichen Bewusstseins als auch den betreffenden Ausschnitt der Welt fehlerfrei beobachten kann, um beurteilen zu können, ob das, was ein Mensch über die Wirklichkeit denkt, zumindest teilweise übereinstimmt mit dem, wie die Wirklichkeit ist … Die empirischen Befunde über das Scheitern für wahr gehaltener Satzsysteme sowie die theoretischen Einwände hinsichtlich des Denkvermögens führten zu einer Abkehr von der Ansicht, Wissenschaft würde die Wirklichkeit beschreiben.« (http://de.wikipedia.org/wiki/Konstruktiver_Realismus – Abruf vom 1.8.2014)

Auch der vielseitige Anthropologe, Biologe, Sozialwissenschaftler, Kybernetiker und Philosoph Gregory BATESON (1972) beschäftigte sich eingehend mit der »Bewusstseinslücke«, weil wir ja kein unmittelbares Bewusstsein der Vorgänge in unserem Gehirn haben.

Aber der Mainstream der Wissenschaft glaubt immer noch, dass der vernunftbegabte Mensch in der Lage sei, die Struktur und die Gesetze der von ihm prinzipiell unabhängigen Welt zu erkennen. Wie dies jedoch vonstattengehen soll, wird nicht erklärt. Dabei bedeutet ja das Wort »Theorie« von seiner griechischen Wortwurzel her ohnehin nicht »Wahrheit« oder »Wirklichkeit«, sondern nur »Sichtweise« und »Hypothese«, »Unterstellung, Vermutung«.

Fritz WALLNERS (1992) wissenschaftstheoretischer Ansatz – vielleicht mit dem einzigen logisch-schlüssigen sowie philosophisch haltbaren Argumentationsinstrumentarium – beansprucht gar nicht, Einsicht in die Welt, sondern Einsicht in das Funktionieren der Wissenschaft zu haben: *»... es geht uns darum, zu zeigen, wie Einsichten sich als solche ausweisen können, ohne dass wir dazu die vorgegebene Wirklichkeit und die allgemeine Verbindlichkeit in Anspruch nehmen.«* Es geht um eine Anleitung zum Gebrauch der Wissenschaft.

Im Gegensatz zum »Höhlengleichnis« (7. Buch, »Der Staat«) von Plato († 348 oder 347 v. Chr.), in dem die Wirklichkeit ewig und für das unveränderliche Sein steht, man könnte auch sagen für »das Ding an sich«, unterscheidet Wallner »Wirklichkeit« (die gegebene Welt, die entgegen der Alltagsauffassung nicht einfach abgebildet wird, d. h. die man also nicht erkennen kann) und »Realität« (dem Bild, das wir uns von der Wirklichkeit machen, d. h. das wir konstruieren). Wie die Landschaft nicht zu verwechseln ist mit der Landkarte, wie es Alfred Korzybski († 1950) über Erfahrung vs. Sprache beschrieb, so ist nach Wallner auch die »Wirklichkeit« nicht mit der »Realität« identisch. Ziel ist, dass der Konstrukteur sich seiner Tätigkeit inne wird und die von ihm geschaffenen Informationen reflektiert. Es geht um die »Handlungs-Selbsterkenntnis«.

Wenn man sich das erste Mal mit Konstruktivismus befasst, wehrt sich sofort dagegen der Hausverstand. Man glaubt doch zu wissen, was wirklich ist. Eben: Man glaubt es nur und merkt gar nicht, welche impliziten Grundannahmen darüber entscheiden, was wir wahr-nehmen und was nicht. Wir halten es für etwas »Wahres«, das wir »nehmen«. Wir Psychologen sprechen von »selektiver Wahrnehmung«, das heißt, wir wählen aus und sind uns normalerweise der Auswahlkriterien nicht bewusst. Für das Alltagsleben reicht das vollkommen aus, da ist nur wichtig, dass es funktioniert und man nicht verwirrt ist und einen »Realitätsverlust« hat. Auch in einer Therapie ist vor allem entscheidend, ob sie wirkt.

Und je mehr Menschen eine Situation gleich »wahrnehmen«, umso sicherer ist man sich. Erst recht glaubt man den Ergebnissen von Beobachtung, Experimenten oder empirischen Untersuchungen und vergisst dabei leicht den »Versuchsleitereffekt«, der in dem berühmten Experiment von Robert Rosenthal und K.L. Fode (und vielen anderen Experimenten, z.B. mit Schülern) aufgezeigt wurde: Obwohl die Ratten in Wirklichkeit alle vom gleichen genetischen Stamm kamen, zeigten die Ratten, deren Versuchsleitern mitgeteilt wurde, dass ihre besonders intelligent seien, deutlich bessere Leistungen als die Ratten in der Kontrollgruppe. Leider wird dieser Effekt auch durch ein sogenanntes Doppelblind-Verfahren nicht gänzlich ausgeschlossen. In ähnlicher Form spielt die Auswirkung der Beobachtung resp. der Messung in der Quantenmechanik eine bedeutende Rolle.

Thomas Samuel Kuhn (1977) befasste sich mit der Frage, wie neue Erkenntnisse von der Scientific Community aufgegriffen werden und prägte den Begriff »Paradigma« als Problemlösung, die die Fachwelt akzeptiert hat.

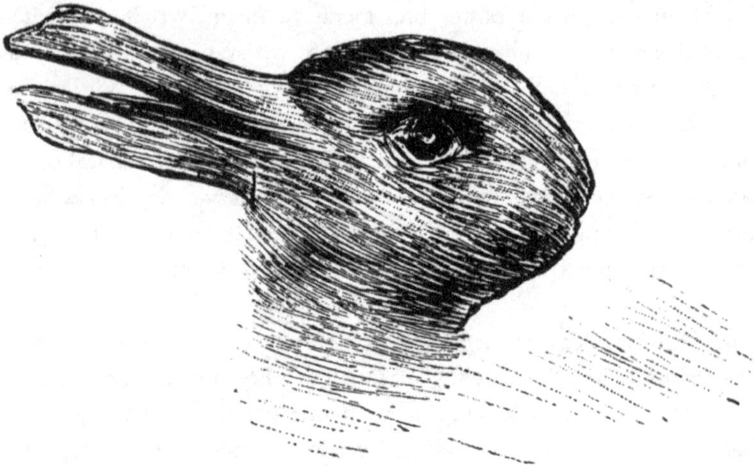

Aus: »Fliegende Blätter«, Ausgabe Nr. 2.465, München 1892

Ente oder Kaninchen?
»Kuhn verwendete diese bekannte optische Illusion von Jastrow, um zu veranschaulichen, dass sich bei wissenschaftlichen Revolutionen die Wahrnehmung der Wissenschaftler radikal ändert ... Ein Paradigma wird erst dann aufgegeben, wenn es durch ein anderes ersetzt werden kann.« (http://de.wikipedia.org/wiki/Thomas_S._Kuhn#cite_ref-10 – Abruf vom 27.9.2014)

Abgesehen davon, dass »Paradigma« etwas ungenau definiert ist: Paradigmen können einander eben auch widersprechen.

Eine neue wissenschaftliche Wahrheit pflegt sich nicht in der Weise durchzusetzen, daß ihre Gegner überzeugt werden und sich als belehrt erklären, ondern vielmehr dadurch, daß ihre Gegner allmählich aussterben und daß die heranwachsende Generation von vornherein mit der Wahrheit vertraut gemacht ist.

(Max Planck)

Normalerweise ist man an seinem eigenen zu nahe dran, zu festgefahren und ist sich der die Wahrnehmung und die Ergebnisse beeinflussenden Auffassungen nicht mehr bewusst, weil sie so selbstverständlich sind, – wie die Sekretärinnen den Geruch in ihrem Büro nicht mehr merken, aber jeder, der hereinkommt. Um das zu erkennen, braucht es einen

Fremden oder die Verfremdung. Das heißt bez. Wissenschaft: interdisziplinäre Auseinandersetzung statt Abgrenzung oder hochmütiger Verachtung und den Mut, sich an Neues und Unbekanntes heranzutrauen, selbst an etwas, das es nach eigener Auffassung und Theorie gar nicht geben kann, wie es z. B. die Wirksamkeit spiritueller Heilverfahren für mechanistisch und rein naturwissenschaftlich ausgerichtete Mediziner und Psychotherapeuten ist.

Martin GOSTENTSCHNIG (2008) erklärt es so:

»Die Art und Weise, wie man die Welt sieht, hängt von der Zugehörigkeit zu einer ›Lebenswelt‹ ab. Die ›Lebenswelt‹ ist die Welt, mit der man im Alltag konfrontiert wird. Die ›Lebenswelt‹ eines Inders unterscheidet sich vollkommen von der europäischen Lebenswelt ... Die ›Lebenswelt‹ ist ein System von Überzeugungen und Regeln, wie man mit den Widerständen der ›Wirklichkeit‹ umzugehen hat. ›Lebenswelten‹ sind frei erfundene Systeme, die im Laufe der Kulturentwicklung entstanden sind (WALLNER, 1992). Die Lebenswelt wirkt nach GREINER (2005) auf die Konstruktion der Realität durch die Entwicklung spezifischer Mikrowelten ein und spiegelt die Kulturabhängigkeit der Wissenschaft wider ...

Bevor es in einer wissenschaftlichen Untersuchung zu Erkenntnis kommen kann, bedarf es einer bestimmten Idee über das Forschungsobjekt. Basierend auf dieser Idee wählt der Wissenschaftler schließlich die Methode, mit der er zu Erkenntnissen über das Forschungsobjekt gelangen möchte.

Diese Idee beeinflusst jedoch nicht nur die Methode, sondern indirekt, über die Methode, auch das, was erkannt werden kann. Als Konsequenz kommt der Konstruktive Realismus zum Schluss, dass Wissenschaft das ›Ding an sich‹ nicht in seiner ontologischen Beschaffenheit beschreibt. Wissenschaft beschreibt nicht, sie konstruiert. Hier zeigt sich auch, dass die strukturelle Spezifik und Qualität einer Wissenschaft immer auch von der vorwissenschaftlichen Gegenstandskenntnis und von kulturellen Faktoren abhängt.

...

Laut WALLNER (2002) kann das Ergebnis eines Experiments nichts über die Wirklichkeit aussagen, das Ergebnis bezieht sich immer auf die Idee und die Möglichkeiten der Erkenntnis, die an diese Idee geknüpft sind. Hinzu kommt, dass die Erkenntnismöglichkeiten durch die Methode vorgegeben werden.«

Die behauptete Subjekt-Unabhängigkeit, im dem Sinn, dass es eine »objektive Wissenschaft« gäbe, wird als Selbstsuggestion enttarnt und die Reflexion darüber erzeugt dann erneut Realität: Durch die Vielfalt an Konstruktionen werden verschiedene Kontexte geschaffen und ein Wechseln der Kontexte kann zu neuen Einsichten führen.

Diese Herangehensweise will die Normativität der Wissenschaft, speziell den Alleingeltungsanspruch westlicher Wissenschaft (»es gibt nur eine einzige Wahrheit«) verhindern, und das Feld für konkurrierende, alternative Strukturierungsversuche von »Welt« offen halten (s. Klünger, 2011)

Da Normen kulturspezifisch sind, schlägt Wallner vor, die Wissenschaft in ihrer Abhängigkeit von tradierten Systemen bewährter Überzeugungen und dem kulturspezifischen Hintergrund zu betrachten. Das erleichtert den Umgang mit unterschiedlichen Denkstilen und dem Problem der Interdisziplinarität. Um diese zu gewährleisten, müssten sich die jeweiligen Wissenschaftler von ihrer eigenen Disziplin entfernen und auf einem anderen Gebiet – auf »neutralem Boden« treffen.

Die Verfremdung (Strangification) ist dabei die zentrale Methode, d. h. ein Aussagensystem wird in einen fremden Kontext gestellt und aus diesem Kontext heraus neu beurteilt. Ein trivialer Vergleich: Beim Himbeerenpflücken denkt man, die Staude jetzt leergegessen zu haben. Bückt man sich und hebt die Zweige, sieht man noch viele Früchte leuchten. Manches kann man nur erkennen, wenn man seinen Standpunkt verlässt. Durch die Gegenüberstellung verschiedener Systeme und die dadurch entstehenden Widersprüche können die verborgenen Strukturen, die Erkenntnismöglichkeiten und vor allem die Grenzen der jeweiligen Systeme offengelegt werden. So können auch die Unterschiede zwischen Wissenschaft und Spiritualität herausgearbeitet werden, die sich ja auf verschiedene Erfahrungsebenen beziehen.

Ein Beispiel aus einem anderen Bereich (zit. nach http://de.wikipedia.org/wiki/Konstruktiver_Realismus, s. o.) zeigt einleuchtend, dass z. B. die Mathematik nicht eins zu eins auf die normale Lebenswelt angewendet werden kann:

»In der Schule wird der Dreisatz (die Schlussrechnung) besprochen. 10 Arbeiter bauen 1 Fertigteilhaus in 10 Tagen zu 8 Stunden. Wie lange benötigen 20 Arbeiter für dieselbe Arbeit? Ein besonders eifriger Schüler rechnet aus, wie lange 1 Million Arbeiter benötigen würden, und kommt auf 0,288 Sekunden. Als er das Ergebnis stolz präsentiert, lachen Lehrer und Klasse. Der Schüler versteht das Gelächter nicht, da er keinen Rechenfehler begangen hat.

Es kommt Unsinn dabei heraus, wenn die Rahmenbedingungen des Bereichs, in dem die Mathematik angewendet wird, nicht berücksichtigt werden. Die Verfremdung bringt die methodischen Voraussetzungen der Mathematik zum Vorschein – zum Beispiel, dass man Gleichungen mit beliebigen Zahlen (ungleich Null oder Unendlich) multiplizieren kann, ohne dadurch ihre Gültigkeit zu ändern.

Diese Voraussetzungen sind offensichtlich andere wie jene der Lebenswelt. Die Verfremdung arbeitet in diesem Beispiel mit einer Reductio ad absurdum, wodurch gezeigt wird, dass die Mathematik nicht eins zu eins auf die Lebenswelt angewendet werden kann.

Der folgende Witz beruht auf demselben Prinzip: Sparberater zum Kunden: ›Bei einem monatlichen Beitrag von nur 100 Euro erhalten Sie nach 1000 Jahren 100 Millionen Euro ausbezahlt. Das ist doch was!!‹ (Greiner, 2006).«

Erkenntnis ist nur möglich, wenn man aus den Denkabläufen heraustritt und diese reflektiert. Man könnte sagen, durch die Technik der Verfremdung werden die fachlichen Scheuklappen des Spezialisten geölt und beweglicher. Durch diesen Kontextwechsel wird es nicht nur möglich, die impliziten und meist unreflektierten Voraussetzungen offenzulegen: Indem der Wissenschafter seine Methoden in einen anderen Kontext überträgt, bietet sich ihm auch die Möglichkeit, andere Methoden in seinen Kontext zu übertragen, und er kann so zu neuen Erkenntnissen gelangen.

Martin Gostentschnig (2008) schreibt:

»Eine besondere Form der Verfremdung stellt zum Beispiel die Anwendung quantitativer Methoden in der Geisteswissenschaft dar. Ziel ist hierbei jedoch nicht, die Geisteswissenschaften exakter zu machen; sondern, ganz im Gegenteil, die Anwendung der entsprechenden Methoden soll das nichtquantitativ Erfassbare sichtbar machen und somit das Verständnis für entsprechende Methoden fördern.«

Dazu Wallner (1992): *»D. h. der Konstruktive Realismus vermehrt mit seiner Tätigkeit nicht das Wissen über die Welt, sondern er führt zu einem Wissen über die Handhabung von Informationen«*, z. B. um die Grenzen von deren Anwendbarkeit. Der Wissenschafter wird aufgefordert, seine Konstruktionsleistung und ihre sozialen Dimension zu reflektieren, wissend, dass es noch andere Lösungsmöglichkeiten für ein und dieselbe Fragestellung gibt.

So ermöglicht Wallners Methode auch den respektvollen Umgang mit verschiedenen Heiltraditionen, weil es hier gar nicht darum geht, wer recht hat, bzw. welche Konstruktion zutreffender ist. Das erinnert daran, dass Physiker betonen, dass auf verschiedenen Ebenen der Wirklichkeit, z. B. auf Makro-Ebene und auf der Quantenebene, zum Teil unterschiedliche Gesetze gelten. Interessanterweise kommt dies wiederum den Auffassungen unserer Vorfahren sehr nahe, die auch mit unterschiedlichen Wirklichkeitsebenen umzugehen wussten und sowohl die Verstandesebene als auch veränderte Bewusstseinszustände nützten, um Erkenntnisse zu gewinnen.

Schon in den Veden (geschrieben vor ca. 3.500 Jahren, die Wortwurzel bedeutet »wissen«) stellte man sich die Frage, ob und wieweit eine Erkenntnis der Wirklichkeit überhaupt möglich sei, ähnlich wie man sich später in der abendländischen Philosophiegeschichte, angefangen von Xenophanes († ca. 470 v. Chr.), Parmenides († ca. 460 v. Chr.) und Demokrit († ca. 370 v. Chr.), immer wieder darüber den Kopf zerbrach. Heraklit († ca. 480 v. Chr.) betonte, dass Vielwisserei nicht zu Verständnis führe, eine bloße Anhäufung von Kenntnissen verleihe keine tiefere Einsicht.

Was ist wahr? Heute kommt es gelegentlich vor, wenn man seinen Kindern ein Märchen erzählt, dass man gefragt wird: Ist das wahr? War das wirklich so? Dieser historische Ansatz, der unserem heutigen Wissenschaftsbegriff entspricht, hat sich im Lauf der Geschichte entwickelt und wurde erst im 18. Jh., zur Zeit der Aufklärung, zum Mainstream. Im antiken Orient hingegen war etwas wahr, wenn es zu Herzen ging und etwas bewirkte. Noch heute sitzen erwachsene Männer in einem orientalischen Café und horchen sich gerührt Geschichten an, die sie wohl schon oft gehört haben.

Fairy tales are more than true –
not because they tell us dragons exist,
but because they tell us dragons can be beaten.
(Gilbert Keith CHESTERTON, »Tremendous Trifles«, 1909)

Dass auch Kinder häufig immer wieder dieselben Märchen hören wollen und sich Variationen verbieten, hängt wohl damit zusammen, dass sie darin ihre aktuelle Lebensgeschichte erleben: In den meisten Märchen müssen die Protagonisten ja sehr schwierige Situationen meistern, z. B. müssen Hänsel und Gretel Vater und Stiefmutter verlassen und meistern erfolgreich das gefährliche Problem mit der bösen Hexe. In manchen Märchen kommen die Hauptfiguren nach bestandenem Abenteuer mit Geschenken zurück. So müssen Kinder ihre Eltern verlassen, sich im Kindergarten unbekannten Herausforderungen stellen und kehren bereichert zurück. Es ist zu vermuten, dass es Kinder in ihrer schwierigen Lebenssituation bestärkt, in einem Märchen immer wieder zu hören, dass Gefährliches gut ausgeht.

… alle Wissenschaft wäre überflüssig,
wenn die Erscheinungsform und das Wesen der Dinge
unmittelbar zusammenfielen.
(Karl MARX)

Unwissenheit bzw. mangelndes Wissen ist die Ausgangslage und Triebfeder jeder Wissenschaft. Es stimmt, dass viele spirituelle Phänomene naturwissenschaftlich (noch) nicht erklärt werden können. Wiewohl meine wissenschaftliche Neugier mich treibt, diese zu ergründen, sagt der Praktiker in mir: Na und? Denn für ihn zählt nur, was heilend wirkt. Darum schätze ich den Begriff »Wahrheit« nicht, wo sogar Kriege geführt werden um die Frage, wer recht hat und im Besitz der Wahrheit ist und wer nicht.

Als der Teufel und der liebe Gott einmal spazieren gingen, fiel Gott ein Stück Wahrheit aus der Hand. »Ist es nicht in Deinem Interesse, es aufzuheben, damit es nicht in die Hände der Menschen kommt?« fragte Gott. Doch der Teufel erwiderte: »Nein. Denn wer das Stück Wahrheit findet, behauptet dann, die ganze Wahrheit zu besitzen und dann gibt es sicher Streit.«

Da bevorzuge ich lieber den Begriff »Wirklichkeit« (nicht im Wallner'schen Sinn), der ja darauf abzielt, was wirkt. Wirkungen sind aber (s. Kap. 1) ohnehin vergleichsweise leichter zu messen. Diese werden nur von Ignoranten und Ideologen bestritten, die sich meist gar nicht mit der Materie befasst haben.

So stimme ich Reinhard Walter (2004) zu, wenn er betont, dass es darum geht, *»Geschichten zu finden, die heilen. Wirklichkeit ist das, was wirkt. ... Wie könnten wir glauben, dass wir in der Begrenztheit unserer Sinne und unserer Wahrnehmung in der Lage wären, die seelische Welt wahrhaftig zu erkennen und zu verstehen. Was uns möglich ist, ist eine Ahnung – wie der uns vom Wind zugewehte Klang einer fernen Melodie. Und das ist schon sehr viel.«*

»In der Dagara-Welt unterscheidet man auch nicht zwischen Realität und Imagination«, sagt der Schamane und Wissenschafter Patrice Malidoma Somé (1996) aus Burkina Faso: *»Für uns besteht die engste Beziehung zwischen Gedanke und Wirklichkeit. ... Denn was ist Magie Anderes als die Fähigkeit, Gedanken und Energien so zu konzentrieren, dass sich Ergebnisse auf der sichtbaren Ebene einstellen?«*

»Machen« und »Magie« stammen nach Jean Gebser aus der gleichen Wortwurzel »magh«, wie auch »Mechanik« und »Maschine«, unsere heutigen magischen Mittel, die Welt zu beherrschen.

Auch Serge Kahili Kings (1991) »Der Stadtschamane«, liest sich wie ein Konstruktivismus-Buch. Er drückt mit hawaiianischen Begriffen die Grundprinzipien jeder schamanischen Behandlung aus.

Natürlich sind der Konstruktivismus selbst und die schamanischen Welt- und Wirkerklärungen auch nur konstruiert. Erklärungen geben uns mehr Sicherheit, uns in der Welt zu bewegen, sind aber wohl auch wie die Konzepte von Raum, Zeit und Kausalität »bloß« hilfreiche Konstruktionen.

Wir sind nicht dazu da,
Menschen an vorgegebene Systeme anzupassen.
Unser Beruf, unsere Berufung ist es, für – und vor allem mit –
den Menschen Systeme zu entwickeln, in denen sie sich entfalten können
und in denen sie Lebenskompetenz und Lebenssinn erfahren.
(Otto Herz)

4. Die zweite große Erkenntnisquelle: Intuition – die Weisheit des Unbewussten

Der Mensch muss lernen,
den Lichtstrahl aufzufangen und zu verfolgen,
der in seinem Inneren aufblitzt.
(Ralph Waldo Emerson*)*

»A long, long time ago in human history, there were two accepted and compatible pathways to the acquisition of knowledge. This applies not only to the historically well-known cultures but also to the not so well-documented indigenous cultures of the world. These two pathways were called Mythos and Logos«, schreibt William A. Tiller (2014) in seinem Aufsatz »It Is Time for a Consciousness-Inclusive Science« und betont, dass nach der erfolgreichen Pflege des Verstandes nun die zweite wesentliche Erkenntnisquelle wieder gefördert und genützt werden sollte.

Manches alte Wissen wurde nämlich durch neue Entwicklungen zu Unrecht weggespült. Der Philosoph Paul Feyerabend (†1994) warnt, nicht etwas zu lernen unter Vernichtung dessen, was man vorher wusste.

Dass die universitäre Medizin und Wissenschaft dem Schamanismus skeptisch gegenübersteht, hat auch historische Wurzeln. Sind sie doch entstanden aus einer Abgrenzung von einem »abergläubischen« Krankheits- und Heilungsverständnis, aus der Distanzierung vom magischen Weltbild und, endgültig zur Zeit der Aufklärung, von der doktrinären kirchlichen Lehrmeinung, die im geistigen Bereich eine Monopolstellung hatte – was, meiner Ansicht nach, ein Fortschritt war.

Aber man hat das Kind mit dem Bade ausgeschüttet: Nicht jede Form von Magie ist überholt, wie Tiller und andere Physiker in ihren Experimenten nachwiesen. Man hat die zweite wichtige Erkenntnisquelle verworfen, die Jahrzehntausende zusammen mit dem verstandesmäßigen Forschen (auch nach Neurowissenschaftern wie Mario Beauregard und Denyse O'Leary) das Überleben unserer Spezies gewährleistet hat. – Wir würden es heute Intuition nennen oder die Nutzung unserer inneren Ressourcen an Weisheit.

»Wenn der Verstand alle Probleme lösen könnte, müssten doch alle Intellektuellen völlig problemlos sein«, meint provozierend die Komikerin Senay Duzcu. Das erinnert an den Film »Die Farben des Herbstes« von George Gallo, in dem der alte Künstler Nikolai zu seinem Freund, einem Kunstkritiker, sagt: *»Du hast so viel Intellekt, dass Du ganz blöd davon geworden bist.«*

Tatsächlich kann zu viel Wissen die Intuition und dadurch die Treffsicherheit von Psychotherapie behindern: Als ich begann, Familienrekonstruktionen (nach Virginia Satir) zu leiten, setzte ich mich ca. zwei Stunden vor der Sitzung mit dem Patienten zusammen, um mich ins Familiensystem einführen zu lassen und über harte Daten der Vorfahren, Eigenschaften, typische Aussagen etc. informiert zu werden. Daraufhin hatte ich den Kopf so voller Wissen, dass ich es wieder loslassen resp. in den Hintergrund schieben musste, um den Kopf wieder frei und aufnahmefähig zu kriegen für die Dynamiken, die sich in der Rekonstruktion zeigen würden. Anders ausgedrückt: Ich wäre sonst zwar digital auf der Höhe gewesen, hätte aber analog versagt. Auch hier geht es eben nicht um ein Entweder-oder, sondern um ein Zusammenspiel.

Dazu passt, dass laut Effizienzforschung (z. B. Grawe/Donati/Bernauer, 1994) unter den Hauptwirkkriterien jeder Psychotherapie – unabhängig von der Therapierichtung – die Tragfähigkeit der therapeutischen Beziehung an erster Stelle steht. Weitere unspezifische Wirkfaktoren sind übrigens die real veränderbare Lebenssituation des Klienten, die Überzeugung des Therapeuten von seiner Methode und der Glaube des Klienten an die Wirksamkeit der Therapie. Die Methodenkompetenz des Therapeuten spielt auf jeden Fall eine Rolle, aber keineswegs die entscheidende. Gute zwischenmenschliche Beziehung gehört wohl überhaupt zu den wirkungsvollsten Heilmitteln.

Das stellt natürlich auch die zunehmende Akademisierung helfender Berufe mit ihrer Überbetonung des Wissens in Frage. Denn offensichtlich sind Herzens- und Persönlichkeitsbildung sowie Intuitionsschulung (in der Ausbildung gefördert durch Eigentherapie und Selbsterfahrung) für die Effizienz von Psychotherapie von höchster Bedeutung.

Der Leiter des Instituts für transkulturelle Gesundheitswissenschaften Harald WALACH[1] (2011) erklärt: *»Mir scheint, wir haben zu viel langweilige Alltagswissenschaft, die viel Geld kostet und nicht sehr weit führt. Ich glaube, dies ließe sich ändern, wenn mehr Wissenschaftler, aber auch mehr Politiker und andere Menschen den Zugang zu ihren inneren Inspirationsquellen systematisch freilegen würden.«*

Der gewiefte Westler macht vor einer Entscheidung eine Pro und Kontra-Liste für jede Alternative, gewichtet die Argumente, diskutiert mit anderen darüber, macht vielleicht ein Gruppen-Brainstorming und zerbricht sich den Kopf, was die beste Lösung sein könnte. Wenig üblich ist, – vielleicht zusätzlich – sich still hinzusetzen, mit dem Nachdenken aufzuhören und sein Unbewusstes um Hinweise auf die richtige Lösung zu bitten, die auch durch kleine Körpersignale bestätigt werden können.

In das Holotrope Atmen wird in ähnlicher Weise eingeführt. Sylvester WALCH (2002):

»Das Wichtigste, was ihr mitzubringen habt, ist die Bereitschaft loszulassen und der Mut, zuzulassen, was euch in der Atemsitzung begegnet. Veränderte Bewusstheitszustände mobilisieren die innere Heilenergie und lassen Bilder, Themen, Gefühle und Inhalte in bewusstes Erleben kommen, die uns zu einer breiteren und tieferen Sicht der Existenz verhelfen. Vertraut eurer inneren Weisheit, kooperiert mit dem, was passiert, und stellt euch nicht gegen die Erfahrung!«

So kommen Meditationsforscher – sowohl christlicher als auch buddhistischer Tradition – zu dem paradox wirkenden Befund, dass die Heilwirkung der Meditation gerade dann besonders groß ist, wenn sie weder zielgerichtet noch funktional eingesetzt wird (s. UTSCH, 2008).

Verlangte Sigmund Freud († 1939) »Gleichschwebende Aufmerksamkeit«, spricht man in der Gestalttherapie von »awareness« und von »felt sense« im Focusing, so empfiehlt Bert HELLINGER (1994), dass man Familienaufstellungen in einer absichtslosen Haltung, ohne eigenes Konzept und ohne den Drang, helfen zu wollen, »aus der leeren Mitte« heraus machen sollte (der Begriff wurde von Rainer Maria Rilke entlehnt). Die Schamanen der Lakota reden vom »Hollow Bone«, dem hohlen Knochen.

Varga von Kibéd/Sparrer (2002) bezeichnen »Nichtwissen, Hilflosigkeit und Verwirrung« als die drei großen Helfer für die Aufstellungsarbeit, die einen davor bewahren, die Führung zu übernehmen und eigenmächtig einzugreifen. Der Zen-Meister Shunryu Suzuki (2009) spricht vom »Anfänger-Geist«, in dem im Gegensatz zum Expertenwissen alle Möglichkeiten offen bleiben. Dies widerspricht freilich der Forderung nach Voraussagbarkeit und Wiederholbarkeit in den Naturwissenschaften.

In der Intuitionsforschung (s. u. a. Obermayr-Breitfuss, 2005) spricht man, ähnlich wie in der buddhistischen Tradition, von »Reinheit«, »Geistesstille«, vom »leeren Raum zwischen den Gedanken« oder von der »Loslösung von der Anhaftung des Verstandes«, die den Zugang zum »intuitiven Speicher« ermöglicht.

»Das kräftigste Gebet und nahezu das allmächtigste, alle Dinge zu erlangen, und das allerwürdigste Werk vor allen ist jenes, das hervorgeht aus einem ledigen Gemüt«, sagt Meister Eckhart († 1328, zit. nach Schönfeld, 2002).

Dazu Wolfgang Hämmerle (2005), der sich mit mir und anderen bemüht, schamanisches Wissen auch in der Arbeitswelt anzuwenden: *»Unsere Lebenskraft bahnt sich ihren Weg, wenn wir sie nur lassen. Gelingt es, nicht im Wege zu stehen und alles bestimmen zu wollen, sondern Heilung ihren eigenen Lauf zu lassen, eröffnen sich uns im Gegenzug ganz neue Perspektiven.«* Auch für die LeiterInnen eines Betriebes oder einer Organisation empfiehlt sich, die Erkenntnisse aus der Stille in die Planung miteinzubeziehen.

Dazu eine kleine Geschichte aus Indien:
Der große König schimpfte gerade mit seinen Weisen: »Wozu seid ihr gut, wenn ich doch von euch nichts lerne?« Das hörte ein Kind und bat den Herrscher, sich auf den Boden zu setzen. Verwundert stieg der große Herr vom Thron. »Nun stelle deine Fragen wie ein Schüler!« sagte das Kind. Der König schwieg eine Weile, dann erkannte er, dass er bisher als Herr und wie ein Wissender gefragt hatte. Von nun an wollte er zuhören.

»Das Schweigen beginnt zu sprechen, wenn sich die Worte, die die Bedeutungen verzerren, endgültig verabschiedet haben.«, sagt der Schamane und Literaturwissenschafter Malidoma Patrice Somé (1996).

Seefahrer verwendeten das Wort »Inspiration« für den ersehnten Wind, der in ihre Segel kam, den man aber nicht herbeizwingen konnte.

Sicherlich, hinter den genannten Beispielen liegen zum Teil unterschiedliche Konzepte. Dennoch ist die Ähnlichkeit der Erfahrungen frappierend.

Wir wissen mehr, als wir zu sagen wissen.
(Michael Polanyi)

Unsere Vorfahren haben Methoden entwickelt, wie man – z. B. in einem Trance-Zustand –, sich öffnend und auf Empfang stellend, verlässliche Informationen über das Problem des Patienten und dessen Hintergründe sowie therapeutische Aufträge erhalten kann.

»Während eines Gespräches, als ich die Spirits aufsuchte«, berichtet die Psychotherapeutin und Schamanin Sabina Schöpfer (2014), *»bekam ich die Aufforderung, meine Klientin zu fragen, ob sie mir die Hände geben möchte … In solchen Momenten bin ich sehr aufmerksam, was sich bei ihr äußerlich verändert und was ich innerlich wahrnehmen kann. Bei ihr war sichtbare Entspannung wahrnehmbar und der Kontakt fühlte sich wie ein wohliges Kribbeln an. Diese Verbindung hat ihr gut getan und ihre lang aufgestauten Tränen konnten endlich fließen. Die Klientin war sehr froh und berührt über das, was geschehen durfte. Sie fühlte sich innerlich befreit und ausgeglichen. Ohne die Spirits hätte ich dies nicht getan und es wäre wirklich schade um diesen speziellen Moment gewesen.«*

Andere würden sagen, die Therapeutin habe nicht ihre verbündeten Geistwesen aufgesucht, sondern ihre Intuition. Auch ich lasse mich schamanisch von meinen Geistführern instruieren, psychologisch von meiner Intuition. Und als Psychologe würde ich sagen: Auch schamanische Heilung geschieht, indem man sich von der Weisheit des Unbewussten führen lässt. Die Wirkung selbst ist ja schwer zu bestreiten. Das Beispiel zeigt, wie lächerlich der Streit um die Bezeichnung und der Zwang zum Entweder-oder ist. Es ist nämlich, wie wenn in verschiedenen Sprachen genau vom Selben die Rede ist. Und natürlich verwende ich die Sprache, die auch mein Klient versteht. Ist er offen für beide, kann ich während einer Behandlung auch wechseln, wenn sich etwas in der anderen verständlicher erklären lässt.

»Die Naturwissenschaft beschränkt sich auf 4 Elemente aus dem alles besteht Materie/Energie, Zeit und Raum«, schreibt FASCHING (2011), die ja in der spirituellen Erfahrung transzendiert werden: *»Aber es gibt auch Wirklichkeiten die nebeneinander in Koexistenz existieren können und es ist den Menschen auch ohne weiteres möglich zwischen diesen Wirklichkeiten zu wechseln. Es ist wichtig mehrere Wirklichkeiten nebeneinander existieren zu lassen. Lässt man dies nicht zu, gibt es keinen wissenschaftlichen Fortschritt.«*

Wenn Peter SCHULTHESS (2015) schreibt: *»Wie Naranjo oder jene Kollegen, die beide Verfahren anwenden, diese Widersprüchlichkeit im Selbst-Verständnis mit den daraus folgenden Konsequenzen zusammenbringen, ist mir ein Rätsel.«* Ja, wie es ein Rätsel ist, dass es eine Menge Leute geben soll, die verschiedene Sprachen gelernt haben und sprechen können! Schulthess kann sich offensichtlich nicht vorstellen, dass man als Psychotherapeut »primär an ihren Familienglauben gebundene Patienten« anders anspricht als »modern spirituell denkende« oder »spirituphobe Patienten«, wie sie Friedrich INGWERSEN (2015) in seiner Klinik beschreibt.

Auch in meiner psychotherapeutischen Praxis kommt es vor, dass plötzlich Sätze aus mir hervorsprudeln, die ich nicht geplant hatte und wo ich manchmal zunächst den Zusammenhang gar nicht verstehe. KollegInnen erzählten mir, dass sich auch bei ihnen immer wieder solche aus dem Unbewussten entspringende Sätze für den Fortgang der Therapie als entscheidend erwiesen haben.

Wenn der Zisterzienser und Mystiker Bernhard von Clairvaux (†1153) zum Kreuzzug aufgerufen hatte, konnte er den Impuls dazu nicht in der Kontemplation erhalten haben, sondern ist da Ideologien, irdischen Gedanken und Gefühlen (und Machtverhältnissen) aufgesessen, ähnlich wie die Esoteriker unter den Nationalsozialisten, weil man meiner Erfahrung nach, diese innere Weisheit kontaktierend, nicht zu solchen Fehlurteilen kommen kann. Bernhard hat angeblich gegen Lebensende seinen gravierenden Fehler erkannt und bereut.

Als ich als junger Mann zu meditieren begann, fiel mir folgender Vergleich ein: Wenn man, ausgenommen in einer total kontaminierten Gegend, tief genug gräbt, kommt man ans klare, reine Grundwasser, wohingegen in Bodennähe nicht sicher ist, ob die Erde verunreinigt ist oder nicht. So ist es in Verstandesnähe nicht sicher, ob die aus dieser Ebene kommenden Impulse nicht durch meine Neurosen kontaminiert sind, wohingegen ich in der Stille, meine Gedanken, Einstellungen und Absichten zurücklassend – sozusagen aus der Tiefe – verlässliche Impulse erhalte. Diese unmittelbare Erkenntnisquelle, seit Jahrtausenden genützt und geschätzt, wird aber nun von einer sich als rational verstehenden Wissenschaft nicht ernst genommen und verbannt.

Als ich begann, schamanische Heilformen anzuwenden, dachte ich oft vor der Sitzung: Hoffentlich sehe ich heute etwas. Inzwischen frage ich mich das schon lange nicht mehr, weil ich, kaum, dass ich die Augen schließe, immer treffsichere Botschaften über den Patienten erhalte – wobei es freilich auch darum gehen kann, dass ich ihn nicht zur Gesundung, sondern zu einem guten Sterben begleiten soll.

Frances Vaughan (1991), eine der Pionierinnen der Transpersonalen Psychologie, hält Intuition – ein anderes Wort für diese innere Erkenntnisquelle – nicht für eine exotische Fähigkeit einiger Auserwählter, sondern für eine universelle Eigenschaft aller Menschen. Sicherlich gibt es welche, die von Haus aus sehr begabt sind, und man kann sie auch trainieren. So wie jeder Mensch singen kann, aber nur die Begabten Sänger werden. Die Begabtesten des Stammes werden eben SchamanInnen, weil sie fähig sind, mit den Geistern zu reden – psychologisch gesprochen: die Weisheit des Unbewussten für sich und andere anzuzapfen.

In der religiösen Sprache redet man allerdings weder von Geistern noch von der Weisheit des Unbewussten, sondern von Gott, von dem man sich führen lässt.

»Ich will hören, was Gott redet.«, heißt es in Psalm 85,9.

Als Friedrich SCHILLER 1785, in der vorrevolutionären Zeit, eines seiner berühmtesten Gedichte, seine Ode »An die Freude«, schrieb, war sie wohl auch gegen die kirchlichen und weltlichen Herrscher gerichtet, die ihre oft verheerende Machtausübung mit »Gottes Gnaden« begründeten. So heißt es in dem später von Beethoven vertonten Text, der auch »Ode an die Brüderlichkeit« heißen könnte:

Ahndest du den Schöpfer, Welt?
Such ihn überm Sternenzelt,
Über Sternen muß er wohnen.

Man kann der Absicht und dem Inhalt zustimmen, muss aber nicht dieses Gottesbild übernehmen. Auf jeden Fall gehen die MystikerInnen der Hochreligionen davon aus, dass »Gott« nicht »überm Sternenzelt«, sondern in jedem von uns wohnt.

Die bekannte Mystikerin Theresa VON AVILA (1960) schreibt in ihrem Hauptwerk über das Innerste der »Seelenburg«: *»Seine Majestät ist da dem innersten Wesen der Seele so nahe und so mit ihr verbunden, dass der Böse sich nicht heranwagen wird.«*

Der Trappist und Mystiker Thomas MERTON († 1968) drückt es so aus:
»Im Zentrum unseres Seins
ist ein Ort des reinen Lichts, unberührt von
Sünde oder täuschenden Vorstellungen.«

Die Frage nach dem Person-Sein Gottes trennt Menschen und Religionen. Als Juri Gagarin 1961 vom ersten Ausflug eines Menschen in das All auf die Erde zurückkehrte, soll er gespottet haben: *»So sehr ich mich auch bemühte, ich habe Gott da oben nirgends sehen können.«* Ähnliche Sätze gibt es auch von Hirnforschern. Aber wie wollte man etwas Undefinierbares (zu Deutsch: Unbegrenzbares) definieren (zu Deutsch: begrenzen), worauf die »Negative Theologie« immer wieder hinweist, die an Exodus 20,4 erinnert: »Du sollst dir kein Bild machen von Gott!« und betont, dass jede Aussage über Gott aus unserem irdisch begrenzten Denken stammt und daher Überirdisches gar nicht beschreiben kann. Islamische

Mystiker legen Allah in den Mund: *»Die gesamte Schöpfung kann mich nicht fassen. Aber ich wohne in den Herzen derer, die an mich glauben.«* Ich bin mit dem großen Theologen Karl Rahner (†1984) der Auffassung: *»Gott sei Dank gibt es nicht, was sich sechzig bis achtzig Prozent der Zeitgenossen unter Gott vorstellen.«*

Poetisch drückt diese Unklarheit und dieses Suchen Rainer Maria Rilke (†1926) in einem seiner schönen Gedichte aus:

Ich kreise um Gott, um den uralten Turm,
und ich kreise jahrtausendelang; und ich weiß
noch nicht: bin ich ein Falke, ein Sturm
oder ein großer Gesang.

Eine ähnliche Auseinandersetzung gibt es auch im Feld des Schamanismus: z. B. betont Michael Harner (2011), – der diese abgrenzende Richtlinie wohl richtig finden würde, immer wieder die Realität der Geister, die ja jeder schamanisch Tätige erlebt, mit denen er kommuniziert und von denen er sich führen lässt. Harner weist jede Infragestellung zurück und begründet es damit, dass man diese Erfahrungen eben (noch) nicht kenne.

In ähnlicher Weise ärgert und verletzt es viele PatientInnen, wenn ihnen der Arzt sagt: »Wir können nichts feststellen. Sie haben nichts. Ihre Schmerzen sind nur psychisch.« Abgesehen davon, dass dies ziemlich zynisch ist: Vor allem wird dabei nicht bedacht, wovon viele Psychotherapeuten durch ihre Erfahrungen überzeugt sind, dass es überhaupt nichts Körperliches gibt, das nicht psychisch (mit-)bedingt wäre und also die Einschränkung auf wenige psychosomatische Erkrankungen obsolet ist.

Immer wieder schleicht sich so Descartes' Trennung von Geist und Materie ein, die man doch spätestens seit den Erkenntnissen der Quantenmechanik überwunden zu haben glaubte (s. Kap. 8). Das heißt, man muss den Begriff der menschlichen Seele, resp. deren Fähigkeiten, so erweitern, dass man sogenannte psychische Projektionen, wie z. B. Gott oder Geistwesen, als real wirksam anerkennt, ohne über deren Wesen zu streiten oder sich deswegen sogar gegenseitig den Schädel einzuschlagen, weil es offensichtlich – auf jeden Fall, was die Wirksamkeit betrifft – unerheblich ist, ob ich diese als innerpsychische Realität oder als Entität außerhalb von mir auffasse. Ähnlich wie bei der vieljährigen Kontroverse, ob Licht aus Teilchen oder Wellen bestehe, könnte man zu dem Ergebnis kommen: Je nachdem, wie ich es betrachte resp. messe.

Aufgrund seiner Forschungen und Erfahrungen mit psychedelischer Therapie und dem Holotropen Atmen kam auch Stanislav Grof (1987) zu demselben Fazit:

»Es ergibt sich ein völlig neues Bild der menschlichen Psyche. Zusätzlich zur biografisch-anamnestischen Ebene umfasst sie nun den perinatalen und transpersonalen Bereich mit seinen religionswissenschaftlichen Implikationen ... Transpersonale Erfahrungen machen eine drastische Revision des mechanischen Modells des Universums notwendig, welches von den klassischen Naturwissenschaften geschaffen wurde. Es ergeben sich viele Parallelen zwischen den Ergebnissen der transpersonalen Psychologie und denen der neueren Physik ... Der gemeinsame Nenner dieser reichen und verzweigten Gruppe von Phänomenen besteht im Gefühl des Subjektes, dass sein oder ihr Bewusstsein sich über die gewöhnlichen Ichgrenzen ausdehnt und die Begrenzungen von Zeit und Raum transzendiert hat.«

In der Tradition der Hochreligionen spricht Gott am häufigsten durch Träume, Engel und Visionen. (Gott selbst wird übrigens höchst selten direkt erlebt: Man ging davon aus, dass man dies nicht überleben würde.)

Albert Einstein (1932) drückt es in »Mein Glaubensbekenntnis« so aus:

»Das Schönste und Tiefste, was der Mensch erleben kann, ist das Gefühl des Geheimnisvollen. Es liegt der Religion sowie allem tieferen Streben in Kunst und Wissenschaft zugrunde. Wer dies nicht erlebt hat, erscheint mir, wenn nicht wie ein Toter, so doch wie ein Blinder.

Zu empfinden, dass hinter dem Erlebbaren ein für unseren Geist Unerreichbares verborgen sei, dessen Schönheit und Erhabenheit uns nur mittelbar und in schwachem Widerschein erreicht, das ist Religiosität.

In diesem Sinne bin ich religiös. Es ist mir genug, diese Geheimnisse staunend zu ahnen und zu versuchen, von der erhabenen Struktur des Seienden in Demut ein mattes Abbild geistig zu erfassen.«

Paul Watzlawik († 2007) erklärte sein mystisches Durchbruchserlebnis nach Kriegsende seiner Großnichte so: »... *ein Gefühl des Friedens und der Stimmigkeit, das man vorher nie erlebt hat. Jener Punkt, an dem wir alle tatsächlich die Einheit zwischen ›innen‹ und ›außen‹ wahrnehmen. In dem Augenblick, in dem man beginnt, diese Erfahrung zu beschreiben, zu klassifizieren und zu begründen, hat man sie zerstört.«*

Sprachlos stehen wir vor dem Geheimnis, das uns
dorthin führt, von wo die Sprache erst ihren Anfang nahm.
(Johanna Arlt)

SchamanInnen und religiöse Menschen verbindet diese Ehrfurcht vor dem Mysterium, das Wissen um seine Unfassbarkeit und die durch Zurücksetzung des Egos gemachte Erfahrung dieser unglaublichen Realität, die sich Dionysius Areopagita († 6. Jh.) zufolge nur jenen zeigt, *»die ihre Augen zu schließen wissen«* und eintreten in die *»überhelle Dunkelheit des Schweigens«* (zit. nach Marti, 2006). *»Lasst die Sinne und das Wirken des Verstandes hinter euch, so dass ihr durch Nichtwissen zu ihm gelangt, der über alles Sein und alles Wissen hinausreicht.«*

Die Heilerin Teresa Schuhl beschreibt ihre Berufung (zit. nach Langbein, 2014). Wie bei vielen indigenen SchamanInnen stand am Anfang ein schmerzlicher Einschnitt, in ihrem Fall Nierenversagen, Koma und Intensivstation:

»Als ich aus der Klinik entlassen wurde, begann ein Weg. Da berührte mich irgendetwas. Ich möchte dem aber gar keinen Namen geben, weil ich glaube, wenn man das auf irgendeine Art, auf irgendeine menschliche Art beschreibt, ist das immer beschränkt. Und das hat mich berührt und es berührt mich bis heute noch und diese Berührung gebe ich einfach durch meine Hände weiter. Wenn ich einen Menschen berühre, berührt es mich und ich nehme die Botschaft seiner Seele wahr.«

So gesehen sind sowohl Mystiker, wie SchamanInnen, HeilerInnen, Psychotherapeuten und ihre KlientInnen Empfangende. Und wirksam ist in allen Heilbehandlungen, auch in der medizinischen, etwas Drittes, oft als »das therapeutische Tertium« bezeichnet. Die verschiedenen Traditionen verwenden allerdings ganz unterschiedliche Bezeichnungen dafür:

In der schamanischen Tradition hält man die guten Geister für die Heilung verantwortlich: *»Im Verständnis der heutigen Salish-Ritualisten ist es die Geisterkraft, welche durch den Initiator auf den Initianden wirkt. Es ist diese Geisterkraft und nicht der Initiator selbst, welche den Novizen heilt, indem seine Beschwerden und Konflikte mit seiner alten Persönlichkeit zusammengebracht werden und auf dem Weg über eine Wiedergeburt in ein neues Leben als einer, der seine kulturelle Identität wiedergewonnen hat, der sich wieder eingliedern konnte in seine angestammte Kultur«*, schreibt Wolfgang JILEK (1987) über »Veränderte Wachbewusstheitszustände in Heiltanzritualen nordamerikanischer Indianer«.

In der Psychoszene hat als erster C. G. JUNG (z. B. in »Symbole der Wandlung«, 1995) jeden Menschen als »unbewusst vermischt mit anderen Individuen« beschrieben und das Konzept eines universellen psychischen Erbes der menschlichen Rasse, des »kollektiven Unbewussten« entwickelt, das sich aus Instinkten und Archetypen zusammensetzt und in dem sich die Spuren der Erfahrungen finden, die unsere Vorfahren mit der Tier- und Pflanzenwelt, mit Kräften und Wesen gemacht haben: *»Die instinktiv-archaische Grundlage unseres Geistes bildet eine objektive, vorgefundene Gegebenheit, die weder von individueller Erfahrung noch von subjektiv-persönlicher Willkür abhängt.«* Im kollektiven Unbewussten befindet sich nach Jung bereits die Weisheit, die angesammelte Geschichte, unsere gemeinsamen Anlagen, die Quellen unserer höchsten Bestrebungen.

Nach den vedischen Weisheitslehren kommen die Visionen aus dem »Ritam Bhara Pragyam«, berichtet der Physiker und Philosoph Dean BROWN (1983), einer universellen Ebene des Bewusstseins, wo die Dinge existieren, bevor sie einen Namen haben. Erst wenn sie benannt werden, manifestieren sie sich in Masse, Energie, Raum und Zeit. Um mit dieser Erkenntnisquelle in Kontakt zu treten, muss man Raum und Zeit verlassen.

In der Humanistischen Psychologie spricht man von der »Fülle der Weisheit, die in uns wohnt« oder von der »Weisheit des Unbewussten«.

Der Biochemiker Rupert Sheldrake (1993) untersuchte u.a. die außergewöhnlichen Fähigkeiten von Tieren, z.B. wie Tauben ihren Besitzer finden, auch wenn er sich gerade meilenweit von seinem Heimatort entfernt befindet, und ging weiters auch der Frage nach, warum man spürt, dass einen jemand von hinten anschaut. Er stellte die These strukturierender und organisierender Felder auf, die er »morphogenetisch« nennt, um die Entwicklung und die Zusammenhänge lebendiger Organismen zu erklären, und hat mit dem Theologen Matthew Fox (2001) sogar ein Buch über »Engel – Die kosmische Intelligenz« geschrieben.

Bert Hellinger (1994) spricht von der »großen Seele«: *»Manche meinen, sie selber suchten nach der Wahrheit ihrer Seele. Doch die große Seele denkt und sucht durch sie ... Was ich in meiner Arbeit versuche, ist, jemand in den Einklang zu bringen mit dieser Kraft. Ich selbst füge mich dieser Kraft, bin mit ihr im Einklang, und so arbeite ich also mit etwas, das durch mich nur hindurchgeht.«*

Sparrer/Varga von Kibéd (2002) erklären: *»In den Systemischen Strukturaufstellungen zeigt sich das Wissen zwischen uns. Alle wesentlichen Gedanken fließen letztendlich aus der Quelle dieses Wissens. Wir sind nur Gefäße dafür.«* Andere, wie Albrecht Mahr (2013) nennen es »Das wissende Feld«.

»Es gibt einen Traum, der uns träumt«, sagt man bei den Buschleuten in der Kalahari.

»Niemand kann das richtige Gefühl zum Denken haben, der glaubt, dass das Denken etwas sei, das sich nur innerhalb des Menschen, in seinem Kopf oder in seiner Seele abspiele ... Wenn ich durch Gedanken etwas ergründen kann über die Dinge, so müssen die Gedanken erst darinnen sein in den Dingen«, sagt Rudolf Steiner († 1925), zit. nach Regina Obermayr-Breitfuss (2005), die vom »intuitiven Speicher« spricht und auch den Philosophen und Weisheitslehrer Omraam Mikhael Aivanhov († 1986) erwähnt, der diese Erkenntnisquelle den »Kausalkörper« nennt und ihn mit einem Berg vergleicht, von dem aus man die ganze Landschaft überblicken kann.

In der Tradition des indianischen Medizinrades nach Harley Swift DEER und Hyemeyohsts STORM (1990) bedeutet die Position 15 im östlichen Zentrum »die Seele aller Menschen«, wo alles gespeichert ist, was je auf der Welt gedacht und getan wurde.

Der Psychotherapeut, transpersonale Psychologe und Fachmann für Holotropes Atmen Sylvester WALCH (2014) drückt es in »Die Kraft der Inneren Weisheit« so aus:

»Im Kern unseres Wesens wirkt eine geheimnisvolle Kraft, eine Quelle von Inspiration, Entwicklung und Heilung.

Wie eine verborgene Regie scheint sie das Leben zu steuern. Im Inneren wie im Äußeren.

Dieser universalen Weisheit können wir uns immer und in jeder Situation anvertrauen.«

Immer wieder ist einmal in der Beschreibung von »innerem Wissen« die Rede, dann wieder – wie in der schamanischen Tradition – von »wissenden und führenden Wesenheiten«, was, meiner Ansicht nach, bloß eine unterschiedliche Beschreibung desselben Phänomens darstellt.

Der Freud-Schüler C. G. JUNG (1987) begegnete in der außergewöhnlichen Wirklichkeit, die er »Phantasie« nannte, seinem Geistführer, der sich »Philemon« nannte und ihm entscheidende Erkenntnisse vermittelte. Und er betont: *»Wir sind dermaßen in unser subjektives Bewusstsein verwickelt und verstrickt, dass wir einfach die uralte Tatsache vergessen haben, dass Gott hauptsächlich durch Träume und Visionen spricht.«*

Auch Sokrates († 399 v. Chr.) sagt in einem der Dialoge Platons († 347 v. Chr., zit. nach GOLDBERG, 1988): *»Durch die Gunst der Götter stand mir seit meiner Kindheit ein halbgöttliches Wesen zur Seite.«*

Wir Psychotherapeuten sollten uns jedenfalls nicht vereinnahmen und beengen lassen durch den heute vorherrschenden Begriff von Wissenschaft, der in seinem Bereich seine volle Berechtigung hat und bewundernswerte Ergebnisse bringt, aber diese schwer fassbaren, teils unbewussten Vorgänge nur reduktionistisch als Gehirnvorgänge usw. erklären und auf die Frage nach dem Sinn des Lebens keine Antwort geben kann.

Ähnlich beim Umgang mit dem Tod. Medizinern und Therapeuten, angetreten, ihn zu verhindern, erscheint er oft als Niederlage und Versagen. Nach materialistischer Auffassung ist er ohne Sinn. Der Historiker Philippe Ariès († 1984) meint, dass bis zum 17. Jh. die Angst vor dem Tod eher unbekannt war, weil er wie die Geburt als Übergang aufgefasst wurde – man übte die »ars moriendi«, die Kunst des Sterbens. Interessant ist, dass die in eine ähnliche Tradition eingebetteten TibeterInnen Depressionen gar nicht kennen. Erst mit der Aufklärung entstand eine geradezu paranoide Angst vor dem Sterben, bis zu der heute weithin praktizierten Verdrängung.

In vielen existenziellen Bereichen bleibt die Wissenschaft an der Oberfläche, hier ist die »Meta-Physik« gefragt, z. B. auch, was die Liebe betrifft.

»Wir wissen besser, was die Liebe tun kann, als was sie ist«, sagt der Geistheiler Martin Weber (2011): *»Denn auch wissenschaftliche Beweise sagen im Grunde nur etwas über den derzeitigen Stand der Wissenschaft aus, dass es dazu auf wissenschaftlicher Basis keine anderen Erkenntnisse gibt, dass es wissenschaftlich noch nicht erforscht wurde bzw. dass es derzeit nur in geringem Maße möglich ist, im feinstofflichen Bereich wissenschaftliche Beweise zu erbringen. Ist die Liebe erforscht?? Gibt es dazu wissenschaftliche Beweise?«*

Die Untersuchung von heilkundlichen Gemeinsamkeiten in den verschiedenen Kulturen kommt zu ähnlichen Ergebnissen: Der Ethnomediziner Armin Prinz (1993) stellte fest, dass das Phänomen der Bikausalität von Krankheit zu den Universalien medizinischen Denkens und Handelns gehört. Und er bringt ein Beispiel aus Zentralafrika:

»Die Azande nehmen an, dass zum Ausbruch einer Krankheit immer zwei gleichzeitig vorhandene Ursachen nötig sind; einerseits eine ›natürliche‹ wie etwa eine Infektion im weitesten Sinn oder ein Unfall, andererseits eine ›übernatürliche‹... Die Behandlung hat nun ebenfalls in zweifacher Hinsicht einzusetzen.« Und er fordert, *»mit Ernst und ohne ethnozentrisch motivierter, kultureller Überheblichkeit diese Phänomene zu untersuchen und mit unseren medizinischen Gegebenheiten zu vergleichen.«*

»Nur die neue europäische Medizin hat in ihrem Hang zum Dogmatismus immer nur eines dieser beiden Krankheits-Konzepte als ›wissenschaftlich‹ gelten lassen«, bedauert Kurt Langbein (2014).

In »The Age of Insight« (auf Deutsch »Das Zeitalter der Erkenntnis: Die Erforschung des Unbewussten in Kunst, Geist und Gehirn von der Wiener Moderne bis heute«), einem Manifest für eine neue Wissenschaft, bekämpft der Neurowissenschaftler und Nobelpreisträger Eric Kandel (2012) die gegenwärtige arrogante Abgrenzung der Naturwissenschaften von den Geistes- und Humanwissenschaften: *»Ein Hirnscan kann vielleicht die neuronalen Anzeichen einer Depression enthüllen, aber eine Sinfonie von Beethoven enthüllt uns, wie sich die Depression anfühlt. Beide Sichtweisen sind notwendig, wenn wir das Wesen des menschlichen Geistes ganz erfassen wollen, doch nur selten werden sie vereint.«* Kandel ruft zu einem Dialog zwischen Wissenschaft und Kunst auf, wie es ihn schon zur Zeit der Renaissance und im Fin de Siècle um 1900 gegeben hatte.

Denn das mechanistische Weltbild, aufbauend auf Isaac Newton († 1727), greift teilweise sogar zu kurz, was den menschlichen Körper betrifft.

Psychotherapie ist an den Grenzen der Wissenschaft angesiedelt und diese sind eng gesteckt. Es ist eine Grenzüberschreitung, wenn z. B. Physiker aus ihrem Fach heraus Aussagen über die Existenz Gottes machen, genauso, wenn Theologen »physikalisch«, z. B. über den intelligenten Designer, sprechen. So ist es auch fragwürdig, dass die Psychologie vor Jahren an den Universitäten von den geisteswissenschaftlichen ausgegliedert und den naturwissenschaftlichen Fakultäten zugeordnet wurde – vermutlich aus dem gleichen Rechtfertigungsdruck, der auch den Psychotherapiebeirat umtreibt. Ist es nicht interessant, dass wir uns nach wie vor »Psychologen« (das bedeutet: Seelenkundige) und »Psycho-Therapeuten« (das bedeutet: Seelenbehandler) nennen, aber von Seele in der psychologischen und psychotherapeutischen Wissenschaft keine Rede mehr ist, sie von den Hardlinern sogar geleugnet oder mit Hirnfunktionen gleichgesetzt wird? Obwohl es eine Unmenge unterschiedlicher Definitionen gibt: In vielen spirituellen Traditionen wird die Individualseele als Spiegel und Repräsentation der Seele des Kosmos bzw. der Unendlichkeit oder des unfassbaren Urgrundes des Seins verstanden.

»Der Hang vieler Psychologen, sich als Naturwissenschaftler zu definieren«, so die Wissenschafts- und Erkenntnistheoretiker Kriz, Lück und Heidbrink (zit. nach BELSCHNER, 2001), *»dürfte zumindest in manchen Fällen auf erkenntnistheoretisch wie wissenschaftstheoretisch naive ›Science-fiction‹ hinauslaufen, da nicht selten unter ›Naturwissenschaft‹ das Weltbild der Naturwissenschaft des 19. Jahrhunderts verstanden wird. Wenn sich Psychologen heute auf die Naturwissenschaften berufen sollten, um ›subjektive‹ Phänomene wie ›Bewusstsein‹ etc. auszublenden, so würden sie damit nur zeigen, dass sie von moderner Naturwissenschaft wenig verstehen.«*

Das, was man weiß, wenn uns niemand fragt,
aber nicht mehr weiß, wenn wir es erklären sollen,
ist etwas, worauf man sich besinnen muß.
(Ludwig WITTGENSTEIN)

5. Schamanische Weltsicht und Heilpraxis

Schamanismus ist die älteste Weltanschauung, auch die älteste Form von Kunst, Medizin und Psychotherapie etc. und wird von unseren Vorfahren schon seit mindestens 35.000 Jahren vertreten und praktiziert. Eine Einführung finden Sie bei Mircea ELIADE (1954) »Schamanismus und archaische Ekstasetechnik«, über die schamanische Heilpraxis bei Michael HARNER (1994) »Der Weg des Schamanen. Ein praktischer Führer zu innerer Heilkraft« oder auch in meinem Buch (THALHAMER, 2014) »Der Heilungsweg des Schamanen – im Lichte westlicher Psychotherapie und christlicher Überlieferung«.

Ob es sich um eine Religion handelt, da streiten sich die Geister: Manche sprechen von »Naturreligion«. Auf jeden Fall ist »re-ligio«, die Rückverbindung des Irdischen mit dem Übernatürlichen, zentral in der schamanischen Weltanschauung und Praxis. Der Schamane hat, so gesehen, neben anderen nicht nur heilerische, sondern auch priesterliche Funktionen. Andererseits fehlt aber eine Institution mit Leitung und Strukturen.

Ursprünglich meinten die Forscher, dass der Schamanismus in Sibirien entstanden sei. Heute geht man davon aus, dass man an vielen Orten der damals dünn besiedelten Erde etwa zur gleichen Zeit begonnen habe, z. B. ein Leben nach dem Tode anzunehmen, was man u. a. daran erkennen kann, dass man Verstorbenen (symbolisch) eine Wegzehrung mitgab.

Die Grundannahme, dass es außer der mit den Sinnen wahrnehmbaren Realität noch eine übernatürliche Welt, resp. eine andere Dimension unserer irdischen Wirklichkeit gibt, haben (wie vieles andere) alle späteren Religionen übernommen und ist allen religiös Sozialisierten vertraut.

Schon fremder ist unserer Kultur die Vorstellung des Schamanen, dass alles Existierende mit allem anderen in Verbindung steht und der ganze Kosmos gewissermaßen als ein Organismus gesehen wird. *»Sein Anliegen ist nicht nur das erkrankte Individuum, sondern die Störung in der ganzen*

Gruppe, das ökologische Gleichgewicht, in dem die primitive Gesellschaft mit ihrer Umwelt leben muss. Gemessen an solchen Gleichgewichtskriterien, sind uns die schamanischen Kulturen weit überlegen«, schreibt Wolfgang Schmidbauer (1985).

Noch befremdlicher ist, dass man sich schamanisch alle Elemente der Natur als lebendig und beseelt vorstellt, auch die anorganische Materie, weshalb diese Denktradition auch als »Animismus« bezeichnet wird.

Aber unserem abendländischen Denken seit Jahrhunderten völlig fremd ist, dass man diese Verbindung zu den übrigen Teilen der Natur auch nützen kann, um mit ihnen zu kommunizieren – was üblicherweise in Trance geschieht. Obwohl veränderte Bewusstheitszustände in einer Reihe der anerkannten Psychotherapierichtungen geschätzt und zur Heilung genützt werden (s. Kap. 6), geht das doch vielen zu weit, weil es nicht in den aktuellen naturwissenschaftlichen Denkrahmen passt.

Schamanen sind also Mittler und Wanderer zwischen den Welten, gemäß dem Bild des Weltenbaums oder der Weltenachse, das in vielen Kulturen verbreitet ist: Von den drei Hauptteilen des Baumes, Wurzel, Stamm und Krone, stellt der Stamm die Welt dar, die wir mit unseren Sinnen im Wachzustand wahrnehmen. Darum wird unsere Alltagswirklichkeit schamanisch oft auch als »die mittlere Welt« bezeichnet, wobei man sich die anderen Dimensionen als die obere und die untere Welt vorstellt.

Es ist klar, warum Vertreter anderer Kulturen überhaupt nicht verstehen können, dass viele in unserer (wie wir sie bezeichnen) hochzivilisierten Gesellschaft die sichtbare Welt als einzig existierende ansehen. Ob wir denn nicht wüssten, dass der Stamm alleine nicht leben könnte! *»Es unterliegt keinem Zweifel, dass in diesem geschichtlichen Augenblick die westliche Kultur schwer erkrankt ist.«*, sagt der Afrikaner Malidoma Patrice Somé (1996).

Der amerikanische Psychologe und Philosoph William James († 1910, zit. nach Holger Kalweit, 1988) glaubte, der normale Mensch sei nur halb wach und ähnle einem Hysteriker, dessen Wahrnehmungsfeld stark eingeengt ist und der nur in einem sehr begrenzten Ausschnitt seines ganzen Wesens lebt: *»Wir alle haben Lebensreserven, von denen wir nur träumen können.«*

Die verbreitetste Form schamanischer Heilarbeit besteht (s. Eliade, 1954) darin, dass der Schamane in Trance geht und in der »Anderswelt« seine verbündeten FührerInnen und Lehrer aufsucht – vergleichbar den Schutzengeln in der christlichen Tradition – um sich von ihnen führen und unterrichten zu lassen. In Ekstase unternimmt man Reisen in verborgene Realitäten, Parallelwelten, wie wir sie sonst nur aus Mythen und Träumen und aus der Hypnose kennen.

Soweit ich das überblicke, machen die KollegInnen, die sowohl als Psychotherapeuten wie auch schamanisch arbeiten, dies getrennt und hintereinander; z.B. werden manchen Patienten aus der Psychotherapie zwischendurch eine oder mehrere schamanische Heilbehandlungen angeboten oder umgekehrt – was sich meist sehr bewährt.

Ich persönlich zähle mich – die Aufklärung wertschätzend – zu den Skeptikern und frage bei allen unerklärlichen Erfahrungen immer zuerst nach einer natürlichen Erklärung. Ich würde schamanische Trance als Tagtraum oder Phantasiereisen abtun, wären sie nicht so verlässlich und wirksam. Also beuge ich mich der Empirie und bringe, was man nach Ignatius von Loyola (2010) »sacrificium intellectus« nennt, »das Opfer des Verstandes«.

2008 wurde ich für den Fernsehfilm »Kann Glaube heilen?« von Eva-Maria Berger *(2008) gefilmt, als ich gerade eine Patientin behandelte, die einen Tumor in der Wirbelsäule hatte. Ein Arzt wollte sie sofort operieren. Sie war verzweifelt. Ich schließe die Augen und sehe sie rein und klar, hell und ohne jedes Problem. Nach der Anweisung meiner Geistführer soll ich sie von Frauen aus der Gruppe von oben nach unten abstreifen lassen. Sie solle das Licht zulassen, sich durchströmen lassen und sich hingeben. Dann soll sie sich hinknien und dankend die Hände falten. Im Anschluss an das schamanische Heilritual soll sie täglich meditieren, um ihre eigene Größe nicht zu vergessen. Den Tumor soll sie in Ruhe und sich durch ihn nicht irritieren lassen, er spielt keine Rolle und war nur ein Test, ob sie sich aus ihrem spirituellen Weg drausbringen lässt. Die Patientin ist erleichtert. Nach ein paar Wochen schreibt sie mir, dass die erneute Magnetresonanzuntersuchung gezeigt habe, dass der Tumor nicht mehr operiert werden müsse, weil er jetzt so klein sei. Der Radiologe meinte:*

»Den können wir jetzt vergessen.« Seither ist sie nach sieben Jahren und regelmäßiger Kontrolle noch immer ohne Befund.

Medizinern sind solche Rückbildungen bekannt, sie nennen sie »Spontanremissionen«. Es war aber nicht spontan, sondern es ist eine Heilbehandlung vorausgegangen. Natürlich kann man (wie nach einer medizinischen oder psychotherapeutischen Behandlung) nicht wissen, ob sich der Tumor nicht auch ohne rückgebildet hätte. Die Attribuierungen sind ja nie ganz sicher: Es kommt vor, dass man die Gesundung eines Patienten auf die Psychotherapie zurückführt, dabei war in dem Fall vielleicht ausschlaggebend, dass er sich frisch verliebt hatte. Natürlich könnte wiederum der Beginn einer neuen Beziehung auf die Psychotherapie zurückzuführen sein. Das ist ja auch die Crux von Effizienzmessungen (s. Kap. 8), weil sich normalerweise nicht alle relevanten Faktoren kontrollieren lassen und sich immer die Frage stellt, wieweit von einzelnen Fällen (auch wenn es eine ansehnliche Stichprobengröße ist) auf Allgemeingültigkeit geschlossen werden kann. Wie gesagt, ob die schamanischen Erklärungsmuster stimmen, bin ich mir wie bei den medizinischen und psychotherapeutischen nicht so sicher. Aber die Wirkungen sind nicht von der Hand zu weisen. Und wo sich materialistische Mediziner und spirituelle Behandler meist in einer Erklärung einig sind: Es wurden die Selbstheilungskräfte angeregt.

Obwohl nicht jede Schamanin in einer Stammeskultur alles macht und es auch hier Spezialisierung gibt, haben sie meist vielfältige Aufgaben zu bewältigen, auf die hier nicht näher eingegangen wird: Sie haben außer ihren Heilaufgaben auch priesterliche Funktionen, die an den Schnittstellen des Lebens wie Geburt, Erwachsenwerden, Heirat und Tod auf den Plan treten; sie führen die Toten hinüber ins Licht, sind Propheten und Schicksalskundige, geistliche Führer und Berater des Häuptlings und des Stammes. Sie beschwören Jagdglück, Wetter und die Fruchtbarkeit der Erde und begleiten ihr Volk durch die Jahreszeiten-Rituale. Sie sind die Überlieferer der Mythen, Tänzer, Sänger, Künstler und je nach Kultur auch Krieger, Ackerbauer, Viehzüchter oder Jäger. Ihre Hauptaufgabe besteht darin, die Verbindung ihres Volkes mit der übrigen Natur und den transzendentalen Welten aufrecht und in Harmonie zu halten.

Zur Behandlung von Krankheiten, von psychischen und Beziehungsproblemen – einer Hauptaufgabe indigener Schamanen – deutet man

Vorzeichen und Träume, stellt die Diagnose durch Aurasehen, Orakelbefragung oder Pulsdiagnose, durch Untersuchung des Patienten mit Hilfe von Kristallen, durch Diagnostik in Ekstase oder durch Aufspüren von Energieblockaden mit den Händen wie bei Reiki. Oft sind wie in der westlichen Medizin und Psychotherapie mehrere Behandlungssitzungen nötig.

Abgesehen von den Samen in Nordskandinavien, dem einzigen Volk in Europa, wo der Schamanismus nicht ausgerottet wurde und sich durchgehend bis heute erhalten hat, sind zeitgenössische europäische Schamanen nicht von der Gesellschaft dazu beauftragt und praktizieren auch nur Teile der Aufgaben indigener KollegInnen. Meist werden sie wie Ärzte oder Psychotherapeuten aufgesucht zur Behandlung einer Krankheit oder zur Lösung eines Problems. Manche greifen die alten Bräuche auf und veranstalten wie unsere Vorfahren, z. B. zu den Übergängen der Jahreszeiten, Rituale in der Natur.

Eine Hauptform der schamanischen Heilbehandlung besteht sowohl in den Stammeskulturen wie bei uns darin, wie oben beschrieben, dass – im Gegensatz zur klassischen Hypnose – nicht der Patient in Trance geht, sondern der Therapeut: Ich stelle mich – normalerweise unterstützt durch Trommelmusik oder Rasseln – also auf den Klienten ein und sehe dann wie in einem Traumbild, bei mir meist in allegorischer Form, was mit dem Patienten los ist. Das heißt: Von meinen Geistführern wird mir sowohl die Diagnose als auch (ob und wenn ja) wie ich eingreifen kann gezeigt. Ich muss mir keine Gedanken darüber machen, die würden nur den Empfang stören. Das ist vergleichsweise besonders einfach.

Aber wie kann man sicher sein, dass man in den Visionen überhaupt Informationen über den Patienten erhält und nicht bloß über sich selbst? Durch Erfahrung – weil das in Trance Gesehene oft vom Patienten bestätigt wird und, vielleicht noch wichtiger, weil dadurch häufig eine spürbare Verbesserung der Problematik eintritt. Allerdings: *Quidquid recipitur, per modum recipientis recipitur.* – Was immer empfangen wird, wird auf die Weise des Empfängers empfangen, sagten die mittelalterlichen Scholastiker.

Dass in Gruppen oft ein größerer Kreis der TeilnehmerInnen genau die Thematik des Patienten und deren Lösung sieht, sie aber in unterschiedlichen Bildern wahrnimmt, erinnert mich an die Tatsache, dass ein und dieselbe Melodie, auf verschiedenen Instrumenten gespielt, schon unterschiedlich klingt, aber eindeutig erkannt werden kann. So sind m. E. die Bilder über andere, die in Trance aufsteigen, in den Hauptlinien absolut zuverlässig, aber in der Ausdrucksform gefärbt von meiner Lebensgeschichte und meinen persönlichen Erfahrungen: Die Melodie des Anderen wird gespielt auf mir als Instrument. Und nicht immer ist es das Bild von mir als Gruppenleiter, das den Patienten am meisten bewegt.

Ich habe die Erfahrung gemacht, dass mit zunehmender Dauer eines Seminars die TeilnehmerInnen und auch ich selbst immer noch sensibler und treffsicherer werden. Ich habe schon öfters erlebt, dass acht von zehn TeilnehmerInnen bei einer schamanischen Behandlung z. B. die Schlange gesehen haben, die der Patientin zu Hilfe kam.

Manchmal sind die Sitzungen aber schwer auszuhalten:

Das Problem des Inhabers und Geschäftsführers eines Mittelbetriebes, der nicht zur Ruhe kommt, sich zerfranst fühlt und sich immer wieder fragt: Wer bin ich? Was ist mein Platz? Durch meine über fünfzigjährige tägliche Meditationsübung muss ich nur die Augen schließen, um den Alltagsbewusstheitszustand zu verlassen und mich in die anderen Welten zu begeben: Ich sehe den Klienten überstülpt von einer raumgroßen Maschinerie, dem Krieg. In der Folge soll ich den Krieg auf mich lenken, dass er mich an seiner Stelle erfasst, was entsetzlich ist: Ich bin voller Grauen und Tod. Als ich stöhne und verzweifelt weine, will mich der Fallbringer trösten: Ich jage ihn fort und bringe ihn in Sicherheit. Ich lasse ihn durch eine menschliche Mauer, gebildet durch Gruppenmitglieder, vom Geschehen abtrennen. Es dauert, bis sich meine Qual verringert und der Krieg schrumpft. Ich soll die Reste wie auf dem Klo ausscheiden, was mich amüsiert. Dann soll ich mich hinlegen und ausruhen. Immer wieder steigen die furchtbaren Erfahrungen in mir hoch, aber zunehmend werde ich ruhiger. Meine Frauen erscheinen und stärken mich. Dann soll ich die aufwühlende Sitzung beenden. Immer wiederholend soll ich ihm eintrichtern: Es ist vorbei.

Natürlich ist der Psychologe in mir neugierig und möchte wissen, worum es da genau geht und was diese Vision bedeutet. Aber wie der Klient soll auch ich (wie normalerweise immer nach schamanischen Behandlungen) nicht anfangen zu analysieren, zu deuten und zu forschen: Es ist vorbei. Aus schamanischer Sicht wurde der Klient von einer alten, vielleicht Jahrhunderte alten Last befreit, wovon wohl auch die französische Psychodramatikerin und Aufstellerin Anne Ancelin Schützenberger (2003) ausgehen würde, die in ihrer Arbeit Zusammenhänge zwischen aktuellen Problemen und oft Jahrhunderte zurückliegenden Ereignissen fand. Um es klar zu sagen: Eine schamanische Behandlung ist nie die einzig mögliche und die einzig zielführende, aber manchmal kommen Fakten ans Licht, die man durch Nachdenken ohnehin nicht ergründen könnte und deren Aufdeckung und Behandlung meist erstaunlich erfreuliche Auswirkungen zeigt – was mich nach über zwanzigjähriger schamanischer Heilarbeit noch immer staunen lässt.

Anfangs hoffte ich, man könnte sozusagen durch Zauberhand den PatientInnen die oft recht schmerzlichen Wandlungsprozesse und das Trainieren neuer Einstellungen und Verhaltensweisen ersparen. Dem ist aber nicht so. Und man kann auch nichts gegen den Willen von jemandem machen – wir wären ja sonst allmächtig. Wie in einer medizinischen oder psychotherapeutischen Behandlung kann der Patient auch einen schon getanen Entwicklungsschritt wieder zurückgehen.

Über weite Strecken unterscheidet sich schamanische Heilarbeit höchstens in der äußeren Form und in der Nomenklatur von bei uns praktizierten psychotherapeutischen Verfahren (s. Kap. 6), zum Teil geht sie aber weit darüber hinaus und erreicht Problemwurzeln, an die man aufgrund unserer eingeschränkten westlichen Sichtweise gar nicht denken würde, z. B. an die Belastung eines Ortes oder einer Gegend.

2007 wurde ich von der Leiterin einer Organisation gebeten, ob ich schamanisch Gründe erspüren und behandeln könnte, warum seit Jahren die jeweilige Sachbearbeiterin an einem bestimmten Arbeitsplatz immer krank ist. Mehrere mussten in letzter Zeit aus Krankheitsgründen die Arbeit aufgeben. Damit ich unvoreingenommen in die Sitzung gehe, ließ ich mir nicht sagen, um welches Zimmer es sich handelt. Ich gehe schnurstracks auf das betreffende zu, sehe aber die ganzen Räume belastet durch eine Frau, die sich in Schmerzen windet. Es handelt sich diesmal nicht um ein steinaltes Thema. Das Zentrum der Belastung spüre ich ganz eindeutig zwischen zwei Schreibtischen. Obwohl die Frau, die ich in meiner Vision sehe, leidet, wehrt sie sich, loszulassen. Sie hatte vor Jahren hier gearbeitet und war im Stich gelassen worden. Sie sagt: Man ging aus Geldgier über Leichen. Sie kann das nicht vergessen. Nach langem Bemühen meinerseits, ist sie bereit, ihren Groll und ihre Rache aufzugeben. Ich sehe sie nach oben aufsteigen, wo sie schon von Lichtwesen erwartet und willkommen geheißen wird. Dann soll ich noch die Büroräume beruhigen und klären. Sie schauen aus, wie Erde, wenn nach einem langen Winter der Schnee schmilzt. Am Schluss sehe ich alles frei. Die Belegschaft, die ich anfangs über die schamanische Weltsicht informiert und zur Mitarbeit eingeladen hatte, war sehr berührt. Die älteren Firmenangehörigen kennen noch die frühere Mitarbeiterin, die ja schon verstorben war. Der Auftrag an die Leitung: Machen Sie die Geschäfte so, dass sie dem Wohl der Kunden und Mitarbeiter, der Institution und des Universums dienen! Wie mir berichtet wurde, ist die Serie der Krankheiten seitdem vorbei.

So zeigen sich in schamanischen Behandlungen von Krankheiten, Ängsten oder Depressionen oder sonstigen Problemen oft ungewohnte systemische Zusammenhänge, die man in einigen Psychotherapien als Verstrickungen oder als Übernahmen bezeichnen würde.

Eine Ärztin schildert ihr Problem so: »Ich fühle mich von heftiger Emotionalität verdattert, ratio-behindert, gelähmt.« Begänne ich eine psychotherapeutische Sitzung, müsste ich viel genauer Bescheid wissen, worum es geht, dann Hypothesen bilden und mich für die hoffentlich passende Intervention entscheiden. Für eine schamanische Behandlung müsste ich nicht einmal diesen Satz erfahren, weil ich in Trance bildhaft ohnehin sehe, was das Thema ist und wie ich es behandeln soll: Kaum schließe ich die Augen, sehe ich ihre Herzgegend schwer verwundet, schwarz, wie tot. Ich soll den Wundbrand eindämmen und, meinen Anweisungen folgend, schrumpft er bis auf ein armdickes Loch. Eine mehrere Meter lange Schraube durchbohrt waagrecht das Herz der Klientin. Mechaniker kommen, die Schraube zu entfernen. Immer wieder fordere ich sie auf, es ganz behutsam zu machen. Als sie fertig sind, soll ich durch Gesang die Operationswunde abdecken, desinfizieren und schützen. Ein in der Gruppe anwesender Heiler soll sie so lange stärken, bis sie »entlassen werden« kann. Der Auftrag an die Klientin: Sie solle sich in den nächsten Tagen schonen, auch körperlich. Sie ist rekonvaleszent. Aus Stammeskulturen wird berichtet, dass es auch vorkommt, dass bei solchen spirituellen Operationen, wenn nicht äußerst sorgsam gearbeitet wird, Patienten auch sterben können. Inzwischen schrieb mir die Ärztin, dass ihr Leben viel leichter geworden sei und deutete in der bei ihr üblichen vorsichtigen Art, sich mitzuteilen, an, wie sehr sich die Beziehung zu ihrem Partner positiv verändert habe.

Natürlich neigt ein Psychologe dazu, nachzugrübeln, um welche Herzensverletzung es sich gehandelt haben und was bzw. wer mit der Schraube gemeint sein könnte. Schamanisch gesehen ist das überflüssig: Es ist passiert und jetzt ist es gelöst. Meine Vermutung ist, dass es sich um ganz bestimmte Menschen handelt, sei es aus der Lebensgeschichte der Klientin oder um einen ihrer Vorfahren, wie man es in Aufstellungsarbeit oder ähnlichen Techniken immer wieder erlebt. Das Wort »Verstrickung« passt gut, weil es offen lässt, ob die Klientin von einem noch Lebenden oder von einem Toten nicht loskommt. Und wenn von einem Verstorbenen, ob sie ihn nicht loslässt oder ob umgekehrt sie von einem Toten in ihrem Lebensglück behindert wird – was sowohl nach schamanischer Auffassung möglich ist als auch Erfahrungen aus der Familienaufstellung entspricht.

In einer säkularisierten Nomenklatur könnte man das Faktum, dass Lebende von Toten in ihrer Vitalität behindert werden, nach Virginia Satir (†1988) so erklären, dass sowieso alle relevanten Personen, ob noch am Leben oder schon tot, in mir repräsentiert und sozusagen Teile meiner Persönlichkeit geworden sind – was auch dem Freud'schen Konzept der Internalisierung nahekommt und übrigens auch die Wirksamkeit von Einzeltherapie erklärt, weil ja sowieso immer alle in mir da sind.

Aber egal, ob ich die Toten – gemäß der schamanischen Tradition – als reale Entitäten außerhalb von mir auffasse oder als deren Repräsentationen, die in meinem Gehirn gespeichert sind: Auch hier zeigt sich, wie unnötig es ist, sich für eines der beiden Wirklichkeitsbilder entscheiden zu müssen: Warum soll man es nicht auf die eine oder auf die andere Weise auffassen oder sogar einmal so und dann mal anders? Siehe meine Metapher, dass ich ja in verschiedenen Sprachen über ein und dasselbe reden kann, so ich die Sprachen beherrsche. Für die Wirksamkeit – und die sollte für einen Therapeuten vorrangig sein – ist es unerheblich, wie ich es auffasse, was jeder in beiden Richtungen Erfahrene bestätigen kann.

Das aus dem Tungusischen (Sibirien) stammende Wort »Schamane« wurde von den Anthropologen als Begriff für alle Personen in den Stammeskulturen eingeführt, die in Trance mit Hilfe von Geistwesen im Dienst der Gemeinschaft Probleme lösen. Es ist auch bei den Ewenken, wie sie heute genannt werden, ein Fremdwort, kommt wahrscheinlich aus dem Sanskrit und bedeutet »der Erregte, Bewegte, Feurige«, vielleicht auch »der Wissende«; manchmal wird es mit »der Verrückte« übersetzt – die exakte Bedeutung ist nicht eindeutig zu eruieren.

In der europäischen Geschichte sprach man z. B. von »Hexen«. Das Wort kommt wahrscheinlich von »haga zuga« oder »haga zussa«, was so viel bedeutet wie »Zaunreiterin« (die Grenzen überspringt), ein Wort, das angeblich in manchen Gegenden der Schweiz noch verwendet wird. Es weist darauf hin, dass die Person vom Alltagsbewusstsein (schamanisch: der mittleren Welt) in einen Trancezustand (schamanisch: in die Anderswelt) geht, um dort Antworten auf Fragen und Lösungen für Probleme zu finden, und dann wieder in diese Welt zurückkehrt.

In der keltischen Tradition spielten auch sonst Grenzen und Übergänge eine besondere Rolle und noch heute drücken manche Naturheiler dies rituell aus, indem sie am Übergang zwischen Tag und Nacht, auf der Schwelle des Hauses, halb im Tag- und halb im Nachtgewand ihre Zeremonien durchführen. Das erzählte Tom Cowan, der »Die Schamanen von Avalon. Reisen in die Anderswelt der Kelten« (1998) schrieb.

Selten denkt jemand in unseren Breiten beim Wort »Beruf« an die Frage, wer denn da ruft. »Nicht Ihr habt mich erwählt, sondern ich habe Euch erwählt«, heißt es bei Joh. 15,16. Ähnlich versteht man es auch in den Stammeskulturen: Man sucht sich den Beruf des Schamanen nicht aus, sondern wird von den Geistern gerufen. Wie es in der jüdischen Bibel auch von den Propheten berichtet wird, wehren sich die meisten dagegen.

Oft muss man durch eine schwere Krankheit, z. B. Epilepsie, gehen. Die »Initiationskrankheit« (wörtlich: »die Krankheit, die einen auf den Weg bringt«) verschwindet oft, wenn man zu schamanen beginnt. Aber nicht immer. Man spricht dann vom »verwundeten Heiler«. Interessant ist, dass auch die meisten der klinisch Toten, die reanimiert werden konnten, berichten, dass sie, nachdem sie einen Blick in die andere Dimension machen durften, von der sie ungern zurückkehren wollten, daraufhin grundlegend ihr Leben veränderten. Als die Anthropologin und Soziologin Ina Rösing (1990) während eines Forschungsaufenthaltes bei den Kallawaya in den Anden beiläufig erzählte, dass sie vor Jahren von einem Blitz getroffen worden sei, erstarrten alle vor Ehrfurcht: »Vom Blitz getroffen, aber nicht getötet zu werden ist ein Zeichen der Götter, dass ein Mensch heilen soll.«

Manchmal liegt die Begabung, gelegentlich sogar eine hellseherische, in der Familie und wird von Generation zu Generation »weitervererbt«, wie z. B. Galsang Tschinag und Amélie Schenk (1998) von einer tuvinischen 19-Jährigen in der Mongolei berichten, die vom Geist ihrer zuvor verstorbenen Großmutter, der großen Schamanin Pürwü, erfasst und zu deren Nachfolgerin als Schamanin berufen wurde.

Andere werden im Fieber gerufen, in Träumen oder in spontanen Visionen. Sieht jemand plötzlich Geister, die sonst niemand sieht, wird er zum Schamanen geschickt, der überprüfen soll, ob er verrückt oder zum Schamanen berufen ist. Manchmal kommt auch beides vor, wo der Patient erst lernen muss, seine Krankheit unter Kontrolle zu kriegen, damit er dann für andere heilsam werden kann. Von einer spontanen Zerstückelungs-Erfahrung, wie ich sie auch in meiner Praxis immer wieder erlebe, berichtet Winfried Picard (2006) ausführlich als entscheidendem Wendepunkt in der Leidensgeschichte einer schizophrenen Patientin.

Mir selbst sind gelegentliche Visionen seit der Kindheit vertraut. Besonders beeindruckend wegen seiner einschneidenden Wirksamkeit war ein meditatives Erlebnis 1982:

Es erscheinen mir Frauen. Sie entkleiden mich und waschen mich rituell. Dann betrachten sie mein schmerzendes Rückgrat. Sagt die eine: »Das müssen wir reparieren.« Darauf die andere: »Mit Reparieren geht da gar nichts mehr. Diese Teile müssen wir austauschen!« Sie bauen mir drei Wirbel mit den Bandscheiben aus und setzen mir solche aus Wachs und Honig ein. Dann werde ich noch gesegnet. Und die Vision ist vorbei.

Abgesehen von dem Jahr meiner Scheidung blieb ich daraufhin bis heute schmerzfrei. Seit meiner Jugendzeit hatte ich immer wieder unter starken Kreuzschmerzen gelitten. Laut Röntgenbild, sagt der Arzt, müsste das nach wie vor so sein.

Als ich gut zehn Jahre später im Rahmen meiner Ausbildung meine erste schamanische Reise machte – so nennt man die Meditation der Schamanen –, erschienen mir die Frauen wieder. Sie waren sehr erfreut, dass ich sie endlich besuchte. Zu ihnen gesellten sich mein Adler, eine Gruppe von Mönchen und höhere Instanzen, die ich nur gelegentlich aufsuche.

Wie der junge Eleve in einer Stammeskultur erhielt ich die Einführung in das Weltbild und das schamanische Grundrüstzeug von erfahrenen Schamanen. In meinem Fall von der Foundation for Shamanic Studies, gegründet von dem Anthropologen Michael Harner (1994), dessen Forschungsziel es war, herauszufinden, was in den verschiedenen noch existierenden Stammeskulturen gleich aufgefasst und praktiziert wird. Harner entwickelte daraufhin eine verhältnismäßig einfache, zu unserem westlichen Lebensstil passende Form schamanischer Heilarbeit, die sich bez. Wirksamkeit nicht von der in Stammeskulturen praktizierten unterscheidet. Sie wurde unter dem Namen »Core-Shamanism« bekannt. So gibt es durch seine und andere Organisationen inzwischen auch in unserer modernen Gesellschaft wieder zunehmend Frauen und Männer, die ihre Berufung erkennen und ihr folgen.

Die eigentliche Ausbildung erhält man jedoch durch Visionen von Meistern und Lehrern in den anderen Welten. So war das auch bei mir. In diesen, als Initiation erlebten, großen Visionen erhält man bestimmte Befähigungen und den Feinschliff. So brauche ich vor der Behandlung keine Anamnese und mir keine Gedanken über die Diagnose und die therapeutische Intervention zu machen, sobald ich die Augen schließe und mit meinen Geistführern und Krafttieren Kontakt aufnehme, wird mir alles gezeigt. Ich soll bei Ritualen kein Schamanenkostüm und keine sonst üblichen schamanischen Utensilien wie Räucherwerk, Federn oder Kristalle verwenden, sondern nur, was in unserer Kultur beim Meditieren üblich ist. Da manche, wenn sie abschalten wollen, Musik verwenden, tue ich das auch und trommle oder rassle. Die Botschaft war: Zu demonstrieren, dass es sich nicht um einen Import aus Stammeskulturen handelt, sondern dass grundsätzlich jeder Mensch, auch in unserer Industrie- und Dienstleistungsgesellschaft, diese Fähigkeiten in sich trägt (und auch schon bisher unbekannterweise in sich trug) und wirksame Rituale auch in Bluejeans oder im Nadelstreif durchgeführt werden können.

So schließe ich zu Beginn der schamanischen Sitzung die Augen (durch die tägliche Meditation seit über fünfzig Jahren, bin ich sofort weggetreten, wenn ich es möchte), stelle mich auf den Patienten ein und erhalte von meinen Meistern in der anderen Welt ein Bild über seinen Zustand und Aufträge, wie ich ihn behandeln soll. Wenn ich von ihnen den Impuls erhalte aufzuhören, beende ich die Sitzung. Üblicherweise wird von mir die ganze Gruppe eingeladen, bei der Behandlung mitzumachen. Von dem breiten Spektrum schamanischer Aufgaben in Stammeskulturen besteht meine Berufung nur darin, Krankheiten und Störungen zu behandeln, Probleme zu lösen und Brücken zu anderen Heilungsrichtungen zu bauen, was ich auch tue.

Bei einer meiner Expeditionen nach Tuva in Sibirien beobachtete mich eine wegen ihrer Hellsichtigkeit im ganzen Land bewunderte und gefürchtete Schamanin – alle aussichtslosen Fälle wurden zu ihr gebracht – wie ich gerade beginne, einen Patienten zu behandeln. Misstrauisch schaute sie von ferne zu und dachte sich wohl (wie ich das oft im Ausland erlebe): Wie können sich diese Europäer und weißen Nordamerikaner, denen es doch nur um Geld, Besitz und Macht geht, anmaßen, unsere alte Heilkunst zu beherrschen? Natürlich ließ ich mich nicht irritieren. Als die Sitzung beendet war, stand sie erstaunlicherweise immer noch da, strahlte mich an und sagte anerkennend: »Karascho!« (Passt!)

Wenn wir in unserer technisch und wissenschaftlich hochentwickelten Kultur diese uralten Traditionen wieder aufgreifen, handelt es sich, wie gesagt, nicht um einen Import – nach dem Muster: »Erst gründen sie ihren Wohlstand auf der Ausbeutung anderer Länder, jetzt entwenden sie ihnen auch noch ihre Spiritualität.« Nur weil wir in unserer Weltgegend diese Fähigkeiten seit dem Ende des Mittelalters kaum mehr praktiziert haben und die letzten als Hexen verbrannt wurden, ist diese Fähigkeit doch nicht verloren gegangen und wird sogar (s. Kap. 6) heute unter anderen Bezeichnungen wieder hoch geschätzt. Sie gehören zum Humanum und jeder Mensch ist dazu fähig – so wie jeder singen kann. Die Begabteren lassen sich ausbilden und werden SchamanInnen. Für mich ist es schön zu wissen, dass meine Heilarbeit in einer langen Tradition steht.

Bis zur Renaissancezeit war auch in ganz Europa die schamanische Tradition noch verbreitet und nicht fremd. Die Kirche verfolgte ihre VertreterInnen grausam und mit Hilfe des weltlichen Armes wurden viele Sensitive auf dem Scheiterhaufen verbrannt, sodass lange Zeit nur noch Reste aufzufinden waren, wie die WenderInnen und Chiromanten, Beinrichter, Magnetisten, Energieheiler und Handaufleger usw. – so vollständig konnte die spirituelle Heiltradition doch nicht ausgelöscht werden, wie z. B. Paul Uccusic (1984), der spätere Verantwortliche der Foundation for Shamanic Studies in Europa, in seinem schönen Buch berichtet. Eine neuere Studie über die Welt der Geistheiler in Österreich erstellte der Ethnologe Andreas Obrecht (1999).

Die meisten KlientInnen, die zu mir kommen, leiden unter psychosomatischen Störungen, Ängsten, Depressionen und Beziehungsproblemen. Schamanische Heilarbeit ist der psychotherapeutischen ebenbürtig und gleich wirksam. Aber es gibt auch Indikationen und Kontraindikationen.

Z. B. bevorzuge ich bei Beziehungsproblemen die systemische Psychotherapie, weil es in unserer Kultur, wo wir so gern auch verstehen möchten, was passiert, von Nutzen sein kann, wenn man seinen Beitrag zum Problem auch verstandesmäßig nachvollziehen kann. Konkret: Durch welche Einstellungen und Verhaltensweisen man das Problem erzeugt bzw. aufrechterhalten hat und welche Handlungen die Schwierigkeiten entschärfen werden.

Bei Monophobien oder Selbstsicherheitsproblemen finde ich ein verhaltenstherapeutisches Vorgehen mit der systematischen Desensibilisierung besonders einfach und effektiv.

Psychotherapeutische Arbeit bevorzuge ich auch, wenn ich schon beim Vorgespräch merke, dass jemand sein Leben nicht in die Hand nehmen will und gewohnt ist, auf andere zu warten, dass die für sein Wohlbefinden etwas unternehmen. Jetzt soll es nach seinem Wunsch der Schamane tun.

Umgekehrt empfiehlt sich ein schamanisches Heilritual bei KlientInnen, die nichts aus der Hand geben wollen und getrieben sind von der Vorstellung, alles selbst machen zu müssen (und zu können). Die können dann erleben, dass andere – eine Gruppe und der Therapeut – für sie etwas tun, und so (vielleicht erstmals) die beglückende Erfahrung machen, beschenkt zu werden, weil sie dies bisher auch gar nicht annehmen konnten.

Es gibt Problemgruppen, wo eine schamanische Behandlung die Methode der Wahl ist. Z. B. bei Epilepsie – wegen der Möglichkeit, dass es sich um eine Initiationskrankheit handelt. Wenn ja, verschwinden dann die Anfälle dauerhaft ohne jedes Medikament, wenn der Patient seiner Heilberufung folgt.

Auch beim schizophrenen Formenkreis ist eine schamanische Heilarbeit überlegen. Denn sinnvollerweise müssen psychotherapeutische Interventionen hier supportiv, verhaltensorientiert und soziotherapeutisch bleiben. Betroffene PatientInnen werden, wenn möglich, unterstützt bezüglich Partnerschaft, Wohnung und Beruf, was natürlich gut und wichtig ist. Eine intensive, aufdeckende Arbeit an den Ursachen aber wäre gefährlich, weil man den Patienten dadurch in einen Schub treiben und so etwas wie eine Retraumatisierung auslösen könnte.

Durch schamanische Arbeit für einen Psychotiker kann ich aber, ohne den Patienten zu gefährden, sozusagen eine Wurzelbehandlung durchführen und das bearbeiten, wovor er in die anderen Welten geflohen ist, z. B. eine Double-Bind-Beziehung zu seiner Mutter. Ich halte Schizophrenie für eine Fluchtkrankheit: Der Patient wählt nicht wie jeder von uns eine Neurose, sondern geht in andere Bewusstheitszustände, um bestimmte unaushaltbare aktuelle oder frühere Lebenssituationen nicht mehr bewusst ertragen zu müssen. Auch unsere Vorfahren kannten das Phänomen, dass in Extremsituationen ein Teil der Seele flieht, um diese aushalten und überleben zu können, wie wir es bei sexuellem Kindesmissbrauch kennen. Auch aus schamanischer Sicht fehlt einem später dieser Seelenteil als Erwachsener und muss rückgeholt resp. reintegriert werden.

Carlo ZUMSTEIN (1999) hat in seinem Buch »Reise hinter die Finsternis – Aus der Depression zur eigenen Schamanenkraft« aufgezeigt, dass man schwere Depressionen auch als missglückte und stecken gebliebene Reisen in die Anderswelt deuten und erfolgreich behandeln kann. Die Hypothese ist, dass jemand das Alltagsbewusstsein verlässt, aber nicht bei seinen Ressourcen ankommt, sondern auf dem Weg – in einer Problemtrance – hängen bleibt. Man muss ihn dann nur weiterführen.

Auch bei »Austherapierten«, wo nach jahrelanger medizinischer und/oder psychotherapeutischer Behandlung keine Besserung eingetreten war, ist eine schamanische Behandlung manchmal hilfreich.

Aber, wie in Medizin und Psychotherapie, ist natürlich auch schamanische Heilarbeit nicht immer erfolgreich, jedenfalls nicht nach unserer westlichen Auffassung. Sonst wären wir ja allmächtig. Schamanen sind keine Wunderheiler. Wenigstens eine kleine spürbare Verbesserung ist aber normalerweise immer erreichbar. Manchmal gibt es spektakuläre Erfolge und es zahlt sich aus, immer mit dem Schönsten zu rechnen. Manchmal geht es darum, dass jemand seinem Schicksal zuzustimmen, mit seinen Belastungen besser umzugehen lernt, und trotz seiner Erkrankung ein einigermaßen lebenswertes Leben führen kann. Was aber nicht immer gelingt:

Eine junge Mutter ist wegen ihrer progressiven Erkrankung (ähnlich Multipler Sklerose), die erfahrungsgemäß zu Siechtum und Tod führt, verständlicherweise verzweifelt und denkt laufend daran, was sie in absehbarer Zeit nicht mehr wird machen können. Sie ist verbittert und voller Hass auf das Schicksal, auf Gott und auf ihren unverlässlichen Körper. Zur schamanischen Behandlung kommt sie, weil sie in verzweifelter Wut die Genesung herbeizwingen will. Sie wehrt sich, – außer in Selbstmordgedanken, sich mit dem möglichen Sterben auseinanderzusetzen, und erwartet von dem Schamanen ein Wunder.

Bei der ersten Sitzung komme ich gar nicht an sie heran, weil ihre – nachvollziehbare – Verbissenheit sie total einhüllt. Es gelingt nur, sie für den Augenblick etwas zu entspannen. Sie wunderte sich, dass sie seit langem in dem Maß zur Ruhe gekommen war. Als sie mich um eine zweite Behandlung fragt, kläre ich behutsam zuerst, ob auch die Erreichung eines inneren Friedens für sie ein erstrebenswertes Ziel wäre. Als sie zustimmt, bin ich bereit für eine weitere Behandlung: Ich sehe sie wiederum raumgroß von Schwärze umgeben. Sie ist in einem Netz gefangen, ihrem Besetzer, der ihre Familie seit langen Zeiten quält. Und sie ist vergiftet durch ihren Hass auf das Leben und ihre Brutalität, mit der sie alles Schöne gegen sich richtet: »Und das soll bald alles vorbei sein!?« Im Vergleich zur ersten Sitzung ist sie dennoch jetzt friedlich und Friede statt Kampf verbreitet sich in ihr. Das schwarze Gift rinnt aus ihrer Scheide und aus ihren Füßen und Händen. Aufgabe: Sie soll weiter das Loslassen üben, sich entgiften und einen problemfreien Raum in sich erzeugen bzw. wahrnehmen. Ich denke: Es liegt noch eine längere Wegstrecke vor ihr, vielleicht lässt sich ihre schwere Erkrankung nicht mehr stoppen oder rückbilden und sie kann aus ihrer Verzweiflung nicht aussteigen. Tatsächlich brach sie die Behandlung ab, antwortete auch nicht mehr auf meine Einladungen. Ihre Angst vor dem Siechtum war größer, der Hass auf ihren Körper siegte.

Unter Besessenheit darf man sich nicht die reißerische Aufmachung in dem Film »Der Exorzist« vorstellen. Es kommt bei vielen Menschen vor und wird bei uns üblicherweise als »Verstrickung« bezeichnet. Wer hängt denn nicht an irgendwelchen alten Geschichten, die sein Leben beeinträchtigen?

Manchmal soll ich nicht die Gesundung eines Patienten anstreben, sondern ihn zum Loslassen und zu einem guten Sterben begleiten. Dann sehe ich meist schon freundliche, helle Wesen warten, die bereit sind, die Seele hinüberzuführen.

Besonders in Erinnerung habe ich eine Patientin, die trotz mehrerer, üblicherweise todbringender Krankheiten noch einige Jahre lebte, bis sie die symbiotische Überfürsorge für ihr Kind (das »Kind« war schon 32 Jahre alt, hatte längst eine Partnerin und war beruflich erfolgreich) und den tiefen Groll auf ihren Exmann aufgeben konnte. Drei Tage vor ihrem Tod rief sie mich noch an: »Körperlich geht es jetzt zu Ende, ich kann mich kaum noch im Bett umdrehen, so schwach wie jetzt war ich noch nie. Aber seelisch fühle ich mich so leicht und frei wie noch nie in meinem Leben.« Sie ist mit ihrem Leben ins Reine gekommen. Auch wenn es für ihren Körper viel zu spät war, ihre Seele wurde heil und ich freue mich, dass ich sie dabei vier Jahre lang begleiten konnte.

Natürlich stellt sich die Frage: Wann ist eine Behandlung als erfolgreich anzusehen? Das Hauptziel jeder spirituellen Behandlung ist nicht das

Verschwinden der Symptome, sondern dass ich in Einklang mit den spirituellen Welten und der übrigen Natur komme – wodurch sich freilich häufig Symptome zurückbilden oder verschwinden, aber nicht immer.

Ein erfolgreicher und weithin geschätzter Heiler kriegt im Alter die Diagnose Krebs. Metastasen breiten sich bereits in seinem Körper aus. Er lehnt eine Chemotherapie ab, sondern stimmt dem bevorstehenden Ende seines Lebens zu, will mit Hilfe von Medikamenten nur so weit wie möglich schmerzfrei bleiben und mit Hilfe alternativer Heilmittel die verbleibende Zeit mit seiner Frau lebenswert gestalten. Obwohl ich, wie üblich, zu einer medizinischen Behandlung nach dem aktuellen Stand der Forschung rate, ist er froh, von mir dazu nicht gedrängt zu werden. Als ich zu Beginn der schamanischen Behandlung die Augen schließe, ist es still und friedlich wie selten. Sein Leben neigt sich dem Ende zu, nicht bald, aber in absehbarer Zeit. Ich sehe, er geht hervorragend mit seiner Krankheit um. Die Geister bedanken sich bei ihm für das viele Gute, das von ihm sein Leben lang ausgegangen ist. Hunderte seiner Klienten kommen dankbar und wünschen ihm ein gutes Sterben.

Dieses erlebe ich nun berührt: Ein wunderschöner, sanfter, heiterer und friedlicher Übergang – praktisch ohne Schwelle. Drüben warten schon die hellen, freundlichen Gestalten: »Es wird ein Fest sein…!« Weil er sich (typisch Psychologe) immer wieder gefragt hatte, welche Botschaft die Krankheit für ihn habe: Er solle sich darüber keine Gedanken machen und aufhören, an sich zu arbeiten. Er soll die verbleibende Zeit nur noch genießen. Es ist alles getan. Nach der Sitzung spürt er in sich eine große Ruhe, ist berührt und fühlt sich trotz Wehmut sicher getragen.

Wie Sie gemerkt haben: Bei einer schamanischen Behandlung stellt sich nicht nur der Patient, sondern auch der Therapeut auf Empfang, der sich durch seine spirituelle Führung in der Anderswelt, resp. durch das kollektive Unbewusste, seine geschulte Intuition, seine Göttlichkeit, die Weisheit des Unbewussten, durch das »wissende Feld«, oder wie immer man diese Erkenntnisquelle bezeichnet, führen lässt.

Oft erhält man Informationen, die man gar nicht wissen kann. Bestenfalls hätte man sie in einer ausführlichen Anamnese erfahren können, die aber bei einer schamanischen Erfahrung nicht nötig ist, weil einem sowieso in den Visionen alles gezeigt wird, was für die Behandlung wichtig ist.

Zum Beispiel sehe ich bei einer Patientin mit Schmerzen in der Herzgegend, dass sie zwischen zwei Männern steht, zwischen denen sie sich nicht entscheiden kann. Oder bei einer Expedition im Himalayagebiet bricht in einer total abgelegenen Gegend der Chauffeur des Busses wegen einer Herzattacke zusammen. Er kann nicht mehr weiterfahren. Als ich ihn daraufhin behandle, stellt sich heraus, dass er nicht ernsthaft erkrankt ist, sondern dass ihn seine ungerechtfertigte Eifersucht fertig macht. Er hatte geglaubt, dass seine Frau fremdgeht, während er mit Reisegruppen unterwegs ist. Nach der Behandlung ist er schmerzfrei, fühlt sich fit und bringt uns nach der Überquerung zweier hoher Pässe problemlos ins Tal.

Man kann aber natürlich auch für sich selbst schamanisch reisen. Im Unterschied zu der Praxis indigener SchamanInnen, ist es bei uns üblich, nicht nur die Begabten, sondern alle Interessierten in die schamanische Art zu meditieren einzuweisen, – beginnend mit der Kontaktaufnahme zu den eigenen Ressourcen, dem Zentrum der Kraft und der Weisheit – in der schamanischen Diktion: zum seinem Krafttier und seiner spirituellen Führung. Zum einen, weil wir glauben, dass es jedem gut tut, wenn er Zugang zu seinen Ressourcen hat, zum anderen weil es die in unserer demokratischen Kultur besonders hoch geschätzte Autonomie und Unabhängigkeit fördert.

Ich biete besonders gerne solche Techniken wie Meditation oder Autogenes Training an: Wenn man das einmal gelernt hat, hat man zeitlebens eine hochwirksame Technik zur Verfügung, ohne dazu auf einen Trainer, ja nicht einmal auf einen Tonträger angewiesen zu sein. Und es kostet dann auch nichts mehr, was auch nicht zu unterschätzen ist!

Wie bei allen Entspannungs- und Meditationstechniken, ist dabei die regelmäßige Übung entscheidend. In schamanischen Seminaren wird das dadurch geübt, indem man bei den Behandlungen für andere mitmacht, seine Verbündeten in der anderen Welt fragt, ob sie etwas für den Klienten tun können oder ob sie einen beauftragen, selbst etwas für den Patienten zu tun, der gerade behandelt wird. Es ist eine tolle Trainingsmöglichkeit, sein Ego zurückzustellen und sich hinzugeben und führen zu lassen.

Man erhält aber nicht immer die Antworten, die man sich gewünscht hätte. In einem Konflikt hat man sich oft schon zurechtgelegt, dass der andere daran schuld ist. In der Stille der Meditation wird einem aber oft brühwarm der eigene Anteil aufgezeigt. Manche hören daraufhin wieder auf zu meditieren oder schamanisch zu reisen, weil sie sich das nicht anhören wollen. Das erinnert an manche Paartherapien, wo die Frau es nicht wörtlich, aber de facto so ausdrückt: »Ich bringe Ihnen hier meinen Mann. Bitte, reparieren Sie ihn, und wenn er fertig ist, hole ich ihn wieder ab.« Das Gleiche, mit umgekehrten Vorzeichen, denkt sich aber auch der Mann. Manche setzen dann lieber das vertraute Schlamassel fort, damit sie nicht ihren eigenen Anteil am Problem, z. B. ihre Altlast, die sie in die Beziehung mitbrachten, in den Blick nehmen und bearbeiten müssen.

Soweit eine kurze Einführung in das Weltbild und die Praxis schamanischer Heilarbeit – eine sehr wirksame Behandlungsform. Es ist die erfahrenste Heilform in der Geschichte der Menschheit, besonders erprobt und seit Jahrtausenden von Generation zu Generation weitergegeben und um neue Erfahrungen erweitert, – was die Überheblichkeit der abendländischen Psychotherapie, mit ihrer etwa 150-jährigen vergleichsweise recht jungen Geschichte, reduzieren sollte. Kein Wunder, dass die Weltgesundheitsorganisation der UNO fordert, schamanische Heilformen in die westliche Medizin und Psychotherapie zu integrieren. Oft empfiehlt sich eine Kombination psychotherapeutischer und spiritueller Verfahren, wie auch die Kombination von medizinischer und psychologischer Therapie häufig unabdingbar ist.

Einen schönen Überblick bringt Sergio Cruz Crespo (2015) in »Schamanismus und Psychologie – Der Einsatz von schamanischen Methoden in der westlichen Psychologie, Psychotherapie und Traumatherapie«.

Die Seele des Menschen kann nur geheilt werden,
indem er sich den Verbindungen mit den sichtbaren Welten
der Natur und der Gemeinschaft zuwendet wie auch den
Verbindungen mit den unsichtbaren Kräften
der Ahnen und der verbündeten Geister.

(Malidoma Patrice Somé)

6. Westliche Psychotherapie und traditionelle Heilverfahren haben trotz Unterschieden viele Gemeinsamkeiten

Das macht eine eindeutige Abgrenzung, wie sie die Richtlinie verlangt, unmöglich. Sicherlich dringt spirituelle Heilarbeit in Bereiche vor, die durch westliche Medizin und Psychotherapie oft nicht berührt werden. Auch Weltbild und Ziele sind nicht identisch, wie Andreas REIMERS (2005) betont, der sich als Nervenarzt und Psychotherapeut wissenschaftlich auch mit dem Schamanismus bei den Bergvölkern Nepals befasst:

»Während in den modernen Psychotherapien ... die Entwicklung einer angemessenen Ich-Stärke und sozialen Kompetenz sowie eines positiven Selbstbildes als Ziel angesehen wird, betonen traditionelle, schamanische Heilsysteme eher die Rückgewinnung des Platzes in der sozialen Gemeinschaft und in der kosmischen Ordnung. Anders als in der Gestalttherapie, dem Psychodrama und anderen erlebnisorientierten Therapieformen übernimmt nicht der Patient, sondern vorwiegend der Schamane selbst die Rolle, Gefühle, Träume und Konflikte darzustellen, zu verkörpern und zu personifizieren.

Der Patient partizipiert aktiv an der Musik, dem Tanz und den kulturell vorgegebenen Imaginationen des Schamanen und überlässt sich damit dem Therapieprozess, wodurch das Lernen am Modell sowie eine direkte Kraftübertragung stärker in den Vordergrund rückt. Im Gegensatz zu Rogers klientenzentrierter Gesprächstherapie sowie nicht direktiven psychoanalytischen Interventionen, arbeitet der Schamane direktiver und im westlich modernen Sinne nicht erlebnisorientiert. Vielmehr wird im Rahmen der tradierten Denk- und Verhaltensregeln der Mythos als gegenwärtig erfahren, so dass das individuelle Leiden in ihm Aufnahme sowie Lösung findet.«

Wenn ein pubertierendes Mädchen fast jede Nacht ins Bett ihrer Mutter und deren Lebensgefährten schlüpft, weil sie in ihrem Zimmer Geister wahrnimmt, die sie ängstigen, ist auf jeden Fall z. B. eine systemtherapeutische Behandlung ihrer Position im familiären Beziehungsgefüge angezeigt, hat sie doch z. B. ihren leiblichen Vater noch nie gesehen; abgesehen davon, dass die Symptome der Kinder erfahrungsgemäß oft verschwinden, wenn die Eltern oder ein Elternteil therapeutische Schritte unternehmen und in ihrer eigenen Persönlichkeitsentwicklung vorankommen.

Andererseits erscheint eine schamanische Instruktion und Behandlung sinnvoll, weil das Mädchen vielleicht sensitiv ist und so die Seelen von Verstorbenen wahrnimmt, die noch nicht im Reich der Toten angekommen sind, von denen sie sich bedrängt fühlt.

Das sind zwei Behandlungsformen, die man ganz klar voneinander abgrenzen und unterscheiden kann. Abgesehen davon, dass in vielen Stammestraditionen durchaus eine Verbindung beider Sichtweisen angenommen wird, weil nämlich schlimme Erfahrungen, sogenannte Initiationskrankheiten spirituelle Begabungen wecken können, die freilich zunächst oft nur als Belastung erlebt werden. Wie auch immer, im Falle dieses Mädchens geht es offensichtlich um Abgrenzung, egal, ob aus systemischer Sicht von den Problemen der Erwachsenen ihres Familiensystems oder aus schamanischer Sicht von den Anliegen unerlöster Verstorbener. Wenn diese Hypothese stimmt, könnte die Förderung von Abgrenzungsfähigkeit und Individuation, egal in welchem Bereich, sich auch auf den anderen auswirken.

In seinem Buch »Geburt, Tod und Transzendenz« schreibt der Medizinphilosoph, Psychotherapeut und Psychiater Stanislav Grof (1991):

»Es ist eine große Ironie und eine der Paradoxien der modernen Wissenschaft, dass ausgerechnet transpersonale Erlebnisse, die bis vor kurzem mit psychotischen Phänomenen in einen Topf geworfen wurden, ein großes Heilpotential besitzen, das dem meisten, was das allopathische Arsenal der gegenwärtigen Psychiatrie zu bieten hat, weit überlegen ist.«

Trotz einer beachtlichen Schnittmenge (s. u.) besteht wegen der großen Unterschiede im Weltbild nicht die Absicht, eine offizielle Anerkennung schamanischer Heilkunst als Psychotherapie anzustreben. Es geht bloß darum, dass man, wenn die Indikation dafür spricht, auch spirituelle

Behandlungsformen vorschlagen kann, wenn diese effizienter erscheinen, ohne sie in seiner Ankündigung verleugnen zu müssen.

Der bekannte Schauspieler Karl Markovics, Drehbuchautor und Regisseur des Filmes »Superwelt«, in dem eine Verkäuferin behauptet, Gottes Stimme zu hören, sagte dazu kürzlich in einem Fernsehinterview: *»Kann das nicht auch eine Psychose gewesen sein? Kann das nicht eine Krankheit sein? ... Wir sind eher bereit, an Irrsinn und Krankheit zu glauben ... als an Gott ... Wir reden von Freundschaft und Liebe ohne Probleme. Von Gott haben wir trotzdem mittlerweile irgendwie so eine seltsame Abwehrhaltung, als wäre das automatisch etwas, was ich nur für mich behalten dürfte, weil ich ansonsten schon entweder pathologisch oder – was fast genauso schlimm ist – esoterisch wäre.«*

Will man etwa transpersonale Bewusstseinszustände der Trance, wie sie bei traditionellen HeilerInnen oder Schamanen üblich sind, wieder wie bis in die 1940er-Jahre mit psychiatrischen Dissoziationssyndromen gleichsetzen? (vgl. ICD 10, F44.3)

Schamanisch kommt man – wie beim Holotropen Atmen – über veränderte Bewusstseinszustände an die Wurzeln mancher Probleme heran.

Wenn ich beispielsweise zu der gegenständlichen Streitschrift meditiere, erhalte ich immer wieder den Auftrag: »Kämpfe, als ob Du nicht kämpftest!« Leichter gesagt als getan. Meine hohen Weisen resp. meine innere Weisheit finden es richtig, dass dem Reduktionismus, dem Abdriften der Psychotherapie in den Neopositivismus und der Abwertung spiritueller Heilverfahren entgegengetreten wird. Aber in aller Gelassenheit – die ja nicht gerade zu meinen Stärken gehört. Vor allem soll ich die Angriffe des Ministeriums nicht in meine alten Wunden treffen lassen, worauf ich dann mit meiner verzweifelten alten (Kinder-)Wut reagieren würde.

Es ist nicht immer angenehm, was ans Licht kommt und einiges könnte man durch Denken und Reden nie ergründen. Ein Beispiel:

Eine Patientin berichtet (erstmals) über ihr sexuelles Geheimnis, ihre Selbstbestrafungstendenzen, die sie quälen und ihr Energie abziehen, wie sie sagt. Eine Möglichkeit der Behandlung wäre, einen eventuellen Zusammenhang mit dem sexuellen Geheimnis ihres Vaters zu überprüfen, der sich wahrscheinlich an kleinen Mädchen vergangen hat. Ich bevorzuge diesmal eine schamanische Behandlung: Kaum, dass ich die Augen schließe, um in Trance zu gehen, bin ich – versetzt ins Mittelalter – ein kleiner Bub, der zusehen muss, wie seine Eltern und Geschwister sowie die Nachbarn auf der Straße hingeschlachtet werden. Zitternd und in Todesangst flüchte ich (physisch) in einen anderen Raum und verstecke mich unter dem Tisch. Jetzt bin ich außer Lebensgefahr und weg von den heuchlerischen Christen mit ihren scheinheiligen Gesängen. Da metzeln sie uns Juden hin und dann geißeln sie sich wieder und bestrafen sich für ihre Sünden. Allmählich komme ich zur Ruhe und kehre wieder in den Gruppenraum zurück.

Manchmal muss man als Schamane entsetzliche Situationen ertragen, nachher ist man natürlich wieder frei – und unbeschädigt. Je sensibler und sensitiver ein Therapeut ist, umso mehr muss er trainieren, sich verlässlich und sicher wieder rausnehmen und abgrenzen zu können. Das ist nicht leicht, weil man einen helfenden Beruf wohl wegen seines Helfersyndroms ergreift. Das Syndrom hat einen meist recht geschätzten öffentlichen Teil, dass man anderen helfen will, und einen geheimen, dass man die Kümmerei um andere unbedingt für seinen Selbstwert braucht. Viele von uns haben schon als Kinder, vielleicht schon im Mutterschoß, die Ehe ihrer Eltern retten oder die Krankheit der Mutter übernehmen wollen. Das heißt: Wir haben unsere Neurose zum Beruf gemacht. Der Vorteil: Man kann sich besonders gut einfühlen. Der Nachteil: Man sorgt schlecht für sich selbst. Den ganzen Tag fragt man andere: »Wie geht es Ihnen heute?«, – nur sich selbst nicht.

Dazu Wolfgang Schmidbauer (1985), der 1977 das Buch »Hilflose Helfer: Über die seelische Problematik der helfenden Berufe« geschrieben hatte: *»Das ›Helfersyndrom‹ sieht so aus, dass ein Kind Gefühle des Abgelehntseins, der narzißtischen Kränkung, der Wut über Eltern, die nur Leistung fordern und wenig Austausch von Gefühlen ermöglichen, durch die Identifizierung mit dem Idealbild des allmächtigen Helfers abwehrt, der anderen gibt, was selbst vermisst wurde.«*

Ist die Ausbildung gut, was bei den in Österreich angebotenen Psychotherapieausbildungen durchwegs der Fall ist, bearbeitet man das Problem in einer ausführlichen Eigentherapie und Selbsterfahrung. Aber aufpassen muss man zeitlebens, dass man sich – respektvoll seinen Patienten gegenüber – nicht in deren Probleme einmischt. Ich habe von den spirituellen Heilverfahren viel für das Psychotherapieren gelernt: U. a. eben, dass man seinen Klienten nicht die Verantwortung für ihr Leben abnimmt. In der spirituellen Heilarbeit kommt noch ein Element dazu, das sie zur am allerwenigsten anstrengenden macht: Der sogenannte »Heiler« ist in Wirklichkeit gar kein Heiler, sondern nur ein besonders durchlässiger Mensch, der die guten Mächte oder Energien (wie immer sie in den einzelnen transpersonalen Richtungen bezeichnet werden) durch sich wirken lässt und aufpasst, dass er diesen nicht im Wege steht. Er ist wie ein Musikinstrument, das nicht eigenständig erklingt, sondern erst, wenn es vom Musiker gespielt wird.

Während der Behandlung muss man sich wohl als Therapeut oder Berater in die Haut des Klienten versetzen, sonst weiß man ja nicht, worum es geht. Bliebe man aber dort, ginge es einem genauso wie dem Hilfesuchenden, man fühlte sich dann ebenso hilflos und verzweifelt und könnte ihn nicht mehr bei der Lösung der Probleme unterstützen. Es ist also notwendig, wie es auch Friedemann Schulz von Thun in seinem Standardwerk über Kommunikation verlangt, immer wieder hin und her zu »switchen«.

Ähnlich wie in der Familienrekonstruktion nach Virginia Satir oder der Familienaufstellung nach Bert Hellinger, Anne Ancelin Schützenberger oder anderen generationenübergreifenden, ja, im Prinzip in allen tiefenpsychologischen, Verfahren geht man davon aus, dass durch das Bewusstwerden und Aufarbeiten vergangener schlimmer Ereignisse oft die Serie fortlaufender Folgeschäden beendet werden kann.

Manche Problemursachen, z. B. die Belastung eines Ortes, zieht man aber als westlicher Psychologe überhaupt nicht in Betracht, weil diese außerhalb unseres Denkrahmens liegen. Ein Beispiel:

Ein Ehepaar ist voller Angst, weil beim Umbau eines alten Hauses, das es geerbt hat, trotz getroffener Sicherheitsvorkehrungen laufend schwere Unfälle passieren: ein Bauarbeiter stürzte in eine Grube und starb, an derselben Stelle stürzte dann ein anderer mit dem Bagger ab und verletzte sich schwer, ein dritter schoss sich mit einer Maschine einen Nagel in die Hand. In Trance sehe ich einen jüngeren Mann, der von einem wohlhabenden, dicken, schmierigen Herrn schon seit Jahren gefangen gehalten wird. Er war gefoltert worden und total verzweifelt. Es ist nicht einfach, ihn zu befreien und wieder zu

Kräften zu bringen. Aber er fasst Hoffnung. Eine zweite Sitzung zu einem späteren Zeitpunkt ist notwendig.

Das »Gedächtnis« der Natur, eines Hauses oder einer Gegend liegt unserem westlichen Denken besonders fern, wiewohl es außerhalb unseres Kulturkreises und in der ganzen Menschheitsgeschichte als selbstverständliche Realität betrachtet wurde und wird. Ich selbst schätze ja den grundsätzlichen Zweifel, probiere solche überlieferten Auffassungen dann aus und bin selbst immer wieder erstaunt, wie manche Unglücksserien oder Krankheiten genau durch solche therapeutischen Interventionen beendet werden und sich sogar Tumore rückbilden können. Übrigens stellt sich manchmal bei solchen Behandlungen heraus, dass die Ursachen des vorgebrachten Problems nicht in einer örtlichen Belastung, sondern in für westliche PsychotherapeutInnen nachvollziehbareren Zusammenhängen liegen. Abgesehen davon, dass – nach dem Gestalt-Prinzip »Heilend ist immer das Fehlende« – oft die Arbeit an neuen Verhaltensweisen und an den Lösungen angebracht und ein Ergründen der Problemwurzeln kontraindiziert ist.

Nach dem Psychologen, Theologen und Bewusstseinsforscher Renaud VAN QUEKELBERGHE (2007) *»gehören nach wie vor viele veränderte Bewusstseinszustände zum Alltäglichen, denn mehr als ein Viertel der Gesamtbevölkerung berichtet über solche Bewusstseinserfahrungen. Mystische Einheits- und Fusionserlebnisse, unzählige ›peak experiences‹, viele halluzinatorische Phänomene, zahlreiche Synästhesie- und Hyperästhesie-Erfahrungen, z.T. extreme Erlebnisse der Raum-Zeit-Veränderung, Nahtodeserfahrungen, Psi-Phänomene, dies und viel mehr ist eindeutig nicht das Privileg von PsychiatriepatientInnen und lässt sich gleich häufig über alle Bildungsschichten feststellen. ... Ein Psychologe oder Psychiater, der nichts über die hohe Spezifität des ›liminalen Kontextes‹ wüsste, könnte m.E. praktisch alle dort anzutreffenden psychischen- und Verhaltensphänomene als krankhaft, abnorm und unsinnig bezeichnen.«*

»Gehen wir davon aus, dass in allen bisher bekannten traditionellen Kulturen der Mensch Bewusstseinszustände wie Trance, Ekstase, halluzinatorische Vision, entgrenzendes Einheitserleben zum Leben braucht, wie die Luft zum Atmen, dann macht es Sinn, eine Transpersonale Psychologie zu fordern und

zu fördern, die sich nicht der allgemeinen internationalen Psychiatrie und klinischen Psychologie einfach beugt, sondern mutig versucht, auf diesem komplexen Gebiet eigene kreative Wege zu gehen, auf jeden Fall weg von einem wenig differenzierten und wenig kontextsensiblen Reduktionismus. Bislang befasst sich die akademische Psychologie kaum oder gar nicht mit der wissenschaftlichen Erforschung, Beschreibung und Erklärung der Weisheitstraditionen oder spirituellen Schulen«, betont Van Quekelberghe, der in den USA eine »Transpersonale Ranch« gründete, die inmitten unberührter Natur auf einem alten indianischen Gebiet dazu dient, in Kleingruppen von transpersonalen PsychonautInnen gleichsam unter Laborbedingungen die Phänomene um Heilrituale erfahrbar zu machen und zu erforschen. Er geht davon aus, dass die Transpersonale Psychologie auch die herkömmliche Psychotherapie wesentlich befruchten und erweitern würde: *»Es wird m. E. langsam Zeit, dass die theoretische und empirische Psychologie ihre eminente Rolle auf diesem Gebiet, die ihr seit Wundt und James eindeutig zusteht, einnimmt. Die in allen Weisheitstraditionen und spirituellen Schulen berichteten Erfahrungen und Phänomene liegen im Kern des Psychischen – wo denn sonst?«*

Der Psychotherapeut John Welwood und MitautorInnen (1985) finden – in »Awakening the Heart – East/West Approaches to Psychotherapy and the Healing Relationship« –, dass Meditation nicht nur die heilende Beziehung zwischen Psychotherapeut und Patient vorantreibt, sondern dass »awareness and equanimity« die Herzöffnung beider fördert. Sie sehen in der Haltung liebevoller Güte eine Haupt-Schnittstelle zwischen Psychotherapie und Meditation.

Manchmal ist eine psychotherapeutische Behandlung nur so durchführbar. Ein Beispiel:

Klara erschien auch beim zweiten Mal mit blauen Flecken und einem blauen Auge zur Therapiesitzung. Sowohl sie als auch ihr fünfzehnjähriger Sohn wurden regelmäßig von ihrem neuen Partner geschlagen. Wider Erwarten folgte er meiner Einladung und kam zur nächsten Sitzung: ein Schlägertyp. Ich fand ihn sofort abstoßend. Das verstärkte sich noch, als er mir erklärte, dass er Nazi sei und eben Zucht und Ordnung wichtig fände. Aus war es mit meiner therapeutischen Distanz! Ich war seit meiner Zeit als Leiter einer linkschristlichen Bewegung in der 1968er-Zeit immer im antifaschistischen

Kampf engagiert gewesen. Und er hatte mich wohl auch an meine eigene Aggressivität erinnert.

So bat ich um eine Unterbrechung und entspannte mich meditativ. Mein Widerwille ging langsam zurück. Ich ging tiefer und tiefer, bis ich die furchtbare Lebensgeschichte des armen Mannes wahrnahm. Ich sah ihn als Opfer, dem schlimm mitgespielt worden war. Mein Herz füllte sich mit Traurigkeit und Mitgefühl und ich spürte tröstende Impulse.

Hätte ich nicht die Alltagswelt verlassen, ich hätte nicht weiterarbeiten können. So aber konnte ich anschließend die Sitzung, alle drei liebevoll begleitend, zu Ende bringen. Drei Wochen später war übrigens die Frau fähig, sich von dem Mann zu trennen.

Inzwischen wurde die hohe Wirksamkeit von Meditationen in vielen empirischen Studien belegt, wie auch Kurt Langbein (2014) in dem Kapitel »Dem Hirn heilen helfen« berichtet: So kann u. a. Yoga das Immunsystem stärken und das Herz-Kreislauf-Risiko senken oder Achtsamkeitstraining bei Schmerz, psychischen Störungen und sogar bei Krebs helfen.

Achtsamkeit im Sinne von Meditation und nicht bewertender Wahrnehmung emotionaler Befindlichkeiten hat belegte emotional deeskalierende Wirkungen (s. u. a. Glasenapp, 2013). Über Studien, die die Wirksamkeit von Achtsamkeitsmeditation als klinischer Intervention belegen, berichten Buchheld/Walach (2001) oder Anton Bucher (2014), u. zw. bei verschiedensten Problemlagen, z. B. bei der Behandlung von chronischen Schmerzen und psychosomatischen Problemen, von Traumen, Selbstunsicherheit, Ängsten und Depressionen, von Paarproblemen und Sexualstörungen, Burnout, Borderline-Störungen und selbst von Drogenabhängigkeit.

Interessant ist auch das aktuell laufende »ReSource«-Projekt, eine weltweit einzigartige, groß angelegte Studie, unter der Leitung von Tania Singer vom Max-Planck-Institut für Kognitions- und Neurowissenschaften in Leipzig, in dem die Wirkung verschiedener Meditationsformen verglichen werden (https://www.resource-project.org/home.html – Abruf vom 6.5.2015). Darüber schreibt Kai Kupferschmidt (2015) in der Süddeutschen Zeitung:

»Immer noch halten viele Menschen die Meditation für eine rein religiöse Praxis. Dabei entfaltet sie messbare Wirkung – auf Gehirn, Gedanken und Gesundheit ... Tania Singer: ›Die Frage ist eigentlich nicht mehr, ob Meditation einen Effekt hat, sondern welche Meditation welchen Effekt hat, wie groß der ist und wie lange es dauert, bis er sich einstellt.‹ ...

Das von ihr konzipierte mentale Training, so sagte sie kürzlich bei einem Vortrag in Davos, soll es ›Gesellschaften ermöglichen, ihr Mitgefühl zu kultivieren und eine neue Art solidarischer Volkswirtschaften aufzubauen ... Das ist kein Luxus in unserer Welt, sondern dringend nötig.‹ ... Das MPI-Projekt ist symptomatisch dafür, dass sich längst auch die seriöse Forschung für Meditation interessiert.«

Ähnlich sieht auch der Verhaltensmediziner und Meditationslehrer Jon Kabat-Zinn (2008), der die »Mindfulness-Based Stress Reduction« entwickelt hat, Meditation nicht nur für die individuelle Gesundheit und Entwicklung von Bedeutung, sondern auch entscheidend für den Fortbestand der Menschheit: *»Der Königsweg zu dieser Belebung der Weisheit der Sinne ist die Achtsamkeit. Ihre heilsame Kraft ist in der buddhistischen Meditationspraxis seit zweieinhalb Jahrtausenden erforscht, erprobt und angewendet worden«*, schreibt er in seinem Buch »Zur Besinnung kommen: Die Weisheit der Sinne und der Sinn der Achtsamkeit in einer aus den Fugen geratenen Welt«. Die psychotherapeutische Wirksamkeit liegt auf der Hand, denn es geht darum, sich durch seine Glaubenssysteme, Vorstellungen und Vorurteile nicht den Blick verschleiern zu lassen. Ein Chefarzt, der gemeinsam mit seinen Mitarbeitern und Patienten meditiert? In Deutschland und Österreich noch schwer vorstellbar, in Amerika oft klinischer Alltag. Kabat-Zinn liegt die Annäherung von Wissenschaft und Meditation am Herzen.

Sicherlich ist »Ich-Stärkung« – ein Hauptziel von Psychotherapie – nicht das Gleiche wie die »Überwindung des Ego«, die praktisch in allen spirituellen Richtungen entscheidend ist. Während Sigmund Freud in seinen »Vorlesungen zur Einführung in die Psychoanalyse« sagt: *»Wo Es war, soll Ich werden«*, und auch C. G. Jung die Individuation als ein Hauptziel der Psychotherapie ansah, schreibt Paulus in seinem Brief an die Galater 2,20: *»Nicht mehr ich lebe, sondern Christus lebt in mir.«*

Freilich sollte ich, entsprechend Thomas von Aquins (†1274) christlicher Doktrin »Gratia supponit naturam – Die Gnade baut auf der Natur auf«, erst ein starkes Ich haben, bevor ich es zugunsten von Erfahrungen des Eins-Seins, von Verbundenheit und Interdependenz relativieren kann, weil ich merke, dass das Ego keinen absoluten Wert darstellt. Der Baptistenpastor und Menschenrechtsaktivist Martin Luther King (†1968) lebte nach der Devise: *Kein Problem wird gelöst, wenn wir darauf warten, dass Gott sich darum kümmert.*

Auch in der Küche sind Götter, sagten schon die alten Griechen und ein Zen-Spruch lautet: *Vor der Erleuchtung Holz hacken, nach der Erleuchtung Holz hacken.*

Lorenz Marti (2006) führt in seinem humorvollen Buch über Mystik »Wie schnürt ein Mystiker seine Schuhe? Die großen Fragen und der tägliche Kleinkram« seine Leser mitten ins Herz des Alltäglichen.

Ein spiritueller Weg, der nicht in den Alltag führt, ist ein Irrweg.
(Willigis Jäger)

Im Gegensatz zu weltverachtenden und aufs Jenseits vertröstenden Formen, die es in fast allen Religionen gibt, ist in der ältesten Form von Medizin, Psychotherapie und Spiritualität, der schamanischen, das Abgehoben-Sein, wie es auch in manchen esoterischen Kreisen üblich ist, undenkbar. Denn das irdische Leben hier und jetzt ist das ausdrückliche Ziel schamanischer Spiritualität: Es geht um ein erfülltes Leben, das in der Sicht unserer Vorfahren nur in Verbindung mit den übernatürlichen Welten und im Einklang mit der übrigen Natur erreichbar ist. Dazu macht sich der Schamane in Trance auf die Reise in die anderen Welten, um die dortigen Ressourcen für das Alltagsleben seiner Anvertrauten zu nützen und so Lösungen für Probleme und Heilung von Krankheiten in diese Welt zu bringen. Aber unsere Ahnen nützten außer ihren spirituellen Begabungen natürlich auch ihre nüchterne Denkfähigkeit und gingen bei der Entwicklung von Geräten und Wirtschaftsformen wie wir mit der Methode »Trial and Error« vor.

Es geht eben nicht um ein Entweder-oder. In der religiösen Sprache wird es in dem Gorch Fock (†1916) zugeschriebenen Aphorismus so formuliert:

Gottes sind Wogen und Wind, Segel aber und Steuer,
dass ihr den Hafen gewinnt, sind euer.

Säkularisiert ausgedrückt – ich vertrete ja die These, dass man spirituelle Vorgänge auch in einer weltlichen Sprache, ohne spirituelle oder religiöse Vokabel beschreiben kann: Lasst euch von der Weisheit des Unbewussten, resp. euren Selbstheilungskräften, inspirieren und führt diese Erkenntnisse mit Verstand und Willen durch! Eine Aufforderung, in Verbindung mit etwas, das die Vernunft übersteigt, das Leben aktiv in die Hand zu nehmen.

Man geht so weder in die Falle einer Abgehobenheit und Weltverachtung mancher religiösen oder esoterischen Kreise noch in die Falle einer fanatischen Verbohrtheit, wie sie sich manchmal bei gesellschaftlich Engagierten zeigt.

Als ich Anfang der 1970er-Jahre überlegt hatte, ob ich nach fünf Jahren als Priester nun als zweites Studium Politikwissenschaft oder Psychologie wählen sollte, machte mir Horst Eberhard Richter Mut, dass Psychologie und Psychotherapie nicht die Menschen etwa im Frieden an die kapitalistische Wirtschaft anpassen und im Krieg nicht daran, dass man beim Töten kein schlechtes Gewissen haben müsse. Denn so hätte man gesellschaftlich eine systemerhaltende Funktion und entspräche der spöttischen Bemerkung von Karl Kraus († 1936): Psychoanalyse sei jene Geisteskrankheit, für deren Therapie sie sich hält.

Das wäre so, wie wenn eine allabendlich von ihrem Mann geschlagene Frau das Autogene Training lernen will, damit sie nicht mehr so stark unter den Schlägen leidet.

Ganz im Gegenteil: Werden psychotherapeutische oder spirituelle Heilarbeit seriös angewandt, haben sie eine emanzipierende Wirkung.

Ein Beispiel: *Ein Mechaniker traute sich nach Jahren erstmals, seinem Meister zu sagen, dass er nicht weiter so geringschätzig von ihm behandelt werden wolle. Besonders ein Spitzname hatte ihn immer verletzt. Der Meister antwortete: »Ist in Ordnung. Das hättest du mir schon früher sagen können« und hielt sich auch daran.* Dem war nicht etwa ein Selbstsicherheitstraining vorangegangen, sondern »nur« der Rückzug in die Stille, wo der Mechaniker diesen starken Impuls erhalten hatte, dem er nun gefolgt war. Ich, als Psychotherapeut, hatte gar nicht von diesem Problem gewusst.

Ich halte Handlungsanweisungen, die jemand aus dem Inneren resp. der Anderswelt erhält, ohnehin für präziser und verlässlicher, als man sie als Psychotherapeut geben könnte.

Mir war als Leiter einer linkschristlichen Solidaritätsgruppe wichtig, dass der Widerstand gegen die ungerechten Verhältnisse auch psychologisch und spirituell unterstützt werden konnte. Bestärkt wurde ich hierbei durch das Beispiel des evangelischen Theologen Dietrich Bonhoeffer, der sich aus christlicher Verantwortung heraus aktiv am Widerstand gegen den Nationalsozialismus beteiligt hatte.

Als Spätfolge meines politischen Engagements in der 1968er-Bewegung, schicke ich fast täglich an eine Menge InteressentInnen einen Newsletter mit politischen und wirtschaftlichen Hintergrundberichten aus, um etwas gegen die Verblödung durch die Boulevardmedien zu tun.

Die Ältesten vieler Stammeskulturen halten heute die gemeinsame Anstrengung aller Willigen weltweit für das Wohl der Erde notwendig.

»Verstand und Herz müssen wieder zueinander finden«, sagte Pablo Russel, ein Ältester und Medizinmann des Blackfoot-Blood-Stammes in Kanada 2005 beim Pacha-Mama-Kongress in Wien: *»Der Büffel hat mich hierher geschickt, um euch zu sagen, was ihr vielleicht vergessen habt.«*

Angesichts der weltweiten Krisen haben sich fast alle traditionellen Weisen, Heiler und Schamanen entschieden, ihr Wissen auch für den Westen zu öffnen. Ein Ältester der Hopi (der Stammesname bedeutet »friedfertig«) sagte vor ein paar Jahren in Oraibo, Arizona/USA: *»Die Zeit des einsamen Wolfes ist vorbei. Kommt zusammen! ... Wir sind die, auf die wir gewartet haben.«*

Dietrich Bonhoeffer (1966) spricht in einem der Briefe, die er aus der Haft im Gestapo-Gefängnis in Berlin schmuggeln konnte, vom »religionslosen Christentum«. Und so wie der spirituelle Hintergrund für das gesellschaftspolitische Engagement von M. Gandhi († 1948), M. L. King († 1968), N. Mandela († 2013), Dorothee Sölle († 2003) und der Theologen der Befreiung u.v.a.m. eine große Rolle spielt, verweigerte der evangelische Theologe Bonhoeffer ebenfalls dieses Entweder-oder und verband Spiritualität und politisches Engagement. Wegen seiner Beteiligung am

Widerstand gegen Hitler wurde er verhaftet und schrieb kurz vor seiner Ermordung im KZ Flossenbürg 1945 den berührenden Text:

Von guten Mächten wunderbar geborgen,
Erwarten wir getrost, was kommen mag.
Gott ist mit uns am Abend und am Morgen
Und ganz gewiß an jedem neuen Tag.

Im Gegensatz zu der diskriminierenden Richtlinie des Gesundheitsministeriums sollte auch in einer psychotherapeutischen Behandlung dieses Entweder-oder vermieden werden.

Wenn ein Patient somatisiert, weil er keinen Sinn in seinem Leben findet, werde ich als Therapeut ihn bei der Sinnfindung unterstützen. Vielleicht werden manche KollegInnen Klienten mit diesem Problem zu einem spirituellen Therapeuten weiterschicken, aber warum sollte ein Psychotherapeut, der auch transpersonale Fähigkeiten und Ausbildungen hat, den Patienten nicht auch auf diesem Weg unterstützen? – Daran sollten ihn kurzsichtige Richtlinien nicht hindern.

Auch nicht daran, solche Angebote in sein Programm aufzunehmen. Wenn Peter SCHULTHESS (2015) am Schluss seines Artikels schreibt: *»Auf keinen Fall maße ich mir an, zugleich Psychotherapeut, Seelsorger, Meister oder Schamane zu sein«*, können seine PatientInnen froh sein, denn dazu braucht man Begabung, Ausbildung und Erfahrung. Denn auch wir sind gegen »Junge Leute ohne Ausbildung« und »Scharlatane«, wie er – Fritz Perls zitierend – schreibt.

Für mich ist es dabei selbstverständlich, dass ich nicht hausieren gehe oder jemanden missionarisch bearbeite. Aber wie ich mich mit einem Ausländer in einer ihm verständlichen Sprache unterhalte, wenn ich kann, so finde ich es angemessen, meine PatientInnen dort abzuholen, wo sie stehen. Nachdem ich sowohl katholischer Theologe, Psychologe/Psychotherapeut und Schamane bin, kann ich problemlos die Sprachen wechseln. Ich praktiziere ja alle drei Heilformen und konnte durch die Erforschung der drei Richtungen auch in mir selbst einen inneren Frieden herstellen.

Ende der 1960er-Jahre wurde die »Humanistische Psychologie« von einigen ihrer Vertreter mit der »transhumanistischen«, später als »transpersonal« bezeichneten, ergänzt. So ist es kein Wunder, dass Abraham Maslow (1982), der neben Carl Rogers, Fritz Perls u. a. zu den Vertretern der »Humanistischen Psychologie« gehört, zugleich zu den Initiatoren der Transpersonalen Psychologie gehört. Zu deren bekannteren Vertretern zählen Stanislav Grof, Frances Vaughan, Roger Walsh, Ronald D. Laing, Charles Tart und Ken Wilber. Nicht unerwähnt soll einer der Gründer der Anonymen Alkoholiker bleiben: Bill Wilson, der von C. G. Jung mit dem bekannten Bonmot unterstützt wurde:

»Spiritus contra spiritum – Spiritueller Geist gegen Weingeist«. Europäische Vertreter sind u. a. C. G. Jung, Roberto Assagioli, Karlfried Graf Dürckheim und Viktor Frankl. Eine gute Übersicht findet sich bei Renaud Van Quekelberghe (2007).

»Transpersonal psychology is an integration of modern Western psychology and the wisdom of the old spiritual traditions. Its spirituality is based on self-exploration, on experience, and on the participation in the wisdom of the mystics all over the world, in the understanding of shamanic healing processes, and the realization of world spiritual traditions core understanding of modern life.« (http://www.reidman.co.il/files/wordocs/EUROTAS%20NEWSLETTER%20No%2070%20August%202013.pdf – Abruf vom 10.12.2014)

Manche sprechen von »Weisheitstherapie«.

Ingo Jahrsetz/Vladimir Maykov (2013) erklärten am ersten Eurasischen Kongress für Psychotherapie in Moskau mit dem Titel »Psychotherapy Without Borders: Past, Present and Future«:

»Transpersonal – is the newest and a very effective area of psychology and psychotherapy, the research and therapy into the depths of the psyche, personality development and consciousness dynamics processes.

It takes a philosophical and scientific view of the experience, techniques and concepts of religious and spiritual traditions of the world. Our aim is to get patients to touch their core identity, where they will feel more able to express them-

selves freely, to know themselves as human beings, to have better understanding of the how and why of their behaviour, and this is where we are close to many other approaches to Psychotherapy.

The specifics in this, concerns the fact that we want our patients to learn different ways to know and manage their minds, their conscious states and their identity.«

Dennoch versteht Stanislav Grof (1987) die Arbeit mit veränderten Bewusstseinszuständen, die er holotrop nennt, nicht als typisch psychotherapeutisch. Denn der Heilungsprozess werde vom »Inneren Heiler« durchgeführt, den man in veränderten Bewusstheitszuständen aktiviert, und nicht vom Psychotherapeuten, der nur als Ermöglicher fungiere.

Doch was unterscheidet Grof von Rogers (1972), der betont, dass jeder Mensch ein riesiges Potenzial in sich hat, das ihn befähigt, sich selbst zu begreifen und seine Selbstkonzepte, seine Grundeinstellung und sein Verhalten zu verändern. Nur weil Rogers andere Zugänge zu dieser inneren Weisheit wählt als Grof? Auch nach Rogers, dessen Therapieform eine Zeit lang sogar »nondirektiv« geheißen hat, ist der Therapeut »nur« Facilitator.

Apropos Rogers: Die Divergenzen zwischen verschiedenen Therapierichtungen nehmen Hans-Joachim Fietkau und Lieselotte Thiede in leichter Selbstironie aufs Korn – was ich zur zwischenzeitlichen Erholung gerne einfüge:

Rogers unser,
Der Du bist in Kalifornien,
geheiligt werde Dein Menschenbild.
Dein Encounter geschehe
Wie in La Jolla
Also auch in Hamburg.

Unsere tägliche Selbsterfahrung gib uns heute
Und vergib uns unsere Ratschläge,
wie auch wir vergeben den Verhaltenstherapeuten.
Und verführe uns nicht in die Untersuchung,
sondern erlöse uns von den Analytikern.

Denn Dein ist die verstehende Einfühlung
Und die Echtheit
Und die Wärme
In der Therapie.
Mhm, mhm, mhm.

Bei aller Kenntnis der Unterschiede in den Traditionen, Weltbildern und äußeren Formen: Ich stelle in der Wirkung keinen Unterschied fest, wie auch immer ich diese Heilkraft, dieses »therapeutische Tertium« benenne, und sehe es wie die amerikanische Psychotherapeutin Jeannette M. GAGAN (2000), die ebenfalls schamanische Heilmethoden anwendet: *»Die Welt der Geistwesen, mit denen man während des Reisens in Kontakt kommt, ist nichts Anderes als die Landschaft des kollektiven Unbewussten.«*

Michael HARNER (2011) schreibt in seinem erhellenden Artikel »Wenn Geister Träume schicken – eine core-schamanische Traumtheorie«:

»Traumdeutung war von jeher für den Menschen von großer Bedeutung. Auf allen bewohnten Kontinenten entwickelten und erprobten Schamanen durch Jahrtausende Methoden, um Träume zu verstehen. Der Schlüssel hiezu waren ihre spirituellen Werkzeuge für die Arbeit mit Geistern. Sowohl schamanische Techniken als auch ›Verkehr mit Geistern‹ wurden von der Kirche verboten und folgerichtig im Zeitalter der Aufklärung als Spintisiererei abgetan.«

Womit sich Harner als Ethnologe freilich nicht beschäftigt, ist, dass in unserer Kultur in den generationenübergreifenden Auffassungen und Behandlungsmethoden von BOSZORMENY-NAGY/SPARK (2013) oder Bert Hellinger (s. WEBER, 1993) zu ganz ähnlichen Schlüssen kommen: Die von Harner und vielen anderen beschriebenen Erfahrungen und Deutungen der Stammeskulturen haben auch in unsere modernen Psychotherapiemethoden Eingang gefunden oder wurden neu entdeckt, sie werden bloß anders bezeichnet, wenn z. B. Bert Hellinger den ethnologischen Befund der Besessenheit »Verstrickung« oder »Identifikation mit Vorfahren« nennt.

Wie immer man sie bezeichnet, es handelt sich um für die Gesundheit und das Wohlbefinden erheblich wirksame Faktoren und es ist dabei unerheblich, ob sie personalisiert werden oder nicht. Real wirksam sind sie auf jeden Fall, wie jeder Praktiker bestätigen kann.

Es wäre zu begrüßen, wenn die Vertreter der verschiedenen Disziplinen die Scharniere ihrer Scheuklappen ölten, die Wurzeln ihrer Therapierichtungen würdigten, ihre Angst, die Reinheit ihrer Lehre zu beflecken und deren Ausschließlichkeit zu verlieren, ablegen und so über ihr Fachgebiet hinausblicken könnten. Sie würden erstaunt erkennen, dass verschiedene Traditionen, aufbauend auf ihren Erfahrungen, das Selbe mit verschiedenen Worten ausdrücken. Siehe dazu auch die – auf schamanische Traditionen aufbauende – katholische Auffassung von Besessenheit, deren offensichtlich noch immer recht lieblosen Umgang mit PatientInnen ich allerdings scharf kritisiere (siehe mein Aufsatz »Exorzismus – Kritische Anmerkungen aus schamanischer Sicht« (Thalhamer, 2011).

Es steht ja außer Frage, dass bestimmte Formen von Glauben, Religion und Spiritualität auch schaden können, wie Tilmann Moser (2011) schon 1980 in seinem Buch »Gottesvergiftung« ausführlich aufgezeigt hat. Man spricht ausdrücklich von ekklesiogenen Neurosen. Besonders, wenn Angst vor einem strafenden Gott, vor Hölle und Teufel, vor dem Tod oder ein Gebot zu übertreten gefördert wird, Schuldgefühle und Selbstbestrafungstendenzen eingeimpft werden und alles, was nicht dieser fundamentalistischen Einstellung entspricht, verteufelt wird, wie dies oft in evangelikalen Kreisen vertreten wird. Oder wenn beispielsweise der spanische Priester Escriva de Balaguer, der Gründer der reaktionären Organisation »Opus Dei«, verkündet, der Mensch sei Unrat.

Gefährlich sind religiöse Gruppierungen oder Sekten, die absoluten Gehorsam verlangen, zur Konformität zwingen und keine abweichende Meinung oder Kontakte mit der übrigen Welt dulden. Manchmal, wie von Scientology-Aussteigern berichtet wird, muss man regelrecht von Gehirnwäsche sprechen – wo Hingabe an das Göttliche mit Selbstauslieferung an einen Führer verwechselt wird.

Dass Peter Schulthess (2015) transpersonale Verfahren als »regressionsorientiert« in der Nähe von Faschismus verortet (»hin zu mehr Führertum und Gefolgschaft«), zeigt zwar seine Schlagseite, ist aber dennoch ein ernstzunehmender Hinweis, weil es ja tatsächlich esoterische Bewegungen mit einer solchen Ausrichtung gibt. Immerhin waren Martin Heidegger, Carl Gustav Jung oder Karlfried Graf Dürkheim und übrigens auch Johannes Heinrich Schultz tatsächlich eine Zeit lang fasziniert vom Hitler-Faschismus.

Vollends in Misskredit gebracht wurden insbesondere schamanische Auffassungen durch den Germanenkult führender Nationalsozialisten und durch ihre satanischen Zirkel. Entsetzlich ist ebenfalls, wenn Sektenführer in ihrer Verblendung ihre Gruppierung zu kollektivem Selbstmord aufrufen. Das sind jedoch Irrwege und Fehlentwicklungen, wie der sexuelle Missbrauch von Kindern in der Otto Mühl-Kommune in den 1970er- und 1980er-Jahren aber auch die schwarze Magie und der Schadenszauber, der in manchen Stammeskulturen praktiziert wird.

Gott sei Dank lässt sich seriöse und stimmige Spiritualität ziemlich leicht von unechter unterscheiden: Alles, was nicht zu einer Relativierung des Ego und in der Folge zu Güte und umfassendem Wohlwollen führt, ist fragwürdig. *»Kontemplation, um Liebe zu erlangen«*, fordert Ignatius von Loyola (2010) in seinem Exerzitienbuch und: *»Die Liebe muss mehr in die Werke gelegt werden als in Worte.«* Von zentraler Bedeutung ist für ihn die schon auf Paulus (z. B. 1 Kor 12,10) zurückgehende Unterscheidung der Geister: *»Ich setzte voraus, daß es dreierlei Gedanken in mir gibt: solche, die mein eigen sind und allein meiner Freiheit und meinem Willen entspringen, während die beiden andern von außen kommen: der eine vom guten, der andere vom bösen Geist.«*

Problematisch ist auch, was man »Fast Food Spiritualität« nennen könnte: Wenn sich jemand nach einem Wochenendseminar mit Allmachtsphantasien an die Rettung der verderbten Menschheit macht – noch dazu meist völlig ahnungslos über das dabei ausgelebte hochgradige Helfersyndrom.

Ähnlich wie manche VertreterInnen des »positiven Denkens« die entsetzlichen und schwer erträglichen Teile der Realität ausblenden und zu überspielen versuchen, kommt es vor, dass jemand, statt in einer mühsamen Psychotherapie seiner ganz gewöhnlichen Probleme in die ätherischen Sphären einer Spiritualität flüchtet. Da will man eine Abkürzung machen, die Behandlung seiner Schattenanteile umgehen und verwendet Spiritualität zur Flucht. Man bedient sich dann – oft missionarisch – auch einer entsprechenden Ausdrucksweise und wirkt eigenartig abgehoben, fanatisch oder kauzig.

Gottsucher nehmen den Vater nicht, meint Bert Hellinger.

Auch sind spirituelle Sucher nicht vor Perfektionismus gefeit. Manche glauben, mit Willensanstrengung stramm Richtung Erleuchtung marschieren zu können und beurteilen ihr spirituelles Wachstum nach der Häufigkeit ekstatischer Erfahrungen, die sie oft herbeizwingen wollen. Oder sie verlangen von sich durchgehende wohltemperierte Heiterkeit und Gelassenheit und klagen sich an, wenn ihnen das natürlich nicht gelingt.

Wahre Spiritualität zeigt sich in der Art und Weise,
in der man sein Leben lebt, und nicht darin, wie viele besondere
Erfahrungen übersinnlicher oder anderer Art
man nachweisen kann.
(Frances Vaughan, »Reise zur Ganzheit«)

Dennoch belegt eine Fülle empirischer Untersuchungen, dass der Glaube viel häufiger gesund als krank macht. Natürlich ist Spiritualität bei weitem nicht die einzige Möglichkeit, sein Wohlbefinden, seine Lebensqualität und Gesundheit zu fördern, sonst müssten ja Agnostiker durch die Bank unglücklicher sein als Menschen mit spirituellem Halt. Allerdings wirkt sich existenzielle Leere, in gewisser Weise das Gegenteil von Spiritualität, speziell in Zeiten einer Krise schon verheerend aus.

Als ich mich das erste Mal intensiver mit Schamanismus befasste, war ich fasziniert von der Tatsache, dass ich wesentliche schamanische Heilungspraktiken (unter anderen Namen) bereits seit vielen Jahren kannte und (wenn auch nicht in identischer Form) praktizierte: Die Reise in die obere Welt ist Teil der Oberstufe des Autogenen Trainings, die Reise zum Krafttier kannte ich vom Neurolinguistischen Programmieren (NLP), Rückholung von Seelenteilen gehört als Reintegration abgespaltener Persönlichkeitsanteile zur täglichen Praxis eines Gestalttherapeuten und viele Experten für Trauma-Therapie wie Luise Reddemann betonen außer der körperlichen, der emotionalen und der kognitiven selbstverständlich auch die spirituelle Ebene.

Martin Sack (2014), der frühere Vorsitzende der Deutschsprachigen Gesellschaft für Psychotraumatologie, zählt zu den Wirkbereichen von Psychotherapie, außer kognitiven Fähigkeiten und Fertigkeiten, korrigierenden emotionalen Erfahrungen und personalem Wachstum und

Reifung, ausdrücklich auch die Entwicklung einer spirituellen Lebensperspektive, wie er in der 43. Psychotherapiewoche auf Langeoog 2014 ausführte.

Die Gestalttherapeutin und Schamanin Sabina Schöpfer (2014) beschreibt in »Seelenraum. Wo sich Gestalttherapie und Schamanismus begegnen« sehr schön den Moment, wo der Funke zwischen Klient und Therapeutin überspringt:

»Als Therapeutin bin ich immer wieder sehr berührt, wenn mir mein Gegenüber Vertrauen entgegenbringt – wenn ich mit ihm seinen eigenen Raum aufsuchen und betreten darf. Immer wieder bin ich in solchen Momenten erfüllt von Demut und Staunen über die Schönheit dieses Schatzes, der sich in dieser Begegnung von Seele zu Seele enthüllen kann. In solchen tiefen Momenten würde es niemandem in den Sinn kommen, etwas zu bewerten oder gar jemandem sagen zu wollen, wohin er gehen soll. Es ist pure Schönheit, die sich einem eröffnet, wenn der Mensch diesen oft vergessenen Raum in sich betreten kann. Wie ein kleines Kind, voller Neugier und Staunen über das Wundervolle, das sich ihm offenbart.«

Und solche Erfahrungen, die ja materialistische KollegInnen hoffentlich auch kennen, soll man nun naturwissenschaftlich zerlegen und den Zauber brechen? Diese seelische Verbindung ist es, die Martin Buber das »Zwischenmenschliche« nennt, »Heilung durch Begegnung«. Der Atheist Fritz Perls, einer der drei Gründer der »Gestaltpsychotherapie« folgte nicht Bubers chassidischer Gottesvorstellung, erkannte aber die spirituelle Qualität dieses heiligen »Zwischen« in der therapeutischen Beziehung.

Wie in anderen Wurzeln der Gestalttherapie, dem Zen-Buddhismus, dem Taoismus und der Existenzialphilosophie geht es ihm darum, dass der Klient durch »awareness«, dem Gewahrwerden des Hier und Jetzt, immer mehr zum Wesen seiner Existenz, zum wahren Sein, zur Fülle der Weisheit vorstößt, dem Tao des Lao Tse – entsprechend den Erfahrungen vieler fernöstlicher spiritueller Richtungen: *»Zur Veränderung und zum psychischen Wachstum genügt vollkommen die bewusste Wahrnehmung* *dessen, was ist«* schreiben Schwäbisch/Siems in »Selbstentfaltung durch Meditation« (1976).

Was Peter Schulthess (2015) unterschlägt: Es ging Perls zunehmend nicht um Therapie, sondern um die »Wiederbelebung des Selbst«, »a Mini-Satori, a small Awakening« und er erkannte den Wert der Erfahrung der »Leere«, die sich, wenn akzeptiert, als schöpferische Fülle entpuppt. Und wie in vielen spirituellen Richtungen ist Heilung und Lösung aktueller Probleme dann eine Folge der spirituellen Entwicklung. Perls wusste sich auch sehr beeinflusst durch den Holismus des Jan Christiaan Smuts, dessen Einbindung in das gesamte Netzwerk der Natur der schamanischen Weltauffassung entspricht.

So erklärt Perls (1974): *»Die Aufgabe aller tiefen Religionen – vor allem des Zen-Buddhismus – oder von wirklich guter Therapie ist das Satori, das große Erwachen, das Zu-Sinnen-Kommen, Aufwachen aus seinem Traum – vor allem aus seinem Alptraum.«*

Muss man jetzt diese spirituellen Elemente aus der Gestalttherapie eliminieren oder materialistisch umbenennen, damit man sie nicht zu den esoterischen zählen muss? Wir sollen die transpersonale Dimension des Menschen ausschließen, bloß weil sie einigen nicht in ihr Weltbild passt? Schämt sich die Psychotherapie ihrer spirituellen Wurzeln und Anteile und humpelt ergeben dem rationalistischem Mainstream nach?

Auch in der Arbeit mit dem inneren Kind hat sich die Verbindung von psychologischen mit spirituellen Elementen sehr bewährt. So sprechen z. B. Chopich/Paul (2006) in ihrem Buch »Aussöhnung mit dem inneren Kind« ausdrücklich vom »höheren Selbst« und zitieren aus »Healing States« von Villoldo/Krippner: *»Als wir Don Eduardo fragten, was er damit meinte, sehen zu lernen, antwortete er, dass ein Schamane oder eine Schamanin erst mit seiner oder ihrer inneren Vision sehen könne, wenn seine oder ihre weibliche Seite erweckt werde. Unsere männliche, rationale Seite, so behauptete er, erlaube uns nur die Oberfläche zu sehen.«*

Selbst die Mindfulness Based Cognitive Therapy müsste auf die esoterische Homepage verbannt werden, weil hier im Rahmen einer klassisch kognitiv-verhaltenstherapeutischen Behandlung u. a. auch Body-Scan, Atem- und Achtsamkeitsmeditationen, eine Gehmeditation oder Yoga-Übungen zur

Behandlung von Depression, Angst, Zwangsgedanken und zur Rückfallprophylaxe eingesetzt werden, deren Wirksamkeit u. a. von John D. TEASDALE et al. (2000) eindrucksvoll belegt wurde.

Renaud VAN QUEKELBERGHE (2007) stellt fest, *»dass Psychoanalytiker die spirituelle Dimension menschlichen Daseins zunehmend thematisieren und mutig nach kreativen, alternativen Wegen zum lange Zeit vorherrschenden rationalistischen Reduktionismus suchen. Diese den Patientenbedürfnissen gerechte Berücksichtigung der spirituellen und religiösen Belange gilt z. Z. erfreulicherweise nicht für die Psychoanalyse allein, sondern für viele Psychotherapierichtungen ... Nach Tan und Johnson* (2005, in: Sperry/Shafranske (Hg.): »Spiritually oriented psychotherapy«, Anm. d. Verf.) *konnte bislang in einem Dutzend Studien belegt werden, dass ›spiritually oriented cognitive-behavioral therapy‹ mit christlichen und muslimischen Patienten, die vorwiegend an affektiven Störungen (z. B. Depression, Angst) litten, z. T. erfolgreicher war als die säkulare, spirituelle und religiöse Werte und Praktiken nicht berücksichtigende kognitive Verhaltenstherapie.«* Hin und wieder habe die verstärkte, offene Thematisierung religiöser oder spiritueller Belange aber auch dazu geführt, negative Auswirkungen bestimmter Glaubensannahmen oder Praktiken aufzudecken und zu behandeln.

Harald PIRON (2007) schrieb ein Buch über »Transpersonale Verhaltenstherapie. Von der Stagnation zur Transformation«, in dem er Verhaltensmodifikation aufbauend auf den Ebenen des Bewusstseinsraumes nach Roberto Assagioli vorschlägt. *»Die Achtsamkeitsmeditation hat implizit und explizit Eingang in verschiedene psychotherapeutische Verfahren gefunden, insbesondere die der humanistischen und tiefenpsychologischen Richtung. Dies mag zum einen an ihrer einfachen Technik liegen, als auch daran, dass sie kulturneutral ist und einem non-theistischen religiösen System entstammt.«*, betonen BUCHHELD/WALACH (2001).

Wie können die Vertreter der Richtlinie so tun, als ob es eine spirituelle Psychotherapie nicht schon längst gäbe?

Renaud VAN QUEKELBERGHE (2007): *»Nach Rizzuto* (in: »Believing and personal and religious beliefs: Psychoanalytic considerations«, Anm. d. Verf.) *besteht das ›Glaubensbedürfnis‹ unvermindert fort ... ›Human* *beings can no more live without belief and meaning for their existence than they can live without food.‹«*

Dennoch: Es versteht sich von selbst, dass niemand mit einer spirituell orientierten Psychotherapie behandelt werden soll, der dafür keine Antenne hat. Man soll den Patienten dort abholen, wo er sich gerade befindet, und zwar nicht nur beim Joining und Rapport-Herstellen, und ihn in seiner Sprache und seinen Bildern, seiner Wellenlänge treffen. Agnostiker mit spirituellen Angeboten zu überfallen ist genauso bevormundend und rücksichtslos wie die Richtlinie uns spirituelle Psychotherapeuten unter Druck setzt.

Van Quekelberghe meint: *»Die spirituelle Transformation – auch wenn sie kein Ziel der Psychoanalyse ist – soll auf keinen Fall als getrennt von den in der Psychoanalyse erzielten Klärungen betrachtet werden.«*

Obwohl Meditation als Hauptziel das Gewahrwerden von Selbst und Sein hat, d.h. seine eigene und die Mitte des Seins als eins zu erfahren, hat sie auch hohe Auswirkungen auf den Umgang mit Problemen. *»Eine Kombination dieser meditativen Übungen mit Psychotherapie anderer Art ist durchaus möglich und oft auch nötig.«*, schreibt der Psychiater Christian Scharfetter (1987) in seinem Beitrag »Meditation in der Psychotherapie« und trifft zwei Unterscheidungen:

» *1. Der Patient meditiert, der Psychotherapeut ist evtl. selbst gleichzeitig Meditationsleiter. Anwendung: Nicht-psychotische psychische Störungen, sog. Neurosen, psychosomatische Leiden, Lebenskrisen.*

2. Der Therapeut selbst meditiert, der Patient ist passiver Empfänger der dabei geweckten Atmosphäre. Anwendung: Ergänzung intensiver Einzelpsychotherapie von Schizophrenen.«

Darüber hinaus empfiehlt er den Therapeuten, auch für die eigene Persönlichkeitsentwicklung zu meditieren, was sich auch auf ihre Klienten auswirken sollte. Denn in vielen Heiltraditionen ist ja der Heiler das Messinstrument, das natürlich möglichst ungestört und korrekt messen sollte.

Sind solche hochwirksamen generationenübergreifenden Methoden wie die Familienrekonstruktion nach Virginia Satir oder die Familienaufstellung nach Bert Hellinger, sind alle humanistisch-psychologischen

Richtungen wie Gestalt- und personenzentrierte Psychotherapie, sind die Jung'sche und die Logotherapie, die Hypno- und die Katathym Imaginative Psychotherapie sowie das Autogene Training etc. von der psychotherapeutischen Homepage zu verbannen, weil in ihnen Auffassungen und Behandlungstechniken verwendet werden, die schon immer als spirituell, religiös oder transpersonal angesehen wurden? Wissen die AutorInnen der Richtlinie nicht, dass man in veränderten Bewusstheitszuständen oft Ängste und Depressionen, Suizidtendenzen und Abhängigkeiten sowie auch Asthma und Migräne durch Bewusstwerden von perinatalen Ereignissen und auch solchen, die weit über die eigene Lebensgeschichte hinausreichen, recht erfolgreich behandeln kann? – Und zwar egal, ob man diese Trancezustände (neu) »wissenschaftlich« oder (traditionell) »esoterisch« deutet und bezeichnet?

Schmunzelnd fällt einem dazu ein, dass noch im 18. Jh. Pfarrer Johann Joseph Gassner († 1779) als erfolgreicher Teufelsbanner und Wunderheiler bekannt war, weil er im Namen Jesu böse Geister austrieb. Aber Franz Anton Mesmer († 1815) konnte kurz darauf diese Heilkraft nicht mehr als göttlich bezeichnen, das hätte dem Mainstream der Aufklärung widersprochen. So bezeichnete er sie etwa 1770 als »Magnetismus animalis«. Er schrieb die Heilkräfte den Magneten zu, die er seinen Patienten auflegte. Indem er sie berührte oder durch Zeichen, die er mit den Händen gab, wird berichtet, gelang es ihm, bei Kranken, beispielsweise bei Epileptikern, die üblichen Krankheitserscheinungen, wie Schwindel, Zittern, Ohnmachtsanfälle u. Ä., hervorzurufen oder abebben zu lassen; auch aus der Entfernung.

In der beginnenden Tradition der Hypnose wird nun diese Heilkraft – endgültig säkularisiert – als »Unterbewusstsein« bezeichnet. Behandelt haben wohl alle Genannten auf ähnliche Weise und v. a. ein und dieselbe Heilkraft nützend, die wir heute als die in uns wohnenden Selbstheilungskräfte oder die Weisheit des Unbewussten bezeichnen. Klingt wie unterschiedliche Attribuierungen. Aber es handelt sich eher um unterschiedliche Bezeichnungen derselben Heilkraft, die – egal wie sie gedeutet wird – mysteriös bleibt und sich nicht gänzlich naturwissenschaftlich erklären lässt.

Müssten alle Therapierichtungen von ihren spirituellen Wurzeln und Elementen befreit werden, damit sie in das materialistische Konzept der

Ideologen passen, wodurch sie zwar zu Karikaturen ihrer selbst würden, aber dafür der reinen positivistischen Lehre und der Ausgrenzungsrichtlinie entsprächen?

Will man das aber nicht, warum wirft man diese gut gemeinte, allzu unbedacht fabrizierte Richtlinie nicht weg oder formuliert sie so um, dass sie sich zielsicher ausschließlich gegen Schwindler, esoterische Fehlentwicklungen und Scharlatane richtet?
Für diese gibt es doch Indizien:

- Exorbitante Honorarhöhe.
- Versprechen, alles und jeden heilen zu können.
- Selbstverherrlichung des »Heilers« und Elite-Bewusstsein.
- Verdammung aller anderen Richtungen, Alleinbesitz der Wahrheit.
- Wenn eigenständiges Denken verurteilt und Unterwerfung gefordert wird.
- Wenn verlangt wird, andere Kontakte und Informationen zu meiden.

Hier eine Karikatur von Jürgen Marschal zum Thema:

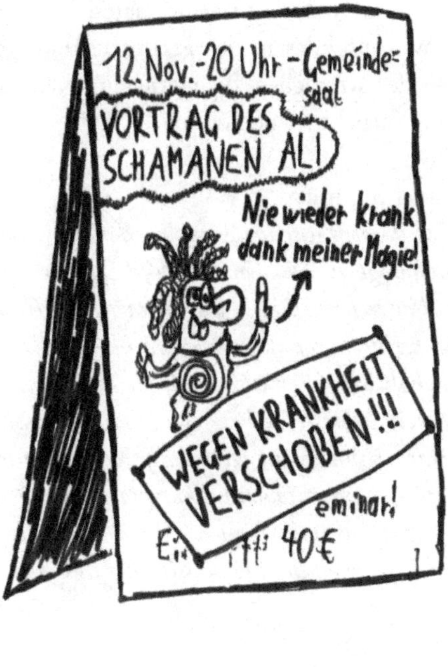
12. Nov. - 20 Uhr - Gemeinde=saal
VORTRAG DES SCHAMANEN ALI
Nie wieder krank dank meiner Magie!
WEGEN KRANKHEIT VERSCHOBEN!!!
40€

Keine Frage, dass es unter den Geistheilern und Schamanen auch Scharlatane und Geschäftemacher gibt. *»Nur möchte ich sagen, unseriöse Geschäftemacher gibt es überall …«*, betont der Ethnologe Andreas Obrecht (1999), dessen aufwendige Studie »Die Welt der Geistheiler. Die Renaissance magischer Weltbilder« ergab, dass Geistheilung hocheffizient ist: fast 90 % der fünfhundert in Österreich befragten Klienten gaben an, dass die spirituelle Behandlung wirksam gewesen sei.

Oder sollte man, um der restriktiven Richtlinie zu genügen, die Terminologie der spirituellen Heilmethoden so säkularisieren und umbenennen, bis sie zur naturwissenschaftlichen Weltsicht passt? Ähnlich wie man einst heidnische Bräuche, Darstellungen und Feste sozusagen »taufte«, indem man beispielsweise im antiken Römischen Imperium seit dem Jahr 336 Weihnachten, das Fest von Jesu Geburt, auf den Zeitpunkt des gewohnten Festes des Sonnengottes platzierte, sodass das Fest zwar weiter gefeiert werden konnte, nun aber ins christliche Weltbild passte?

So gibt es einen Streit, ob »Gewahrsein und Achtsamkeit« oder »Intuition« spirituell/transpersonal sei, wie es z. B. Claudio Naranjo (1996) vertritt oder es z. B. Peter Schulthess (2015) bestreitet. Man muss sich schon dem aktuellen rationalistischen und materialistischen Mainstream beugen und die Wurzeln aller in der gesamten Tradition als spirituell angesehenen Teile der westlichen Psychotherapie verleugnen, um eine scharfe Abgrenzung vornehmen zu können.

Ein aktuelles Beispiel von mir:
Seit ich an dieser Streitschrift schreibe, komme ich immer wieder an die Grenze meiner Leistungsfähigkeit. Das Forschen und Schreiben passiert ja neben meiner übrigen umfangreichen Arbeit als Vortragender, Trainer und Psychotherapeut. Demnächst naht der Abgabetermin beim Verlag, dabei habe ich noch 1,5 m wissenschaftliche Literatur liegen, die ich noch einarbeiten möchte. Draußen wird mein Praxis-Holzhaus gerade sandgestrahlt, damit es dann neu gestrichen werden kann. Es ist laut und feiner Staub legt sich über alles. Dazu wartet ein Organisationsentwicklungsauftrag auf die Planung mit der Geschäftsführung der Firma. Täglich die vielen Anrufe von Leidenden. Dazu bin ich dabei, eine öffentliche Diskussion der in Geheimverhandlungen

fabrizierten Richtlinie des Gesundheitsministeriums in die Wege zu leiten, mit dem ich gerade ein recht unerfreuliches Gespräch hatte. Dazu meine tägliche Mail-Sendung politischer und wirtschaftlicher Hintergrundberichte. Für meine Familie möchte ich auch spürbar da sein, dabei bin ich nächste Woche schon wieder auf Seminar, diesmal in der Toskana. Stress pur.

Der Mystiker Franz von Sales († 1622) sagt: »*Täglich eine halbe Stunde auf Gott zu hören, ist wichtig. Außer, wenn man sehr viel zu tun hat. Dann ist eine ganze Stunde nötig*«.

Ich verdopple seit Monaten meine täglichen Meditationszeiten – und bleibe erfreulicherweise, den Umständen angemessen gelassen. Meine Masseurin findet mich ziemlich entspannt.

Besonders hilfreich sind mir dabei die Erfahrungen beim Schamanischen Reisen – kürzlich erhielt ich von meinen Geistführern folgende Information: Ich sehe mich als Kapitän eines riesigen Containerschiffes mit voller Kraft durch die Meere fahren. Da soll ich den Lotsen an Bord lassen. Er übernimmt das Ruder auf der Brücke oder gibt mir klare Anweisungen. Das kleine Lotsenschiff vor mir weist mir den Weg und zieht mich sogar. Dann erkenne ich: Die Riesenlast wird ja genau genommen gar nicht vom Schiff getragen, sondern vom Wasser. Ich habe eigentlich gar keine Last, sondern nur eine Fracht.

Erleichtert wache ich auf und gehe heiter in den Tag. An der Wand vor meinem Schreibtisch hängt jetzt das Bild eines Containerschiffes, voran der Lotse. Es soll mich erinnern, loszulassen und mich anzuvertrauen, wenn ich mich vor Stress gerade anspannen und meine Schultern hochziehen will. Das Kinn entspannt sich. Der Kapitän weiß sein Schiff in Sicherheit und geht zwischendurch auf einen Kaffee. Oder ich gehe in den Garten oder lese in meinem aktuellen Roman oder mache die »Aha-Übung«, wo ich nur wahrnehme, was gerade ist, ohne es zu bewerten. Ich spüre den Schlag meines Herzens und bin dankbar, wie gut der Maschinenraum funktioniert, trotz gehabter Havarien.

Jetzt soll mir einer der Hardliner erklären: War das eine Schamanische Reise oder eine therapeutisch wirksame Intuition? Warum ist ihnen so wichtig, dass Schamanisches Reisen in einer Psychotherapie verboten ist, intuitives Bildern aber erlaubt und sogar als Therapiemethode anerkannt ist? Glauben die etwa wirklich, dass da unterschiedliche Ressourcen der Weisheit angezapft werden??

Etwas von dieser Anpassung an den Mainstream passiert ja schon, z.B. wenn man nicht mehr von religiösen oder spirituellen Heilmethoden spricht, sondern von transpersonalen, wenn man der Gesprächspsychotherapie das Prädikat »wissenschaftlich« hinzufügte oder auch in dem Bestreben, nur mehr Akademiker als Psychotherapeuten zuzulassen – wie wenn die Menge an Wissen über die Qualität einer Therapie hauptentscheidend wäre. Siehe dazu Gerd GIGERENZER (2008), der in seinen Forschungen die vorherrschende Meinung widerlegt, dass intelligentere und ausgebildetere Menschen fähiger sind, Probleme zu erkennen und zu lösen. Er erklärt, warum gute Intuitionen nicht logisch sein müssen, und beginnt sein Buch »Bauchentscheidungen: Die Intelligenz des Unbewussten und die Macht der Intuition« mit dem berühmten Zitat von Blaise PASCAL († 1662):

Das Herz hat seine Gründe,
die der Verstand nicht kennt.

Für die geisteswissenschaftliche Auseinandersetzung finde ich eine gewisse Annäherung an die Rationalisten schon in Ordnung, weil so auch Skeptiker eher verstehen können, dass wir oft vom Selben unter anderen Namen sprechen. Und umgekehrt stellen sich so spirituelle Verfahren vielleicht leichter der wissenschaftlichen Überprüfung, soweit dies bei den schwer ausdrückbaren transpersonalen Erfahrungen und beim aktuellen Stand der naturwissenschaftlichen Forschung überhaupt möglich ist (s. Kap. 8) – in Respekt vor dem Materialismus und seinen bewundernswerten Erkenntnissen und Erfolgen, man denke nur an die Hirnforschung oder die heutigen chirurgischen Möglichkeiten.

Aus spiritueller Sicht sind wir Menschen unendliche, »göttliche« Geistwesen, die für eine kurze Zeit Materie angenommen haben. Der Theologe, Philosoph und Paläontologe Pierre Teilhard de CHARDIN († 1955) drückt es so aus: *»Wir sind nicht menschliche Wesen, die spirituelle Erfahrungen haben, sondern vielmehr geistige Wesen, die menschliche Erfahrungen machen.«*

Es stimmt, wie schon die Veden sagen, dass ausschließliche Identifikation mit dem Körper uns dazu verleitet, unser wahres ewiges Selbst zu vergessen. Aber andererseits: Wozu erst in die menschlich-irdische Materie schlüpfen, wenn sie dann erst nicht gewürdigt und geschätzt wird? Man könnte die Materie als kostbare, wenn auch vergängliche Fassung der ewigen Seele sehen. Beide Ebenen unserer irdischen Realität haben ihre Wichtigkeit. Auch hier ist ein Entweder-oder fehl am Platz und führte – theologisch gesprochen – zu einem weltfernen Gott und einer gottfernen Welt.

»Regina Polak, Religionssoziologin in Wien, beschreibt das Phänomen so: Spirituell offene Menschen suchten das Außergewöhnliche im Alltag, das Festliche, sie wollten sich verzaubern lassen, suchten die Gemeinschaft, Heilung in ihren Gebrochenheiten, einen ganzheitlichen Zugang zur Natur, wollten der alltäglichen Hektik und Getriebenheit die Erfahrung der Stille und der Entschleunigung entgegensetzen. All das könne zu einer esoterischen Weltflucht führen, aber auch zu einer neuen Weltverantwortung. Gefordert sei hier eine Unterscheidung der spirituellen Geister ...«, schreibt Hartmut MEESMANN (2007).

Materialisten, die glauben, das Rad neu erfunden zu haben, könnten ja ruhig bei ihrem reduktionistischen Weltbild bleiben, wo alle Deutungen ausgegrenzt werden, die nicht in ihren Denkrahmen passen. Aber wer gibt ihnen das Recht, ihre Weltanschauung allen Psychotherapeuten überzustülpen?

»Immer, wenn dir eine Theorie als die einzig mögliche erscheint, nimm das als Zeichen, dass du weder die Theorie, noch das zu lösende Problem verstanden hast«, sagt auch Karl POPPER († 1994), ein Hauptvertreter des Rationalismus.

Wenn der Theologe und Psychotherapeut Eugen DREWERMANN im Gespräch mit Michael ALBUS (2005) betont, dass Glauben *»auf die Verunendlichung der Angst im Bewusstsein mit unendlichen Inhalten des Vertrauens«* antworten kann, erinnert dies daran, dass nach Martin E. P. SELIGMAN (1995) eine Reihe von Problemen, z. B. depressive Störungen, auch damit erklärt werden können, dass man sich hilflos Situationen ausgeliefert fühlt, die man weder erklären noch beeinflussen kann, sondern auf die eigene Unfähigkeit zurückführt. So hilft es sicher oft, wenn man sich einem gütigen, liebevollen Gott anvertrauen kann oder z. B. eine Verwünschung als Erklärung angenommen wird, oder wenn die Problematik als durch ungünstige Einflüsse aus der Geisterwelt erklärt wird, die nun von der Schamanin auf dieser Ebene behandelt werden.

Wenn man, wie ich oder auch Von Lucadou/Poser (1997) in ihrem Buch »Geister sind auch nur Menschen«, die Welt der Geister als Projektion des Seelenlebens auffasst, nimmt es auch aus psychologischer Sicht nicht wunder, dass durch Rituale der Heilung und die Kraft von Bildern bemerkenswerte Heilungsfortschritte erreicht werden können (vgl. dazu auch Jeanne Achterberg et al., 1996). Es sei der Geist, der sich den Körper baue, heißt es im »Wallenstein« des Dichterfürsten Friedrich Schiller († 1805), der auch Philosoph, Historiker und Arzt war.

Der Forscher Eckart R. Straube (2005) ist überzeugt, dass Selbstheilungstendenzen fast automatisch »anspringen«, wenn wir uns einem überzeugenden Helfer gegenüber sehen, was – durch die schamanischen Rituale – in der Urgeschichte ein Überlebensvorteil war. Rituale begleiteten die Übergänge, Abschied und Neubeginn, förderten gleicherweise die Verbindung des Volkes mit der übrigen Natur und den spirituellen Welten wie den Zusammenhalt im Volk und die Gesundheit und das Wohlbefinden der einzelnen Stammesmitglieder.

Neben vielen ähnlichen empirischen Belegen zeigte auch eine Studie von Anette Dörr (2001) die Form der Lebensbewältigung als besonders hilfreich auf, die, außer eigenen Anstrengungen, auch das Vertrauen auf überirdische Hilfe mit einschließt.

Nicht nur in der Arbeit mit Burn-out-Patienten hat sich bewährt, sie immer wieder in die Natur gehen zu lassen, weil sie das oft gut erdet und aus ihren plagenden Gedankengängen rausbringen kann.

– Ist das jetzt im Rahmen einer Psychotherapie auch verboten, weil dies zu den uralten schamanischen Behandlungstechniken gehört?

Die US-amerikanische Psychotherapeutin und Schamanin Sandra Ingerman (2015) erklärt in ihrem Buch »Speaking with Nature: Awakening to the Deep Wisdom of the Earth«: *»Nature and the Earth are conscious. They speak to us through our dreams, intuition, and deep longings. By opening our minds, hearts, and senses we can consciously awaken to the magic of the wild, the rhythms of nature, and the profound feminine wisdom of the Earth.«*

Was die Mystikerin Hildegard von Bingen († 1179) »Grünkraft« nannte, die heilende Wirkung der Natur, konnte jüngst durch den Biologen Clemens G. Arvay (2015) belegt werden, der gezeigt hat, dass Waldluft »Anti-Krebs-Terpene« mit anti-karzinogener und immunstärkender Wirkung enthält. Das heißt, der Aufenthalt im Wald steigert die Zahl der sogenannten Killerzellen im Blut: *»Pflanzen kommunizieren direkt mit dem Immunsystem und unserem Unbewussten, ohne dass wir sie auch nur berühren müssten …«*. Rüdiger Dahlke berichtet im Vorwort zum Buch, schon 1985 konnte Roger Ulrich nachweisen, dass sogar der Blick aus dem Krankenzimmer ins Grüne die Heilung nach Operationen signifikant beschleunigt.

Viele in der Psychotherapie bekannte Methoden werden schon lange von SchamanInnen angewandt. Wolfgang Schmidbauer (1971) betont in »Psychotherapie. Ihr Weg von der Magie zur Wissenschaft«, dass der »primitive« Mensch der Urgeschichte, was heute weitgehend angenommen wird, sich weder physisch noch psychisch erheblich vom heutigen Menschen unterscheidet: *»Die selektiven Einflüsse, denen der Mensch damals unterworfen war, formten die genetische Struktur und damit auch die Grundzüge seiner Psyche.«*

Also auch unserer. So nimmt es nicht wunder, dass Schamanen der Stammeskulturen wesentliche Gesetze der Psychologie schon lange kennen und anwenden.

Schmidbauer berichtet von einer schamanischen Phobie-Behandlung, die – so urig sie auch ist – einen sofort an das verhaltenstherapeutische Vorgehen der Konfrontation mit den Angstauslösern und an posthypnotische Aufträge erinnert:

»Ein Neger, der regelmäßig die 42 km zur nächsten Poststation gehen muss, wird von einem Büffel angefallen. Er kann sich nur mit Mühe retten, indem er sich in einer Grube versteckt, und macht Augenblicke der Todesangst durch. Seither leidet er an einer neurotischen Phobie. Nachts schreit er plötzlich auf, so dass alle erwachen und die Hunde anfangen zu bellen; er läuft dann ruhelos umher, Schlafmittel bleiben wirkungslos, sodass der weiße Arbeitgeber den Medizinmann ruft. Dieser hört den Kranken an und fragt dann, ob Büffelhörner im Haus seien. Er lässt sich eines geben und sägt zusammen mit dem

Kranken ein Stück von den Spitzen der Hörner ab, zerstampft sie vor seinen Augen in einem Mörser und gibt sie ihm mit einer Tasse Tee zu trinken. Dabei nimmt er ihn an den Händen, blickt ihn an und sagt: ›Die Hörner des Büffels können dir nun nichts mehr tun. Du wirst das Leben aus den Hornspitzen trinken und jede Furcht vor Büffeln wird dann verschwinden!‹ Der Postgänger trinkt; nach einer Woche meldet er sich, um seinen Dienst wieder aufzunehmen. Ob er keine Angst mehr habe? ›Nein, Herr, ein Büffel kann mir nichts mehr tun!‹«

Schamanismus ist ja mit einem wahrscheinlichen Alter von mindestens 35.000 Jahren nicht nur die älteste Form der Medizin, sondern auch der Psychotherapie. Dass die westliche Psychotherapie von vielen schamanischen Elementen durchdrungen ist, erklärt sich auch dadurch, dass viele Gründer und Vertreter von Therapierichtungen, wie Fritz Perls (1974), Carl G. Jung (1987) u. a. nicht nur über andere Kulturen gelesen haben, sondern auch durch persönliche Kontakte beeinflusst wurden.

Manches jedoch, z. B. im Autogenen Training, wurde, wie ich nachgeprüft habe (s. Thalhamer, 1999), ausschließlich auf der Basis eigener Erfahrungen wieder neu entdeckt:

So kommt die Unterstufe des Autogenen Trainings sowohl in der Form wie im Ziel bzw. Nicht-Ziel der ZEN-Meditation sehr nahe, wo man meist ebenso durch Beobachtung der eigenen Körperrhythmen, z. B. des Atmens, zur Ruhe und zu dem umfassenden Zulassen kommt, was meist als Leere bzw. als Fülle erlebt wird.

Wohl am ähnlichsten im psychotherapeutischen Behandlungsspektrum kommt dem schamanischen Reisen die Oberstufe des Autogenen Trainings, begründet in den 1920er-Jahren von dem deutschen Psychiater Johannes Heinrich Schultz (1970). Dieser Forscher und Praktiker, er lebte von 1884 bis 1970, kam auf einem ganz anderen Weg, nämlich der Hypnose, zu Erfahrungen, wie sie Schamanen seit Jahrtausenden machen: So erlebte er, dass durch Hypnose nicht nur frühere traumatisierende Erlebnisse wachzurufen waren, die dann besprochen werden konnten, sondern dass viele PatientInnen in den Trancezuständen auch Einsiedlern, weisen

Männern oder Frauen, Engeln oder Gott begegneten, die sich als bleibende Helfer, Führer und Lehrer der Behandelten erwiesen. So baute er diesen Übungseinstieg auch in die Oberstufe des Autogenen Trainings ein und betont: *»Ein so allgemeines und so vielfache Probleme des Seelenlebens berührendes Verfahren wie das autogene Training enthält seinem Wesen nach eine Fülle von Beziehungen zu den allerverschiedensten Erscheinungen der Ethnologie und Religionspsychologie.«*

Darüber hinaus hat sich beim Autogenen Training auch eingebürgert, dass man etwaigen Horrorszenen, die man unter Umständen erleben kann, unbedingt geschützt gegenübertritt, und zwar nicht nur durch den Trainer während des Kurses oder dadurch, dass man jederzeit aus der Trance aussteigen kann (im Gegensatz zur Verwendung halluzinogener Drogen) oder eben durch den weisen Einsiedler, sondern auch – angepasst der Sprache von Träumen, Märchen und Mythen – durch einen Zauberstab, den man gegebenenfalls in Waffen verwandeln kann oder mit dem man einen verlässlichen Schutz herstellt, durch den man dennoch die schlimmen Szenen betrachten und ihre Botschaft aufnehmen kann.

In vielen psychotherapeutischen Richtungen werden Techniken angewandt und Erfahrungen gemacht, die traditionellerweise als religiös, spirituell, okkult oder mystisch bezeichnet werden – keine jungen Erkenntnisse, sie sind Jahrtausende alt. Ähnliche Erfahrungen, die mit dem mechanistischen Weltbild absolut unvereinbar sind, kennen auch Bewusstseinsforscher. Und nur weil wir sie anders bezeichnen, sollen wir uns von den traditionellen Techniken naserümpfend abgrenzen?

Die moderne Ganzheitsmedizin beschäftigt sich nicht nur mit dem Körper, sondern auch mit der Psyche und der Spiritualität des Menschen. Kranksein wird in den meisten spirituellen Traditionen als Störung des inneren Gleichgewichts, der Kräfteströme und der Kommunikation mit der Umwelt verstanden. Heilung bedeutet demnach, wieder in Balance kommen, in der schamanischen Tradition: mit den anderen Menschen, weiters mit der Natur und den übernatürlichen Mächten. Im Griechischen, schon bei Aristoteles († 322 v. Chr.), verwendet man für dauerhaftes »Glück« das

Wort »eudaimonia«, was so viel bedeutet wie: im guten Einklang mit dem/den Dämonen, – bei denen es übrigens in der ursprünglichen Bedeutung nicht um böse Geister ging.

Während der Schamane diese Kräfte und Geister der anderen Welten als eigene Wesenheiten erlebt, bleibt der westliche Therapeut im (tiefen-)psychologischen/intrapsychischen Bereich. Einerseits also ein großer Unterschied in der Theorie und auch in der konkreten Vorgehensweise (Heilung durch den Schamanen mit Hilfe gerufener Kräfte und durch die Naturgeister vs. Heilung mit Hilfe der Weisheit des Unbewussten durch die Integrationsarbeit des Patienten), andererseits handelt es sich offensichtlich um denselben Vorgang.

Aus Sicht der Psychologie gibt es keine Anderswelt, keine Geister und keinen Gott. In der Freud'schen Tradition würde man sie als »Projektionen von Persönlichkeitsanteilen nach außen« bezeichnen. Andererseits wurden, wie gesagt, auch in der modernen Psychologie Konzepte entwickelt, die an schamanische Auffassungen erinnern, wie z. B. auch das »kollektive Unbewusste« (C. G. Jung).

Denn aus schamanischer Sicht gibt es kein Individuum, als das wir uns etwa seit der Neuzeit aufzufassen gewohnt sind. Ähnlich wie die Biologen betonen, dass in einer einzigen Zelle viele wesentliche Informationen des ganzen Körpers enthalten sind, geht man schamanisch davon aus, dass sozusagen die ganze »Festplatte« des Seins in mir ist: alles, was ist, war und sein wird. Das geht weit über Sigmund Freuds Konzept der Internalisierung und Introjektion hinaus, das z. B. besagt, dass alle Personen, die in meiner Kindheit eine Rolle gespielt haben, zu Teilen meiner Persönlichkeit werden, sodass es für die therapeutische Praxis unerheblich ist, ob man es z. B. mit dem anwesenden bzw. vorgestellten Vater oder dem Über-Ich zu tun hat.

Dies ist übrigens einer der Gründe, warum eine Einzeltherapie wirksam ist, obwohl z. B. die relevanten Konfliktpartner gar nicht anwesend, vielleicht sogar schon gestorben sind. Es sind ja alle da – weil ich alle bin, die ganze Versammlung. Und wenn mich bei einer Aufstellung jemand fragt: »Kannst Du bitte meinen Großvater repräsentieren?«, »aktiviere« ich ihn und am Ende der Sitzung kommt er wieder zurück auf die Festplatte. Zur Erklärung brauche ich nicht einmal Rupert Sheldrakes morphogenetische Felder.

Aus schamanischer Sicht gehören freilich dazu auch Tiere, Pflanzen und die sogenannte anorganische Materie – man geht hier von einer Interdependenz aus, die das westliche Verständnis weit übersteigt. Der Schamane hat gelernt, – meist in Trance – diese Verbindungen zur Information, Kommunikation und Beeinflussung zu nutzen. Diese, in unserer Kultur Sozialisierten besonders fremdartig erscheinende, These, dass alles mit allem verbunden ist, erklärt viele Phänomene, die die moderne Naturwissenschaft bislang (noch) nicht zu erklären vermag, etwa eben, dass ein Gruppenteilnehmer über eine ihm unbekannte Person, die er in einer Familienaufstellung vertritt, verlässliche und überprüfbare Aussagen macht, selbst wenn diese Person schon gestorben ist.

Ein anderes Phänomen sind Fernwirkungen (erste physikalische Erklärungsversuche, s. Kap. 10). Viele Psychotherapeuten kennen die Erfahrung, dass eine Person, die bei der Behandlung gar nicht anwesend war, sich anschließend so verhält, als ob sie alles mitgekriegt hätte. In ähnlicher Weise nutzt ein Schamane diese (naturwissenschaftlich noch nicht messbaren) Verbindungen, um – vorwiegend in Trance – das Problem seines Klienten zu sehen bzw. zu erspüren und zu behandeln.

Auch schwer erklärbare physische Phänomene werden so verständlich, z. B. die unglaubliche Entfesselung, die meist am Ende eines YuDwipi-Rituals auftritt, das bei den nordamerikanischen Lakota üblich ist und das ich auch schon mehrmals durchgeführt habe:

Der Schamane kniet sich hin, wird an Händen und Füßen gefesselt, dann wird eine Decke über ihn gelegt, um die das Seil nochmals fest verknotet wird. Man schwitzt, kommt sich vor wie ein Gefangener in Quantanamo und erträgt es für einen Patienten oder zur Lösung eines gravierenden Problems, während die anderen in dem total abgedunkelten Raum im Kreis trommeln und beten. Abgesehen von den Visionen, die man erhält, treten oft auch bei den anderen Anwesenden unerklärliche akustische oder visuelle Phänomene auf und am Schluss der Zeremonie ist der Schamane – ohne äußeres Zutun – von den Fesseln befreit. »Wie von Geisterhand«, sagt man bei uns. Schamanisch wird es genauso erklärt. Einmal dachte ich: Heute haben sich die Fesseln nicht gelöst. Da fragte eine Teilnehmerin: »Wo ist denn der Lichtschalter?« Da ließ ich die losen Fesseln fallen, warf die Decke ab und schaltete das Licht ein.

Der ganze Kosmos wird als ein Organismus aufgefasst, wovon wir Menschen ein kleinwinziger Teil sind. Galsan Tschinag, der tuvinische Schamane und Schriftsteller aus der Mongolei meint (zit. nach KALUZA, 2010): *»Bitte, nicht alles trennen, möchte ich zu den sezierenden, dualisierenden, trivialisierenden und polarisierenden Wissenschaftlern und Forschern dieser Erde sagen. Lasst bitte die Dinge in Einheit, und wenn ihr es erklären könnt, wunderbar. Wenn ihr es nicht erklären könnt, auch gut, aber behaltet die Ehrfurcht, zerstört nicht die Einheit des Universums. Irgendwann wird es vielleicht erklärbar, aber nehmt euch Zeit.«*

Bis ins Hochmittelalter hielt man Mathematik, Astronomie und Astrologie, Philosophie, Theologie, Musik, Kunst, Heilkunst und Mystik nicht für wirklich getrennte Disziplinen, sondern für verschiedene Ausprägungen der Grundprinzipien des Seins.

Besonders die Denker der griechischen Antike vor Sokrates sahen dies so. Sie beschäftigten sich in beeindruckender Weise v.a. mit der Frage nach dem Grundstoff der Welt oder dem Urgrund alles Seienden. Um nur einen Vertreter der Vorsokratiker herauszugreifen: Jeder kennt etwa die berühmte Formel $a^2 + b^2 = c^2$ über das rechtwinkelige Dreieck, die Pythagoras von Samos (ca. † 510 v. Chr.) zugeschrieben wird. Seinen Zeitgenossen war Pythagoras aber nicht nur als Mathematiker, sondern auch als Astronom, Musiker und Musiktheoretiker, als Philosoph, Rhetor, Mystiker und Gründer einer religiös-philosophischen Bewegung bekannt. Für ihn gehören die spirituelle Harmonie und die der Zahlen, Töne und Gestirne unlösbar zusammen. Heiler, die sich lediglich körperlichen Beschwerden widmeten, wurden als Scharlatane angesehen.

»Es ist gewiss nicht einfach für euch, das alles zu verstehen«, sagt der Cherokee Rolling Thunder, *»denn ›wirklich verstehen‹ heißt nicht, all die Fakten zu kennen, mit denen euch eure Schulbücher und Lehrer ständig überschütten. ›Verstehen‹ fängt bei Liebe und Achtsamkeit an, Achtung vor dem*

Großen Geist; und der Große Geist wiederum ist das Leben, das in allen Dingen steckt – in allen Lebewesen und Pflanzen, ja selbst in Steinen und Mineralien ... das sollten wir endlich respektieren.« (zit. nach Boyd, 2001), der sich nach seiner wissenschaftlichen Arbeit mit dem Yogi Swami Rama über die Selbstbeeinflussung von Gehirnströmen mit den Heilkräften der nordamerikanischen Ureinwohner befasste.

Offensichtlich handelt es sich um eine Art Resonanzphänomen, das weit über das mittels »Spiegelneuronen« erklärbare Einfühlungsvermögen hinausgeht.

Z. B. erschien mir kürzlich bei der schamanischen Behandlung eines Neurodermitis-Patienten in Trance der Daskalos Spyros Sathi (Dr. Stylianos Atteshlis), ein zypriotischer Mystiker und Heiler, der unter dem Namen »Der Magus von Strovolos« bekannt wurde und 1995 gestorben ist. Ich habe ihn nie persönlich kennengelernt, ich habe nur vor Längerem ein Buch über ihn gelesen (Markides, 1988). Er fragte mich, ob er mir bei der Behandlung helfen solle. Als ich ihn darum bat, gab er mir den Auftrag, ich solle dem Patienten die Haut abziehen, was ich (in der Vorstellung) tat. Da sah ich auf der Innenseite eine Reihe von schwarzen Stellen, wo sozusagen die Anschlüsse kaputt waren. »Die reparierst Du nun,« sagte der Magus, und als ich nach Längerem fertig war: »Jetzt ziehst Du ihm die Haut wieder an!« Das tat ich. Dann sollte ich die Behandlung beenden. Obwohl bisherige psychotherapeutische und schamanische Sitzungen dem Patienten schon eine gewisse Erleichterung gebracht hatten: Seit dieser Sitzung ist er bis heute fast gänzlich symptomfrei, was bei den Follow up-Treffen auch zu sehen war, weil er sich nicht mehr kratzte.

So etwas gelingt nicht immer, aber immer wieder. Was nun die genauen Wirkfaktoren waren, ist schwer zu eruieren. Aber sicherlich wurden die Selbstheilungskräfte des Patienten aktiviert.

Auf jeden Fall ist es offensichtlich notwendig, das Konzept der Seele zu erweitern. Sigmund Freuds Vorstellung des Unbewussten wurde ja schon vor Jahrzehnten von den »Humanistischen Psychologen« erheblich erweitert. Abraham Maslow (1982) über die Reichweite der menschlichen Natur: *»Es ist, als hätte Freud uns die kranke Hälfte der Psychologie geliefert, die wir jetzt mit der gesunden Hälfte ergänzen müssen.«*

Gregory Bateson (1972) geht in »Steps to an Ecology of Mind: Collected Essays in Anthropology, Psychiatry, Evolution and Epistemology« noch weiter:

»Freudian psychology expanded the concept of mind inwards to include the whole communication system within the body – the autonomic, the habitual, and the vast range of unconscious process. What I am saying expands mind outwards. And both of these changes reduce the scope of the conscious self. A certain humility becomes appropriate, tempered by the dignity or joy of being part of something much bigger.«

Vielleicht geht das »Unbewusste« weit über unsere intrapsychischen Vorstellungen hinaus, wie ich es in einem Aufsatz (Thalhamer, 2014) vermutet habe. Vielleicht umfasst es noch weit mehr als das »kollektive Unbewusste«, wie C. G. Jung (1987) es formulierte, oder die »morphogenetischen Felder«, wie es Rupert Sheldrake (1993) annimmt, sondern – wie es schamanisch verstanden wird – alles, was existiert. Auf jeden Fall kommt dies auch religiösen Vorstellungen des Menschen nahe.

C. G. Jung wurde freilich schon zu Lebzeiten kritisiert und seine Lehre als »unwissenschaftlich« bezeichnet. Sigmund Freud fand, dass Jungs »kollektives Unbewusstes«, weil über die Person und seine Lebensgeschichte hinausgehend, viel zu weit gefasst sei. C. G. Jung (1972) selbst hielt aber den Zugang zum Numinosen für die eigentliche Therapie: *»Insoweit man zu den numinosen Erfahrungen gelangt, wird man vom Fluch der Krankheit erlöst.«*

Der Religionsphilosoph Martin Buber (1953) – wie manche Theologen und auch Schamanen würde er wohl die klare Abgrenzung durch die Richtlinie möglich und richtig finden – kritisierte, dass Jung die Grenze der Psychologie überschritten habe und warf ihm eine Psychologisierung der Welt und Gottes vor. Bubers dialogisches Prinzip verlangt ein »Gegenüberstehen«, sodass man »in voller Wahrheit Du sagen kann«. In ähnlicher Weise übte er auch Kritik an Rilke.

Dem widerspricht aber – was die Welt betrifft – z. B. die philosophische Richtung des Konstruktivismus und – was Gott betrifft – die mystische

Tradition mit ihren erstaunlichen Erfahrungen, wo man sich sicher ist und es erlebt, dass das Unfassbare, Unendliche, Transzendente zwar verstandesmäßig nicht erkannt, aber – weil in uns wohnend – auch unpersönlich psychisch erfahren und kontaktiert werden kann.

Sicherlich treffen hier zwei auf den ersten Blick unvereinbare Denkmodelle aufeinander: Für den Psychologen ist Gott – gemäß Freud – eine Projektion und nicht etwas außerhalb von mir Existierendes. Für den jüdisch-christlichen Theologen hingegen ist umgekehrt der Mensch – so könnte man sagen – eine Projektion Gottes: *»Und Gott schuf den Menschen nach seinem Bild, nach dem Bild Gottes schuf er ihn.«* (Gen. 1,27).

Der Theologe und Mystiker Eckhart von Hochheim († 1328) löst diesen scheinbaren Widerspruch – wohl entsprechend seiner mystischen Erfahrung – elegant auf:

Das Auge, in dem ich Gott sehe, das ist dasselbe Auge,
darin mich Gott sieht; mein Auge und Gottes Auge, das ist ein Auge
und ein Sehen und ein Erkennen und ein Lieben.

Dem Pantheismus-Vorwurf kann man mit Meister Eckhart nach Diethmar Mieth (2004) entgegenhalten, *»dass wir nicht das Feuer sind, sondern immer noch das Holz, das sich noch nicht ganz in Feuer verwandelt hat.«*

Ich habe schon in meinem Aufsatz »Sind Schamanismus, christliche Mystik und westliche Psychotherapie kompatibel?« (Thalhamer, 1996) eine Dreiteilung vertreten: Dass zwischen der materiellen Welt (die im Westen oft als die einzig existierende aufgefasst wird) und dem Unnennbaren (das in unserer Kultur meist mit dem Wort »Gott« bezeichnet wird) eine Zwischenwelt angenommen werden kann: die Welt der Seele resp. der Geister.

Interessanterweise kommen auch Anthropologen zu dieser Dreiteilung, indem sie – wie ich – das Reich der Seele mit dem der Geistwesen gleichsetzen. So beschreibt die Anthropologin Amy Smith (1999) *»the tri-part universe consisting of the everyday realm, the transcendential realm, and the ultimate realm ... I believe that, due to the shedding of boundaries between subject and object in the Transpersonal Process, the Transpersonal Self, the*

Transpersonal Realm, and the Characteristic Shamanic Experience are not actually separate entities but merge into one – into a unity.« Holger KALWEIT (1998) spricht von Körper, Plasmapsyche und reinem Geist.

Diese Sichtweise ermöglicht auch, zwischen dem schamanischen Zurückgreifen auf ein kollektives Wissen, resp. der Kontaktaufnahme mit Geistwesen, von denen einem in Trance Diagnose und Therapie eines Patienten mitgeteilt werden, und den spirituellen Traditionen der späteren Hochreligionen zu unterscheiden, wo es – ziemlich übereinstimmend – um das Gewahr- und Einswerden mit der absoluten Wirklichkeit, der höchsten Wahrheit mit dem Wesen des Seins resp. der Leere, dem Nichts geht – was in der christlichen Tradition als »unio mystica« bezeichnet wird.

Rainer Maria RILKE († 1926) drückt es in einem Brief vom 13. November 1925 so aus: *»Es gibt weder ein Diesseits noch ein Jenseits, sondern die große Einheit, in der die uns übertreffenden Wesen, die ›Engel‹, zu Hause sind.«*

Geht man von der erwähnten Dreiteilung und ihrer Einheit aus, könnte der Psychologe erkennen, welche unfassbaren Dimensionen der Mensch bzw. die Seele des Menschen hat, die er doch glaubte zu kennen und beschreiben zu können. Er würde sich nicht gemäß der Tradition der Aufklärung über Phänomene lustig machen, die der naturwissenschaftlichen Forschung noch schwer zugänglich sind. So hat auch Abraham MASLOW (1982) an die oberste Stelle seiner berühmten Bedürfnispyramide (körperliche Bedürfnisse, Bedürfnis nach Sicherheit, sozialen Beziehungen, sozialer Anerkennung und Selbstverwirklichung) gegen Ende seines Lebens das Bedürfnis nach »Transzendenz« gestellt, obwohl er es zunächst (s. MASLOW, 2014) – dem Mainstream entsprechend – eher für pathologisch gehalten hatte, wenn Menschen von mystischen Erfahrungen berichteten, von *»Augenblicken großer Ehrfurcht, Augenblicken des intensiven Glücks oder sogar der Verzückung, Ekstase oder Glückseligkeit«*. Er nannte sie fortan »Peak Experiences«, mystische Erfahrungen, die in jeder Kultur, auch unserer stattfinden. Auch der Psychologe und Philosoph William James († 1910) hatte schon, außer der materiellen und der sozialen, die spirituelle Ebene der menschlichen Bedürfnisse beschrieben.

Umgekehrt würde der Theologe die Trennung von »physisch/psychisch« und »transzendent« fragwürdig finden: Wo sollte sich Gott – der sich nach christlicher Auffassung in dem Menschen Jesus inkarniert hat – ausdrücken und zu finden sein, wenn nicht in seiner Schöpfung und so auch in jedem Menschen? Der Dualismus wäre aufgehoben, der Vorhang des Tempels zerrissen, der das Heilige vom Profanen trennen sollte (s. Matth. 27,51). In den spirituellen Traditionen geht man davon aus, dass das Herz des Menschen der eigentliche Tempel ist. Paulus schreibt in seinem 1. Brief an die Korinther (6,19): *»Wisst ihr nicht, dass euer Leib ein Tempel des Heiligen Geistes ist, der in euch wohnt und den ihr von Gott habt? Ihr gehört nicht euch selbst … Verherrlicht also Gott in eurem Leib!«*

»Göttlichkeit« ist also erfahrbar im Körper und der Psyche des Menschen. Schon in den Upanischaden vermittelten die Weisen, dass es das oberste Ziel des Menschen sei, zu seiner Göttlichkeit zu erwachen.

Das entlarvt diese Trennung und die Kritik, es handle sich hier um Psychologisierung religiöser Inhalte, als Beschreibung eines weltfernen Gottes und einer gottfernen Welt. Denn die skizzierte Darstellung besagt: Das Unfassbare ist in uns resp. wir in ihm. »Unfassbar« heißt, dass alle Worte und Bilder versagen – übrigens selbst bei dem Versuch, unsere menschliche Realität zu erkennen und adäquat zu beschreiben.

Und die Schamanin müsste sich nicht über die »Psychologisierung« ihrer als außerhalb von ihr erlebten Entitäten ärgern, denn nach dieser Auffassung ist das Reich der Seele und der Geistwesen eins.

Da ich sowohl psychotherapeutische wie schamanische Behandlungen durchführe und keinen Unterschied in der Auswirkung feststelle, bestärkt mich das in der Hypothese, dass es sich über weite Strecken um das Gleiche handelt, das im Gewand unterschiedlicher Traditionen ausgedrückt wird.

Zu allen Zeiten, in allen Kulturen haben Menschen erweiterte Bewusstseinsräume aufgesucht und genutzt, um Antworten auf existentielle Fragen des Daseins zu erhalten. Es geht um eine gegenseitige Befruchtung: Nützen wir Menschen des 21. Jhs. das Heilpotential dieser Bewusstseinsschichten, dann reichern wir – als Kinder der Aufklärung – das alte Erfahrungswissen an mit den Erkenntnissen der Naturwissenschaften, der Erkenntniskritik und der modernen Bewusstseinsforschung.

Besonders in Letzterer zeigt sich, dass, was wir Psychologen »das Unbewusste« nennen, offensichtlich in vielen spirituellen Richtungen ganz ähnlich erlebt, nur anders bezeichnet wird, und manchmal sind nicht nur die Inhalte, sondern auch die Formen gleich, wie ich in einer Arbeit über das Autogene Training belegt habe (Thalhamer, 1999). Denn in vielen Psychotherapierichtungen wird nicht nur verstandesmäßig an die Lösung der Probleme herangegangen, sondern es werden verschiedenste Formen veränderter Bewusstheitszustände genützt, wie dies Dirk Revenstorf (2000) ausführlich beschrieben und Gerald Hüther (2014) neurobiologisch untermauert hat.

The unconscious mind is so much wiser than the conscious mind.
(Milton Erickson)

Schamanische Behandlung ist – psychologisch gesehen – Heilung in Trance, mit Hilfe der Weisheit des Unbewussten. Der Begriff »das Unbewusste« eignet sich m. E. besonders gut, weil er ja nichts über sich aussagt, sondern nur, dass seine Inhalte und Vorgänge nicht bewusst sind – die aber durch schamanische und auch durch andere Methoden ans Licht des Bewusstseins gebracht werden können. Auch in der Hypnotherapie wird »das Unbewusste« als geeignete Metapher für sonst schwer definierbare Ressourcen begrüßt, aber auch in Frage gestellt; z. B. macht sich Gunther Schmidt über die »Verdinglichung« lustig: »Wenn Sie Ihr Unbewusstes treffen, grüßen Sie es von mir!« (Milton Erickson Gesellschaft für Klinische Hypnose, 1989), obwohl er freilich nach Erickson von »Problemtrance« spricht und de facto wie jeder Hypnotherapeut auch in diesem Bereich arbeitet.

Natürlich ist »das Unbewusste« ein Konstrukt. Wie man es nennt, ist aus meiner Sicht ziemlich unerheblich. Und mir gefällt, dass Begriffe wie: »das Unbewusste«, »veränderter Bewusstheitszustand«, »Anderswelt«, »nichtalltägliche Wirklichkeit«, »Übernatur«, »Transzendenz«, »außersinnliche Wahrnehmung« etc. keine positive Aussage machen, sondern nur ausdrücken, was sie nicht bedeuten bzw. übersteigen – weil einen das vor Dogmatismus bewahren könnte. Vielleicht wurden die Begriffe auch deshalb so gewählt, weil es schwerfällt, in einer Sprache der Ratio und der Logik darüber reden zu wollen. Kein Zufall, dass die MystikerInnen verschiedenster Provenienz in gleicher Weise zu stammeln beginnen, wenn sie ihre tiefen spirituellen Erfahrungen beschreiben wollen.

Ähnlich geht es Physikern, wenn sie aufgrund ihrer Forschungen »Paralleluniversen« postulieren, die sie aber nicht wirklich beschreiben können. Auf jeden Fall tröstete der nüchterne Physiker und Kosmologe Stephen Hawking laut »The Guardian« vom 27.4.2015 – halb humorvoll, halb ernst – Fans der Boy-Band »One Direction«, aus der der umschwärmte Sänger Zayn Malik ausgestiegen ist, kürzlich damit, dass die Band in einem Paralleluniversum vielleicht noch komplett sei: *»Mein Rat an alle Mädchen mit gebrochenem Herzen: Konzentriert euch auf die Erforschung von Theoretischer Physik. Denn eines Tages wird es Beweise für multiple Universen geben. Es wäre nicht ausgeschlossen, dass irgendwo außerhalb unseres Universums ein anderes liegt. Und in diesem Universum ist Zayn noch immer in ›One Direction‹.«*

Was Schamanismus betrifft, ist das von Adolf Dittrich und Christian Scharfetter herausgegebene Buch »Ethnopsychotherapie. Psychotherapie mittels außergewöhnlicher Bewusstseinszustände in westlichen und indigenen Kulturen« (1987) besonders interessant, weil hier nicht vom westlichen Standpunkt aus traditionelle Behandlungsmethoden auf Unterschiede und Gemeinsamkeiten überprüft, sondern von indigenen Heilverfahren ausgehend, analoge westliche Psychotherapieformen in den Blick genommen wurden und der so erzeugte »Verfremdungseffekt« zu neuen, fruchtbaren Fragestellungen der westlichen Psychotherapieforschung beitragen kann: *»Solche außergewöhnlichen Bewusstheitszustände heben sich als kurzfristige Verlaufsgestalten vom Hintergrund eines aus der Sicht der westlichen Kultur allein ›normalen‹, ›rationalen‹ Wachbewusstseins ab.«* Oft unterstützt durch gleichmäßige Trommelschläge, die interessanterweise häufig der Stimulusfrequenz im Thetawellenbereich des EEG entsprechen, manchmal auch durch Einnahme psychotroper Substanzen, gehen die Heilmethoden unserer Vorfahren und in den aktuellen Stammeskulturen in der Regel immer mit speziellen Bewusstseinszuständen einher, die in unserer westlichen Kultur unter verschiedenen Bezeichnungen laufen, von Trance, Ekstase, Besessenheit, Hysterie usw. bis zu heute eher gebräuchlichen wie: außergewöhnliche Bewusstseinszustände oder veränderte Wachbewusstseinszustände.

In diesem Werk beschreiben verschiedene AutorInnen, u. a. Madeleine Richeport, am Beispiel der medialen Trance in afro-brasilianischen Kulten die Hypnose als Heilverfahren in außereuropäischen Gesellschaften. Besonders interessant fand ich den Beitrag von David Akstein, in dem der Direktor des Integrated Centre of Medical Research in Rio de Janeiro berichtet, wie er die kinetische Trance, die z. B. in den religiösen Gruppierungen Umbanda oder Candomblé praktiziert wird, erfolgreich als Psychotherapie nützt. Er nennt sie »Terpsichoretrancetherapie« – Terpsichore war in der griechischen Antike die Muse, die zuerst das Tanzen und nach anderen schönen Künsten die Wissenschaften erfunden haben soll. Akstein betont immer wieder, dass in seiner Therapie weder bei der Induktion noch beim Zustand mystische oder religiöse Faktoren beteiligt sind – das muss er, weil sonst seine ungewöhnliche Psychotherapieform, die bei lauter Musik oft mit Augenverdrehen, Besessenheit und konvulsiven Zuckungen einhergeht, in der materialistisch orientierten »scientific community« nicht akzeptiert würde. Dabei ist diese wirksame Form der emotionalen Entladung mit später folgender Desensibilisierung, wie er selber sagt, in etwa eine *»Neufassung der kathartischen Therapie von Mesmer … Mesmer konnte damals seine Therapie nicht weiterführen, da eine Kommission aus Mitgliedern der Akademie der Wissenschaften der Medizinischen Fakultät und der Königlichen Medizinischen Gesellschaft im Jahre 1784 sich gegen den tierischen Magnetismus aussprach.«* – trotz der erwiesenen Erfolge. Engstirnigkeit mit dem Mantel der Wissenschaftlichkeit wurde nicht erst im 21. Jh. entwickelt.

Mario Califano berichtet im Buch von Dittrich/Scharfetter, dass die Traumatherapie in Amazonien weitgehend unserem westlichen Vorgehen entspricht. Und Wolfgang Jilek zeigt am Beispiel von Tanzzeremonien nordamerikanischer Indianer auf, *»dass die traditionellen therapeutischen Prinzipien, entwickelt in einer spezifisch nicht-westlichen Kultur und in einem besonderen historischen Kontext, die transkulturelle Validität theoretischer Vorstellungen der modernen Physiologie und Psychologie zu veränderten Wachbewusstheitszuständen bestätigt, während umgekehrt veränderte Wachbewusstheitszustände durch diese besonderen kulturellen Beispiele beleuchtet werden.«* Diese traditionelle Form des *»Personality Depattering … ist dem westlichen ›Therapie‹-Rüstzeug bei indianischen Verhaltensstörungen, die mit Alkohol- und Drogenabusus zusammenhängen, überlegen«*, berichtet der Psychiater Jilek über seine Forschungsergebnisse. Kein Wunder, dass sich SchamanInnen, die auf ein Jahrtausende altes Erfahrungswissen zurückgreifen können, gegen den Materialismus der dominierenden weißen Gesellschaft wenden, deren Kräfte sie geringschätzen, im Vergleich zu den übernatürlichen indianischen Kräften.

Obwohl Regierungen, Kirchen und die vorherrschende Wissenschaft solche Heilmethoden als »heidnische« Rituale zu unterdrücken versuchten, werden sie nach wie vor weltweit praktiziert. Bei einer meiner Forschungsreisen nach Tuva/Sibirien kamen sowohl die Patienten wie die Ärzte aus dem nahegelegenen Spital zur schamanischen Behandlung. – Keine Spur von dem Entweder-oder der Richtlinie. Mancherorts werden schamanische Heilformen heute insbesondere dort angewandt, wo westliche Behandlungsmethoden ohnehin an ihre Grenzen kommen.

Abgesehen von den ideologischen Hardlinern, würdigt zunehmend auch unsere westliche Wissenschaft die in Jahrtausenden erprobten indigenen Heilverfahren. Dittrich und Scharfetter bedauern in der »Einführung« zu dem genannten Buch einen Mangel an Kommunikation zwischen den verschiedenen Forschungsansätzen: *»So scheinen manche methodischen Probleme, die bei der Verwendung bestimmter Verfahren bereits weitgehend gelöst sind, in anderen Bereichen noch Schwierigkeiten zu bereiten ... Psychotherapie mittels außergewöhnlicher Bewusstheitszustände findet sich ... auch in westlichen Psychotherapieformen – wobei diese z. T. sogar mehr oder weniger direkt aus indigenen Verfahren erwachsen sind, ähnlich wie viele westlich Medikamente ihren Ursprung in der indigenen oder früheren westlichen Verwendung bestimmter Heilpflanzen haben ... Eine nähere Beschäftigung mit diesem Gegenstand ohne Berücksichtigung indigener Kulturen ist nicht möglich.«*

Der oft überhebliche und materialistisch ausgerichtete Blick kann verschiedenste Phänomene nicht verstehen und nimmt sie verzerrt wahr. Statt mit eurozentrischen Deutungen drüberzufahren und sie in das vorgeformte Korsett zu zwängen, wäre es angemessen, interessiert hinzuhören, aufzunehmen und aus den alten Erfahrungen zu lernen.

»Bis vor kurzem war die Forschung der Meinung, dass Entscheidungen rational-logisch erfolgen«, schreibt der Biochemiker und medizinische

Anthropologe Erich ROTH (2007): »*Heute wissen wir jedoch, dass die emotionale Seite des Menschen sehr wichtig ist und wesentlich zur Entscheidungsfindung beiträgt ... Zusammenfassend bestätigen diese neuen Ergebnisse der Hirnforschung, dass eine Therapie psychischer Missfunktion versuchen muss, das emotionale Gedächtnis zu erreichen, denn hier liegt der Schlüssel nicht nur für ein gestörtes psychisches Verhalten, sondern auch für die körperliche Manifestation vieler Krankheiten.*« Und das gelinge seit Jahrtausenden besonders gut durch »*Rituale, bei denen die Menschen aus dem Alltäglichen austreten, und durch Symbole, Gesänge, rhythmische Musik und Tanz in einen vom Normalzustand transzendierten Zustand gelangen, also auf eine andere Ebene des Bewusst-Seins treten.*«

Viele sachkundige KollegInnen bauen solche hochwirksamen Rituale in die Psychotherapie ein, wie Sabina SCHÖPFER (2014) auch in ihre psychotherapeutische Arbeit mit Kindern: »*– mit Erfolg und großer Heilwirkung. Kinder verlangen oft von selbst danach, weil sie genau spüren, was sie gerade brauchen.*« Schöpfer berichtet eine Reihe von beeindruckenden Beispielen, wo sie im Rahmen der Psychotherapie auf Krafttiersuche ging oder mit Medizinrad, Steinorakel oder Feuerritualen schöne Heilerfolge erzielte.

Und das soll jetzt alles verboten sein, weil eine Gruppe offensichtlich darin unerfahrener KollegInnen aufgrund ihres begrenzten Horizontes verlangt, alles fein säuberlich zu trennen? Haben diese in der Aufklärung des 18. Jhs. stecken Gebliebenen den neueren Stand der Forschung verschlafen? Dabei heißt es im österreichischen Psychotherapiegesetz ausdrücklich, dass es zu den Berufspflichten gehört, den »Beruf nach bestem Wissen und Gewissen und unter Beachtung der Entwicklung der Erkenntnisse der Wissenschaft auszuüben.«

Viele Forscher haben sich intensiv mit den verschiedenen Bewusstheitszuständen und ihrer Wirksamkeit befasst: von Ken Wilber, David R. Hawkins oder James H. Austin bis hin zu Giselher Guttmann und Rudolf Kapellner von der Sigmund Freud Universität. Wer sagt, dass, was sich unser Verstand ausdenkt, verlässlicher ist als Erfahrungen in anderen Bewusstheitszuständen, in denen die logischen Gesetze des Wachzustandes nicht im selben Ausmaß gelten? Nur hartgesottene Materialisten können das – ohne jeden Beweis – behaupten.

Dazu der Bewusstseinsforscher Renaud Van Quekelberghe (2007): *»Viele Psychologen und Psychotherapeuten, die sich bislang nicht sonderlich mit dem ›Bewusstheitsphänomen‹ befasst haben, werden reflexartig sagen: ›Ein solcher Weg geht weit über die Wissenschaft in die Transzendenz, in das Transpersonale hinaus!‹ Mit derartigen Äußerungen wird aber das Phänomen ›Bewusstsein‹ quasi zugedeckt, im Namen der wissenschaftlichen Blindheit …«.*

Es hat den Anschein, dass unsere unendliche Seele weit über unsere begrenzte irdische Realität hinausreicht. Wenn meine Frau zu mir sagt: »Du bist unfassbar«, meint sie zwar vermutlich etwas anderes, aber es trifft zu. Wir sind – auch – unendlich. So wird aber die Unterscheidung von »intrapsychisch« und »interpersonell« hinfällig. Ebenso die schamanischen und theologischen Einteilungen in: »irdischer Mensch – Verstorbener – Engel – »Gott«, weil ich alles als Entitäten außerhalb von mir auffassen kann, aber auch als intrapsychische Realität (vgl. die zwei biblischen Gottesbilder des Jesus: interpersonell »Vater« und intrapsychisch »Ich und der Vater sind eins«). Und im Lukasevangelium (17,20 f.) heißt es: *»Als Jesus von den Pharisäern gefragt wurde, wann das Reich Gottes komme, antwortete er: Das Reich Gottes kommt nicht so, dass man es an äußeren Zeichen erkennen könnte. Man kann auch nicht sagen: Seht, hier ist es!, oder: Dort ist es! Denn das Reich Gottes ist inwendig* (griechisch: entos) *in euch.«*

Wenn auch Bücher und Schriften vieles Wissen widerspiegeln,
so kommt die wirkliche Weisheit nur aus uns selbst.
(Selvarajan Yesudian)

Ähnliche Auffassungen finden wir nicht nur in der christlichen Mystik, sondern schon in den Veden, im Taoismus und bei den Pythagoräern, im Neuplatonismus, in der jüdischen Kabbala sowie in der hermetischen Tradition. Gottfried Wilhelm Leibniz († 1716), einer der letzten Universalgelehrten, spricht von einem »Funken des Kosmos« in uns, der uns mit dem Seinsganzen verbindet.

Unser Verstand legt Wert auf klare Unterscheidungen. Aber ähnlich wie bei der alten Streitfrage, ob Licht aus Wellen oder Teilchen besteht: Je nachdem, wie ich es sehe resp. messe, so ist es.

So betont Ken Wilber (2007) in seinem Buch »Integrale Spiritualität – Spirituelle Intelligenz rettet die Welt«, dass spirituelle Sehnsucht nur dann als reif anzusehen ist, wenn sie sich sowohl an den »God within myself« als auch an den »God in the second person«, wie auch auf die Auflösung in »Oneness« richtet und diese drei Antlitze Gottes integriert: *»Only a mature ego can deal with transpersonal experiences of oneness and deep intimacy.«* Wilber warnt vor der Falle, prä-personal und trans-personal zu verwechseln. Es handelt sich nicht um Narzissmus oder eine Regression in frühkindliche Entwicklungsstufen.

Neben vielen theoretischen Büchern hat er übrigens auch ein Buch mit praktischen Anleitungen geschrieben, Wilber/Patten/Leonard/Morelli: »Integrale Lebenspraxis: Körperliche Gesundheit, emotionale Balance, geistige Klarheit, spirituelles Erwachen.«

Wenn spirituelle Praxis
und eine Hinwendung des Geistes zu tieferen Schichten
der Seele, zum Kern, in dem alte Mythen und das Wissen um die
Einheit allen Seins leben, offenkundig nützlich sind für die
Gesundheit von Geist und Körper, dann ist Spiritualität,
also ein Zustand, in dem Logik und messerscharfe
Schlussfolgerungen nicht mehr im Mittelpunkt stehen,
paradoxerweise ein Gebot der Vernunft.
(Heike Faulstich)

7. Paradigmenwechsel: Wissen und Weisheit

»Die Weisheit wird im Westen verlacht, weil sie nicht unmittelbar zu Effizienz, zum Gewinnstreben, zum Vorteil im Konkurrenzkampf führt, sondern bloß für den Menschen, für ihn selbst, für seine Seele da ist«, sagt der Technikphilosoph Klaus Kornwachs (s. KALUZA, 2010) und zitiert Georg Wilhelm Friedrich Hegel († 1831), der feststellte, dass die Philosophie mit ihrer Reflexion immer etwas den Entwicklungen hinterherhinke. Weil Eulen erst in der Abenddämmerung ihren Flug beginnen, wenn der Tag schon vorbei sei, verglich er sie mit der Philosophie: *»Die Eule der Minerva beginnt erst mit der einbrechenden Dämmerung ihren Flug«.*

Darauf antwortet Galsan Tschinag, der Schamane aus der Mongolei: *»Ich sehe zwei extreme Haltungen. Die einen sind betont modern. Was neu ist, das ist das zukunftsträchtige Wissen, also der neueste Stand der wissenschaftlich-technischen Errungenschaften. Die anderen negieren wiederum alles Neue und bestehen auf dem alten Wissen. Nur der ist gerettet, der weiß, beide in Freundschaft an beiden Händen zu führen.«* Und er glaubt, dazu sei unbedingt eine Entschleunigung notwendig – nach dem Muster der nomadischen Langsamkeit. Denn jeder Verstehensprozess braucht Zeit. Die Lebensvollzüge müssen wieder der menschlichen Natur angepasst werden.

Außer dem Denker giebt es aber noch andre Freunde des Wissens,
die dem Hervorbringen durch Denken nicht vorzüglich zugethan,
und also ohne Beruf zu dieser Kunst, lieber Schüler der Natur
werden, ihre Freude im Lernen, nicht im Lehren, im Erfahren,
nicht im Machen, im Empfangen, nicht im Geben finden.
(NOVALIS, »Die Lehrlinge zu Sais«)

Es ist Zeit, nach der jahrhundertelangen Überbetonung der Vernunft und der fast ausschließlichen Wertschätzung des Denkens und Lenkens nun wieder den Wert des anderen Pols zu erkennen. Natürlich nicht anstatt, wodurch man den Fehler zu Beginn der Neuzeit wiederholen würde.

Vorhaben und Wirklichkeit klaffen aber weit auseinander. Schon Jean-Jacques Rousseau († 1778) tritt mitten im Zeitalter der Aufklärung, das von Fortschrittsoptimismus geprägt war, in seinem »Discours sur les sciences et les arts« dem Zeitgeist entgegen, indem er bestreitet, dass die Entwicklung der Wissenschaften und Künste zu einer Läuterung der Sitten beigetragen habe. Während der Französischen Revolution platzierte man eine Frau als Symbol der Vernunft in den Chor der Kathedrale Nôtre-Dame, die nun statt Gott herrschen solle. Aber war es vernünftig, als kurz darauf schlimmste Grausamkeiten ausgerechnet im Namen der Vernunft verübt wurden? Die Revolution frisst ihre Kinder, sagte man. Zwei Weltkriege im 20. Jh. mit Millionen Toten und totalitäre Regime mit Millionen Ermordeten zeugen nicht gerade von der Herrschaft der Vernunft, eher von einem von Ethik ungebremsten Verstand. Ebenso wie die Ökonomisierung aller Bereiche oder die Zockerei in der Finanzwirtschaft, die heute ganze Weltregionen verarmen lässt: Nach einer Studie von Thomas Noll und Pascal Scherrer agieren professionelle Börsenhändler egoistischer und sogar weniger erfolgreich als kriminelle Psychopathen (s. http://www.nzz.ch/aktuell/wirtschaft/uebersicht/destruktive-dynamik-im-handelsraum-1.12641170 – Abruf vom 27.9.2011)

Ein Umdenken, »Metanoia«, wie die alten Christen sagten, tut also dringend not.

»Wesentlich scheint mir dabei«, schreibt Wolfgang Schmidbauer (1985), *»dass die einzelnen rationalen Schritte einer Ausbeutung der Natur insgesamt vernunftwidrige, von niemandem gewollte Folgen haben, während die offensichtliche Irrationalität und ähnliche Formen des ›wilden Denkens‹ zu einer Harmonie zwischen Primitivkultur und Natur führten, die uns heute als hohes Maß kulturgewordener Vernunft anmutet.«*

Ich stimme Carla Lamesch (2007) völlig zu: *»Das System von Materialismus und technologischem Fortschritt um jeden Preis hat viele Menschen der Verbindung zu ihren Gefühlen, zur Natur und zu ihrem inneren Selbst beraubt ... Wir Menschen haben unseren Bezugspunkt – unser Kraftzentrum – verloren...«*. Was uns retten könnte, ist die Pflege des anderen Pols, die vermehrte Kontaktaufnahme zur inneren Weisheit – was freilich mitten ins Herz der konservativen, materiellen und patriarchalisch geprägten Konventionen schneidet. Darum auch der erbitterte Widerstand.

Lamesch – man muss nicht allen ihren Hypothesen und Praktiken zustimmen –, die in ihre psychotherapeutische Arbeit außer Jung'schen Elementen und Sandspiel- und Maltherapie, auch die Arbeit mit Edelsteinen und schamanische Reisen einbezieht und mit Aura und Chakren arbeitet, weil sie die Erfahrung gemacht hat, dass durch die Verbindung moderner Psychotherapie mit altem Heilwissen auch schwer zugängliche Schichten im Unbewussten erreicht werden können:

»Mittlerweile ist vielen Menschen jedoch bewusst geworden, dass die Notwendigkeit besteht, die traditionelle Grundlage der Psychologie neu zu bewerten und mit den geistigen Psychologien und Philosophien anderer Kulturen wie dem Buddhismus, dem Hinduismus und schamanischen Praktiken zu verknüpfen. Aus dieser zunehmenden Notwendigkeit, das westliche Verständnis von Psychologie mit dem Welterbe alter spiritueller Traditionen und Disziplinen zu verbinden, hat sich die transpersonale Psychologie entwickelt ... Die Konzepte der traditionellen Psychologie müssen daher neu überdacht werden, um ihre Begrenzungen zu erkennen ...«.

Oft wird diese innere Weisheit auch »Intuition« genannt: Der Duden versteht darunter *»unmittelbare ganzheitliche Sinneswahrnehmung, ohne Reflexion entstandene Erkenntnis des Wesens eines Gegenstandes«*. Manchmal wird sie als »Wissen ohne Wissen« bezeichnet. Wolfgang Amadeus Mozart († 1791) und Johann Wolfgang von Goethe († 1832) berichteten übereinstimmend von Einfällen in Überfülle, die in bestimmten Augenblicken kamen, die sie aber nicht herbeizwingen konnten. Intuition spielt aber nicht nur im Wirken des Künstlers eine entscheidende Rolle:

Auch knifflige wissenschaftliche Probleme wurden auf diesem Weg gelöst. In einer Studie von Marton et al., berichtet Markus Hänsel (2014), wurden 72 Nobelpreisträger und ihre Teams befragt: 90 % gaben an, dass Intuition eine große Rolle in ihrem Forschungsprozess gespielt habe. Oft empfingen sie Erkenntnisse im Traum, in der Badewanne oder während eines Tagtraums.

Die Intuition ist ein göttliches Geschenk, der denkende Verstand ein treuer Diener. Es ist paradox, daß wir heutzutage angefangen haben, den Diener zu verehren und die göttliche Gabe zu entweihen.
(Albert EINSTEIN, http://www.zitate-sprichworte.de/albert-einstein-zitate.html – Abruf vom 28.7.2015)

»Die Sicht von Newton und Descartes hat die Entwicklung intuitiver Fähigkeiten in unserer Gesellschaft weitgehend blockiert. Auch religiöse Dogmen haben ihren Teil dazu beigetragen, das Potenzial der menschlichen Psyche zu untergraben. Die Wissenschaft zieht die Gültigkeit der Intuition ebenfalls in Zweifel«, beschreibt Carla LAMESCH (2007) die aktuelle Situation: *»Es kann angenommen werden, dass die Intuition aufgrund ihres unerschöpflichen Wissens und ihrer unerschöpflichen Weisheit, die aus einem höheren Ort des Bewusstseins hervorströmen, weit größere Fähigkeiten besitzt als der Verstand.«*

Also geht es heute darum, die Errungenschaften der Aufklärung mit ihren großartigen Erfolgen – durch Denken – in Naturwissenschaft, Technik und Medizin zu ergänzen mit der zweiten großen Erkenntnisquelle, die nur sprudelt durch Loslassen der Gedanken. Das Phänomen kennt jeder: Manches fällt einem nur ein, wenn man aufhört, daran zu denken.

Es handelt sich nicht um unvereinbare Gegensätze, wenn man fragt: Nachdenken oder Intuition, säkularisiert oder religiös, Wissen oder Glauben, Autonomie oder Gottvertrauen ...? Es geht um ein Ende des Entweder-oder, um die Versöhnung von Naturwissenschaft und Religion, von Wissen und Weisheit; ähnlich in der Kontroverse zwischen psychotherapeutischer »Ich-Stärkung« und mystischer »Auflösung des Ego«.

Ken WILBER (2010) verlangt eine Anerkennung der Ebenbürtigkeit der drei Wertsphären Ethik, Wissenschaft und Kunst (des Guten, Wahren und Schönen) – eine Integration ohne Verschmelzung wie in der Vormoderne, aber auch nicht in der gegenwärtigen Abwertung und Zersplitterung. Eigentlich gebe es daher keinen Kampf zwischen Wissenschaft und Religion, sondern nur einen zwischen echter und falscher Wissenschaft und echter und falscher Religion.

»Der Neurologe und Hirnforscher erklärt, was passiert, und der Psychologe und Theologe deutet und interpretiert das Geschehen«, sagt der Theologe und Psychoanalytiker Eugen Drewermann. Wie sollte beispielsweise der

Arzt, der die Auswirkungen eines Blitzschlages bei einem Patienten behandelt, mit seinen Methoden erkennen können, dass es sich hierbei um eine spirituelle Berufung handelt?

Die Fragen »Warum?« und »Wozu?« gehören zu den Stärken unserer westlichen Kultur. Auch die hohe Spezialisierung brachte uns viele Detailkenntnisse. Aber wenn der Arzt sagt: »Schwester, bringen Sie dem Oberschenkelbruch auf Zimmer drei diese Schmerztabletten!« – hängt an diesem Schenkel nicht ein ganzer Mensch dran? So ist die Stärke unserer Wissenschaft zugleich ihre Schwäche. Anders bei unseren Vorfahren: Das Wort »heilen« (to heal) hat den selben Wortstamm wie heilig (holy) und das Ganze (whole). Darum war das Ziel immer, heil und ganz zu werden.

Gregory Bateson (1985), zeitlebens skeptisch gegenüber esoterischem Denken und Verhalten, wehrte sich in seiner interdisziplinären Offenheit andererseits gegen alle einzelwissenschaftlichen Schranken und Beschränktheiten der Forschung. Er sagt in einem der Dialoge zu seiner Tochter: *»Es gibt etwas, womit Du nicht herumpfuschen sollst… ein Heiliges, dem man nur mit Ehrfurcht begegnen kann, und das Demut weckt.«*

Bateson kritisierte einerseits das reduktionistische Denken der etablierten Wissenschaft, andererseits aber auch jegliche Form anti-intellektueller Tendenzen und unterschied zwischen »lockerem« und »strengem« Denken: Lockeres Denken steht hierbei für ein eher spekulatives, auf Fantasie und Intuition beruhendes Vorgehen, strenges Denken dagegen für logische Schlussfolgerungen und formale Analysen.

Unsere Kultur hat aber eine Schlagseite: Wir analysieren lieber, als uns anzuvertrauen. Unser Kopf stellt sich ungern in den Dienst des Herzens. Das Analysieren zerstört aber oft den Zauber und verhindert gerade das Erkennen im ganzheitlichen Sinn.

»Man sieht nur mit dem Herzen gut. Das Wesentliche ist für die Augen unsichtbar«, sagt der Fuchs zum kleinen Prinz im gleichnamigen Buch von Antoine de Saint-Exupéry († 1944). Und in der Tradition spricht man vom »blinden Seher«, der gerade deshalb viel erkennt, weil er seine Augen dazu nicht benützen kann.

Renaud VAN QUEKELBERGHE (2007) drückt es in »Grundzüge der spirituellen Psychotherapie« so aus:

»Die während der modernen Ära (18. bis 20. Jh.) allmählich durchgesetzte, eher einer Spaltung gleichkommende Trennung zwischen Religion und Wissenschaft zeigt nunmehr erste Erosionserscheinungen. Dies liegt u. a. daran, dass die modernen Programme der Wissenschaft (z. B. absoluter Erklärungsanspruch, bornierter Positivismus) spätestens seit Werner Heisenberg, Kurt Gödel oder Alan Turing auf unüberwindbare, wissenschaftsimmanente Grenzen gestoßen sind …

Während die Postmoderne uns der Absolutheitsansprüche von Religionen und Wissenschaften beraubt, birgt sie doch in sich eine m.E. unübersehbare Möglichkeit: Sich von allen begrenzten und begrenzenden Ideensystemen zu befreien und damit den Blick auf die einzige und einzigartige Grenzenlosigkeit des in jedem von uns innewohnenden Bewusstseins zu richten, abseits von allzu einschränkenden Dogmen und Meinungen.« Und er nennt es: *»Das Unendliche mitten im individuellen Bewusstsein«.*

Wer sein Prismenglas auf die Inspiration und
die Imagination einstellt, statt allein auf den Intellekt,
wird mit Visionen beschenkt.
(Christa SCHYBOLL)

8. Ist Spiritualität wissenschaftlich erforschbar?

– Ja und nein.

Spiritualität
ist ein enorm reiches und vielschichtiges Konstrukt,
das sich einer simplen Definition ebenso entzieht
wie der leichten Messbarkeit.
(Robert Emmons)

Spiritualität als persönliche Erfahrung entzieht sich der Objektivierung. Sylvester Walch (2015) berichtet über die erstaunlichen Erfahrungen beim Holotropen Atmen:

»Dabei kann es sogar vorkommen, dass wir uns plötzlich außerhalb unseres Körpers erleben, zukünftige Ereignisse vorhersehen, verstorbenen Angehörigen begegnen, in den Bereich der kollektiven Mythen und Archetypen eintauchen, uns in fremden Zeit- und Kulturräumen wiederfinden oder auch mit anderen Lebewesen identifizieren. Wir erfahren uns unter Umständen sogar nicht mehr als individuiert, sondern vielmehr als durchlässig und transparent, verbunden mit allem, was uns umgibt. Derartige Erlebnisse haben einerseits eine starke innere Wirkung für die betreffende Person und werden andererseits von Außenstehenden oft äußerst skeptisch aufgenommen. Dies hat damit zu tun, dass die Erfahrung auf eine Außenwelt trifft, die in ihrer weltanschaulichen Voreingenommenheit oft unfähig ist, deren inneres Wesen zu begreifen. Wir können nicht Erfahrungen in veränderten Bewusstheitszuständen mit den Kriterien einer szientistisch orientierten Erkenntnistheorie untersuchen.«

Auf die Frage, wie wir die Unendlichkeit kennen können, antwortete schon der griechische Philosoph Plotin († 270) (zit. nach Goldberg, 1988): *»Nicht mit der Vernunft. Es ist die Aufgabe der Vernunft, zu unterscheiden und zu definieren. Das Unendliche kann daher nicht zu ihren Objekten zählen. Es lässt sich nur durch eine Fähigkeit begreifen, die* *der Vernunft übergeordnet ist, durch Eintreten in einen Zustand, in dem du nicht länger ein endliches Selbst bist – in dem dir das Wesen des Göttlichen vermittelt wird. Das ist die Ekstase. Es ist die Befreiung des Geistes von seinem endlichen Bewusstsein.«*

Ken Wilber (2010), einer der Hauptvertreter der »Transpersonalen Psychologie«, fordert dennoch, dass sich spirituelle Erfahrungen einer direkten Verifizierung oder Falsifizierung durch Beweise aus der Erfahrung unterwerfen sollten. Und der Philosoph Martin Gostentschnig (2008): *»Wissenschaft und Spiritualität verfolgen unterschiedliche Zielsetzungen. Während Spiritualität nach wissenschaftlichem Grundverständnis betrieben werden kann, ist dies umgekehrt nicht möglich.«*

Dazu der Theologe Ernst Bräuer in einem Mail an den Autor vom 13. Jänner 2007: *»Für mich ist Naturwissenschaft Ergebnis eines ›beobachtenden Denkens‹, Religion aber ist Ausdruck eines ›teilnehmenden Denkens‹. Die Sprachspiele haben einen unterschiedlichen Charakter und eine eigene Logik. Man darf sie nicht vermischen! Beide Denkweisen haben ihre Berechtigung, aber eine unterschiedliche Aufgabe. Wissenschaft schafft Wissen über die Wirklichkeit. Religion schafft Vertrauen in die Wirklichkeit.«*

Wohin gehört dann die Psychotherapie, zu deren Zielen es gehört, dass Menschen wieder Stabilität, Sinn und Vertrauen finden?

Man spricht da von Inkommensurabilität, d.h. dass der Gegenstand nicht mit dem gleichen begrifflichen Maß messbar ist: *»So far as religion is testable, it seems to be false. This is not an accusation because religion isn't science... Any discussion of God somehow is in a sense unpleasant. When I look at what I call the gift of life, I feel a gratitude which is in tune with some religious ideas of God«*, sagte dazu Karl Popper († 1994) in dem »verlorenen Interview« zu Edward Zerin (1969).

Obwohl die Quantentheorie nach Carl Friedrich von Weizsäcker den Dualismus des Philosophen, Mathematikers und Naturwissenschafters René Descartes († 1650) längst bestreitet, denken wir heute allenthalben noch dualistisch. Ein Grundfehler im materialistisch ontologischen Denken der westlichen Naturwissenschaften: die Illusion der Objektivität. Descartes hatte unterschieden zwischen der »res extensa« (der ausgedehnten Sache – der Materie) und der »res cogitans« (der denkenden Sache – dem Geist).

Im Grunde gibt es Materie gar nicht. Jedenfalls nicht im geläufigen Sinne. Es gibt nur ein Beziehungsgefüge, ständigen Wandel, Lebendigkeit.
(Hans-Peter Dürr, Interview mit Holger Fuß, P.M. Magazin, Mai 2007)

Wenn Weizsäcker (in einem Vortrag 1992 mit dem Titel »Die Philosophie eines Physikers«) betonte: *»Materie ist Information«*, kommt er nicht nur mehreren konstruktivistischen Auffassungen nahe, sondern auch der schamanischen Auffassung von Materie und ihrer Beeinflussungsmöglichkeit. Er fasst als Ergebnis seiner Forschungen zusammen, dass es streng trennbare Objekte nicht gibt. Das erinnert an die fernöstliche Philosophie, wo man davon ausgeht, dass Materie und Bewusstsein nicht zweierlei sind, sondern dass ausschließlich Bewusstsein existiert, und wo der extreme verstandesorientierte Materialismus als Fehlentwicklung gesehen wird, die die Welt gefährdet.

Es gibt Hinweise, dass beispielsweise Wasser als Informationsträger dienen kann, was nicht nur ähnlich in der Homöopathie und der Bachblütentherapie angenommen wird, sondern worauf auch die interessanten Versuche von Masaru Emoto (2005) hinweisen, der schon seit Jahren Kristallfotografien erstellt, die aufzeigen, welche Wirkung Worte und Gedanken (nachgewiesen auch auf Entfernung) auf Materie, in dem Fall auf Wasser, haben können: Negative Worte entstellen die kristalline Struktur der Wasser-Moleküle, während positive Worte Kristallbilder entstehen lassen, die von überwältigender Schönheit sind.

Alle spirituellen Traditionen berichten von der Erfahrung, dass man durch das Überschreiten des Dualismus des Wesens des Seins gewahr werden kann, ohne es verstandesmäßig erfassen zu können, ja, dass der Verstand dabei sogar hinderlich sei. Es geht darum, über den Verstand hinauszugelangen und in der Erfahrung der Wirklichkeit zu verweilen. Martin Gostentschnig (2008) in den Begriffen von Wallners »Konstruktivem Realismus«:

»Bewegt man sich auf Ebene der Wissenschaft, bleibt letztlich keine andere Möglichkeit, als sich einzugestehen, dass eine endgültige Wahrheit nicht auffindbar ist; zumindest nicht mit den Mitteln der Wissenschaft und auf der Ebene des rationalen Denkens. Will man diese, aus Sicht der Wissenschaft unüberwindbare Barriere, also das Vorhaben zur Gewahrwerdung der Wirk-

lichkeit zu gelangen, überschreiten, bleibt keine andere Möglichkeit als einen Ebenenwechsel in den Bereich der Spiritualität zu vollziehen.

…

Während dem Verstand die Erkenntnis der Realität möglich ist, so ist die Erfahrung der Wirklichkeit nur mithilfe der Seele möglich, obgleich die Erkenntnis der Seele auch die Erkenntnis der Wirklichkeit beinhaltet und beide nicht voneinander getrennt werden können. Erkennender, Erkenntnis und der Prozess des Erkennens verschmelzen miteinander.

…

Der außererkenntismäßige Zugang zur Wirklichkeit, der in dieser Arbeit als Gewahrwerdung bezeichnet wird, führt schließlich nicht zur Erkenntnis eines Objektes, sondern zur Transzendenz von Subjekt und Objekt in der Erfahrung.«

Das erinnert natürlich an Eugene T. Gendlins »Philosophy of the Implicit« (s. Kap. 3).

Carl Friedrich von Weizsäcker (2004) warnt – über den heutigen Mainstream naturwissenschaftlicher Auffassung hinausgehend: *»Die großen Fortschritte der Wissenschaft geschehen nicht, indem man ängstlich am Beweisbaren klebt. Sie geschehen durch kühne Behauptungen, die den Weg zu ihrer eigenen Bestätigung oder Widerlegung selbst erst eröffnen.«*

Wer über den Tellerrand nicht hinausschaut, bleibt bei seiner Suppe sitzen, die er zunehmend für die (einzige) Wirklichkeit hält.

»Transpersonale Erfahrungen«, sagt Stanislav Grof (1987) *»haben manche fremdartige Charakteristika, die die fundamentalsten Annahmen materialistischer Wissenschaft oder der mechanistischen Weltsicht erschüttern. Forscher, die diese faszinierenden Phänomene ernsthaft untersucht oder selbst erfahren haben, stellen fest, dass die Versuche der traditionellen Psychiatrie, über sie als irrelevante Produkte der Vorstellung oder als erratische Phantasmaorgien – entstanden durch pathologische Gehirnprozesse – hinwegzugehen, oberflächlich und inadäquat sind. Jede unvoreingenommene Untersuchung des transpersonalen Bereiches der Psyche muss zu dem Schluss kommen, dass die gemachten Beobachtungen eine kritische Herausforderung des Newton-Descartesschen Paradigmas der westlichen Wissenschaft darstellen.«*

Wissenschaft sollte, wie sie bei uns verstanden wird, immer auf Neues ausgerichtet sein, auf Wissen, das noch niemand vorgestellt hat.

»Es fehlt uns der ganzheitliche Ansatz zu einem holistischen Universum. Leider dominiert immer noch das mechanische, materielle Gebäude einer Wissenschaft, die alles reduziert auf Zahl, Maß und Gewicht. Aber nur indem wir – ohne in eine naive Regression zu fallen – zu einem erweiterten Wissenschaftsbegriff vorstoßen, zu dem auch der transpersonale Raum des menschlichen Bewusstseins gehört und das, was wir Abendländer Transzendenz nennen, werden wir aus der Stagnation herausfinden«, schreibt Willigis Jäger (2003), Benediktinermönch und Zen-Meister.

Das lateinische Wort »transcendens« bedeutet »überschreitend, darüber hinausgehend«. Wie soll man mit gewohnten wissenschaftlichen Methoden des Denkens erklären können, was unser Denken übersteigt? Dazu sind unsere Instrumente (noch?) zu grob.

Parallelen gibt es, wie gesagt, in der Welt der Quanten, auf die ebenfalls manche Gesetze der herkömmlichen Physik nicht direkt anwendbar sind, obwohl diese Gesetze, z. B. der Schwerkraft, auf der Makroebene zweifellos Gültigkeit haben, wie Anton A. Bucher (2014) erklärt: *»Auch wenn vielen popularisierten spirituellen Phänomenen gegenüber, die als ›quantenphysikalisch‹ bestätigt gelten, Skepsis angezeigt ist, kann als gesichert angenommen werden:*

1. *Ein streng dualistisches und positivistisches Weltbild wird von ernstzunehmenden Physikern nicht mehr vertreten, sondern ein holistisches und spirituelles.*
2. *Das menschliche Gehirn ist so beschaffen, dass es spirituelle Erfahrungen machen kann, ja machen muss.*
3. *Spirituelle Erfahrungen erwiesen sich in der Evolution als vorteilhaft.«*

Auch der Anthropologe Jeremy Narby (zit. nach Koechlin, 2002) betont, dass Analysen über den Schamanismus immer rationale Studien über das Irrationale sind. *»Solche Studien führen zwangsläufig in eine Sackgasse«*, sagt Narby, *»denn wir können nicht akzeptieren, dass das, was die*

Schamanen sagen, real ist. Aus rationaler Perspektive ist es undenkbar, dass Pflanzen mit Menschen kommunizieren.«

Aber immer, wenn Narby die Ashaninca im peruanischen Amazonasgebiet fragte: »Woher wisst ihr, was ihr wisst?« antworteten sie, ihr Wissen über die Pflanzen hätten sie von den Pflanzen selbst. Sie sagten, die Natur sei intelligent und spreche in Visionen und Träumen zu den Menschen. Ein wichtiges Element der Wissensaneignung sei die totale Identifikation mit der Natur. Pflanzen würden keine direkten Informationen vermitteln, sondern Zeichen geben. Um diese Zeichen zu interpretieren, bedürfe es einer eigenen Sprache.

»Für sie waren die Geister real«, sagt Narby, *»für mich aber allenfalls Metaphern – dass Geister wirklich sein sollen, konnte ich nicht glauben.«*

Dann machte er einen Selbstversuch. Er berichtet: *»Der Ayahuasca-Trank ist extrem bitter, mir wurde speiübel. Gomez sang unbeschreiblich schöne Melodien, und entlang diesen Melodien erschienen mir kaleidoskopartige Bilder mit leuchtenden Riesenschlangen und viel anderem Getier. Ich folgte dem Gesang und begann zu fliegen.«* Und er lernte die Sprache. Wie man in der Verliebtheit vielleicht eine neue Sprache ohne Worte lernt.

Ein tieferes Verständnis spiritueller Praxis ist nur durch persönliche Erfahrung möglich. Das ist der Unterschied zwischen »DARÜBER reden oder forschen« und »hineingehen, sich einlassen, INTER-ESSE«, d. h. inmitten sein«. Das ist ein ganzheitlicher Begriff von »Erkennen«, der durch Erleben passiert und den Körper mit einschließt, wie er auch dem biblischen Erkenntnisbegriff entspricht.

Dazu kommt noch ein ganz pragmatisches Argument, das für die Bedeutung des alten Erfahrungswissens und der spirituellen Weltsicht spricht. Anton A. Bucher (2014) betont den wahrscheinlichen Evolutionsvorteil der Spiritualität: *»Imaginieren wir einen unserer Vorfahren in der Cro-Magnon-Zeit. Die Natur erlebt er, permanent misstrauisch, als von ihm getrennt und bedrohlich, er ist zutiefst verängstigt, weil er begriffen hat, irgendwann sterben zu müssen. Ein anderer Vorfahre derselben Epoche machte auf der Jagd die Erfahrung, ›von einer mächtigen, urtümlichen Gottheit umfangen‹ zu sein, ›von Hoffnung, Zuversicht und unbeschreiblicher Freude überwäl-*

tigt‹ (Newberg, d'Aquili & Rause, 2003, 186). Welcher dürfte eher in der Lage gewesen sein, seine Gene weiterzugeben? Gemäß zahlreichen Neuropsychologen der zweite (Alcorta & Sosis, 2005; Rossano, 2010).«

Anna Yeginer (2001) sagt über die Psychometrische Messung in der Transpersonalen Psychologie: *»Die Herangehensweise, Spiritualität mit der Hilfe von Fragebogenverfahren zu messen, wird in der Regel mit dem Argument abgelehnt, dass man Spiritualität an sich nicht messen könne, da sie im nicht-dualen Bereich, also außerhalb der Polarität und vor allem auch außerhalb des sprachlichen Fassungsvermögens und des Alltagsbewusstseins stattfinde. Ist eine direkte Messung von spiritueller/religiöser Erfahrung also nicht möglich, so zeigt sich auf der anderen Seite, dass Effekte spiritueller Orientierung auf das all-tägliche Leben und Erleben sehr wohl nachweisbar sind.«*

Auf ein Problem der Effizienzmessung möchte ich noch hinweisen: Wenn, wie ich höre, erfolgreiche Heiler ausgerechnet bei einer vergleichenden Testreihe versagen, könnte das mit der Auswirkung der Beobachtung zusammenhängen, auf die uns die Quantenphysik gerade bei subtilen Vorgängen seit Jahrzehnten hinweist.

Ähnlich der deutsche Psychologe und Physiker Walter von Lucadou (2001): *»Das Ausmaß von Autonomie und Reliabilität wird durch den Betrag an pragmatischer Information bestimmt, der auf das System mindestens einwirkt, wenn man daran eine ›Messung‹ vornimmt. So erzeugt z. B. jede Bevölkerungsumfrage natürlich eine gewisse Informationsrückwirkung, die die Befragten alleine aufgrund der Befragung beeinflusst, denn jede Frage beinhaltet auch eine Aussage.«*

Oder, wie ein indigener Schamane es ausdrückte: Die Geister sind beleidigt, wenn man ihnen misstrauisch auf die Finger schaut, statt ihnen zu vertrauen.

Der mongolische Schamane Galsan Tschinag (zit. nach Kaluza, 2010): *»... die werden verscheucht, wenn ich versuche, all das, was bei der Heilerei passiert, bis ins Kleinste zu erklären.«* Er fügt später ein anderes Beispiel an: *»›Bist Du glücklich?‹ Ich überlege nicht lange und sage: ›Ja‹. Aber wenn ich jetzt anfange nachzudenken: Bin ich glücklich? ... In dem Augenblick ist die zarte Blase von dem, was ich für Glück halte, angekratzt, schon gefährdet. Meine Frage kratzt kleine, hässliche Spuren in die Glücksblase, ich bin nicht* *mehr glücklich. Wir Menschen machen immer Dinge kaputt, wenn wir versuchen, sie zu benennen und zu bestimmen.«*

Interessanterweise wissen darum auch die Mythen, die sich bis in unsere Zeit erhalten haben: Orpheus darf nicht durch Zurückschauen das Wie ergründen wollen. Als er es tut, zerstört er den Zauber und kann seine geliebte Eurydike nicht aus dem Hades befreien. Ähnlich die Frau des Lot, die durch die genaue Beobachtung des Gottesgerichts über die Stadt Sodom zur Salzsäule erstarrt. Auch die hilfreichen Heinzelmännchen verschwinden im Märchen, wenn man schauen wollte, wie sie aussehen. Dazu passt, dass eine Reihe eindrucksvoller und höchst wirksamer schamanischer Heilrituale, wie das erwähnte YuDwipi, in absoluter Dunkelheit durchgeführt werden.

Maria Kaluza zitiert Rama Swami (2005), einen Schüler Tagores und Gründer des Himalayan Institute of Yoga Science and Philosophy:

»Die immerwährende Psychologie der Alten, die über Jahrhunderte kultiviert worden ist, ist eine exakte Wissenschaft. Sie beruht auf dem feinsten Wissen, nämlich der Intuition. Die materiellen Wissenschaften haben Grenzen, und ihre Forschungen bewegen sich nur auf der grobstofflichen Ebene von Materie, Körper und Gehirn.

Wenn wir durch intellektuelle Gymnastik gegangen sind, dann finden wir etwas jenseits des Intellekts. Es kommt eine Stufe, auf der uns der Intellekt nicht mehr weiterführen kann. Der Intellekt untersucht, kalkuliert, analysiert, entscheidet, akzeptiert und weist zurück, was sich in der Sphäre des Verstandes abspielt, aber die Intuition ist ein ununterbrochener Fluss, der spontan aus einer Quelle tief im Innern steigt.

Die reine Intuition dehnt das menschliche Bewusstsein so aus, dass man die Dinge klar zu sehen beginnt. Das Leben als Ganzes wird erfasst und die Unwissenheit zerstreut. Nach einer Reihe von Erlebnissen wird die direkte Erfahrung zur Orientierung, und die Intuition beginnt spontan zu fließen.«

Es ist nicht Sache der Intuition, etwas zu beweisen.
Die Intuition, weiß, dass es so ist. Wenn jemand Beweise haben will,
dann ist es der Intellekt. Also ist es Sache des Intellektes, zu beweisen.
(Martin Weber)

So gibt es eine Reihe von Forschern, die einen Bezug zur Quantenphysik herstellen, wie z. B. Harald WALACH[2] (2015) z. B. in seiner Arbeit »Generalisierte Quantentheorie (Weak Quantum Theory): Eine theoretische Basis zum Verständnis transpersonaler Phänomene«: *»Die mangelnde Integration der Transpersonalen Psychologie in den Hauptstrom der Wissenschaft scheint damit zusammenzuhängen, dass es keine gute Theorie gibt, wie transpersonale Phänomene im Rahmen der wissenschaftlich gültigen Vorstellungen theoretisch verstanden werden können.«* Wozu er einen Beitrag leisten will. Er nennt dies »Contemplative Science«.

Auch ist die erstaunliche Affinität von Erkenntnissen der Quantenphysik und der jüngeren Gehirnforschung zur Intuitionsforschung und zu spirituellen Erfahrungen interessant, beschrieben z. B. von Fritjof CAPRA (1984), Jeremy NARBY (2001), DÜRR/ÖSTERREICHER (2001), OBERMAYR-BREITFUSS (2005), Volker J. BECKER (2006) oder auch in dem reißerisch aufgemachten, aber inhaltlich vielleicht seriösen Film und Buch »Bleep« von ARNTZ/CHASSE/VICENTE (2006), wobei vor kurzschlüssigen Gleichsetzungen zu warnen ist.

Der Physiker Amit GOSWAMI (2011) schreibt in seinem Buch »The Quantum Doctor: A Quantum Physicist Explains the Healing Power of Integral Medicine«: *»... this new science has a spectacular ability to integrate many disparate fields of human endeavor, even science and spirituality.«*

Der Leiter der Arbeitsgruppe Technische Biomedizin Ulrich WARNKE (2011) nimmt in seinem Buch »Quantenphilosophie und Spiritualität – Der Schlüssel zu den Geheimnissen des menschlichen Seins« an, dass nicht-lokale Phänomene, speziell Geist und Bewusstsein, nicht in Raum und Zeit eingrenzbar sind und dass dieses der klassischen Physik diametral entgegengesetzte Weltbild mit der Quantenphysik konvergiert. WARNKE (2013) schreibt: *»Die Alltagswelt ist die Welt der Materie und des Egos. Hier leben wir mit größter Selbstverständlichkeit und wähnen uns glücklich oder auch unglücklich – bis die Fassade zu bröckeln beginnt: in Träumen, in Krisensituationen, in Nahtoderlebnissen ... Dann wird klar, dass die Alltagswelt eine Illusion ist, eine Welt der angelernten, konditionierten, gefilterten und zensierten Erlebnismöglichkeiten. Dahinter liegt unsere eigentliche Heimat: die Interwelt.«*

Ob man die »Interwelt« wirklich mit einem Quantenfeld gleichsetzen kann, darüber scheiden sich die Geister. Ist die Quantentheorie mit ihrer Gültigkeit auf der physikalischen Mikroebene wirklich auf psychosoziale Phänomene anwendbar? Warnke selbst betont, dass alles, was er in diesem Buch beschreibt, als Modell zu verstehen ist, im Sinne von »so könnte es funktionieren«.

Die meisten religiös-spirituellen Traditionen sprechen von einer geistigen Energie, die in spirituellen Behandlungen wirksam werde, was von vielen Naturwissenschaftern bestritten wird. Gary E. Schwartz (2001) betont aber in »Review of Contemporary Biofield Measures including GDV: Implications for Energy Medicine and Spiritual Healing«, solche Energiefelder ließen sich über 12 Giga-Hertz Mikrowellensignale in Ansätzen bereits messen und erfassten insbesondere Neuropeptide, von denen Emotionen und auch das Immunsystem abhängen. Es wird gemunkelt, dass es in der Sowjetunion und auch in China und den USA schon lange entsprechende Forschungsergebnisse gibt, die aber aus militärischen Gründen nicht bekannt gegeben wurden und werden. Dabei wären ja auch misslungene Versuche interessant und richtungsweisend.

Eine befriedigende naturwissenschaftliche Erklärung für die Wirksamkeit spiritueller Heilmethoden gibt es nicht. Die Systemtheorie oder die Spiegelneuronen, die Bewusstseins- und die Intuitionsforschung, die Prinzipien der Hypnose oder die Erkenntnisse über den Placeboeffekt, der Konstruktivismus und Jungs kollektives Unbewusstes oder das Konzept der Humanistischen Psychologen von der Fülle der Weisheit in jedem Menschen und andere Hypothesen und Erkenntnisse weisen vielleicht in die richtige Richtung. Aber wieso ist es möglich, auch Pflanzen und Tiere und sogar anorganische Materie mental zu beeinflussen? Jeder Erfahrene kennt eine ganze Reihe von erfolgreichen Fällen, wobei nicht immer klar ist, wie weit sie verallgemeinert werden können (die Crux jeder empirischen Sozialwissenschaft, s. Kap. 3) und noch weniger, welche Wirkfaktoren die Ergebnisse auslösen.

Meist läuft das unter »Parapsychologie« und es ist bedauerlich, dass es gegen Wissenschafter, die solche Themen untersuchen, von KollegInnen fast nur Polemiken gibt, statt dass solche bislang unerklärbaren Phänomene weiter untersucht würden, wodurch es für einen physikalischen

Laien wie mich fast unmöglich ist, seriöse von unseriösen Forschungsergebnissen zu unterscheiden.

Mit ähnlichen Problemen haben sich auch die Homöopathie, die Bachblütenbehandlung und ähnliche Verfahren herumzuschlagen. Nicht, dass es über die Wirkungen keine empirischen Untersuchungen gäbe, aber oft hat man den Eindruck, dass die nachfolgenden Ergebnisse von der Einstellung des Forschers abhängen – und zwar sowohl bei den Befürwortern wie bei den Gegnern solcher Behandlungsmethoden.

Anton A. Bucher (2014) schreibt: »*Dass in der Geistheilung die Verbundenheit bzw. Resonanz eine Schlüsselrolle spielen könnte, legen Experimente von Hendricks, Bengston & Gunkelman (2010) nahe, in denen die EEG-Muster von Heilern und Behandelten gemessen wurden*« und berichtet von dem interessanten Versuch Bengstons mit krebskranken Mäusen, deren Mortalitätsrate nach einer Behandlung mit heilenden Gedanken zurückging, allerdings »*– wider Erwarten – auch in der Kontrollgruppe. Bengston (2012) zufolge war dies der Fall, weil auch dieser Gruppe subliminale Bewusstseinsintentionen zugegangen sein könnten, für ihn ›die größte Herausforderung an die mechanistische Wissenschaft‹.*«

Der Experimentalphysiker Anton Zeilinger (2012) warnt aber in einem Interview in der Wiener Zeitung mit dem Titel »Das Loch im Verständnis der Welt« vor Kurzschlüssen von quantenphysikalischen Phänomenen auf esoterische Positionen: »*Ich glaube, die Quantenphysik ist philosophisch schwerer fassbar, als das ganze Esoterik-Camp sich das vorstellen kann*«, betont aber: »*Es könnte sein, dass das Gehirn gewisse Möglichkeiten nutzt, um schneller zu einem Ergebnis zu kommen – ähnlich wie es bei Quantencomputern der Fall wäre.*« Und relativiert: »*Ich frage mich aber, ob das Paradigma richtig ist. Das Paradigma zu jeder Zeit war, zu versuchen, Gehirn und Bewusstsein anhand der Leitwissenschaft in der Physik zu erklären. Im 19. Jahrhundert gab es mechanische Modelle des Gehirns mit Zahnrädern. Später waren es Vorstellungen mit elektrischen Relais, heute ist es die Quantenphysik.*«

Die erstaunlichen Erfolge spiritueller Heilbehandlungen sind empirisch bereits recht gut belegt, aber ihre naturwissenschaftliche Erklärung beginnt erst richtig, soweit ihre Erforschung von den neopositivistischen Ideologen nicht be- oder verhindert wird.

Bewusstseinsforscher haben es nicht leicht, wie mir immer wieder berichtet wird. Ulrich PONTES (2013) zitiert einen Neurowissenschaftler mit dem Ausspruch: *»Du kannst durchaus zum Bewusstsein forschen – nur solltest du vorher unbedingt eine unbefristete Stelle haben.«* Er betont, dass die physikalisch-neuronalen Prozesse im Gehirn eine notwendige Voraussetzung für alles Geistige sind: *»Ob das Geistige damit aber auch hinreichend bestimmt ist ... Diese Frage bleibt vorerst eine Glaubensfrage ...«*.

Michael POLANYI (1985) nennt diese Art von Wissen »das implizite Wissen«. Dazu der Technikphilosoph Klaus Kornwachs (zit. nach KALUZA, 2010):

»Ich kann auch nicht erklären, wenn ich am Klavier improvisiere, was ich genau vorhabe ... Das kann ich mit einer reduktionistisch verstehenden Wissenschaft nicht erklären ... Wenn ich einen Physiker frage: ›Was ist eigentlich ein Elektron?‹, dann sagt er: ›Diese Frage kann ich nicht beantworten, die ist für die Physik auch völlig uninteressant. Ich kann die Eigenschaften angeben ... Aber ich kann nicht sagen, was ein Elektron eigentlich ist.‹ ... Die Wissenschaft beantwortet nicht Fragen nach dem Wesen der Dinge ... dafür ist sie nicht gebaut ... Ich finde dieses Gerede über Beweise schon deshalb ein bisschen lächerlich, weil wir ja noch nicht mal in der Lage sind, wissenschaftlich zu erklären, wie aus einem verstandenen Satz, den jemand gerade ausspricht und den ich höre, ein Gedanke in meinem Bewusstsein wird. Wir wissen nicht, wie das funktioniert.«

Auch Dagmar EIGNER (2001), die eine Forschungsarbeit über nepalesischen Schamanismus schrieb, empfindet die rein quantitativen Forschungen schamanischer Phänomene als zu simplifizierend.

Aber dass selbst wissenschaftliches Arbeiten durch Kreativität, Intuition und wie immer die vorbewussten Prozesse genannt werden, inspiriert und geleitet wird, widerspricht dem naturwissenschaftlichen Arbeiten nicht, das dann im Ergebnis auf nachvollziehbarer Logik und prognostizierbaren Belegen beruht.

Man kann den Zugang zu dieser inneren Weisheit unterrichten, wie es z. B. Swami Rama tat und wie es viele westliche SchamanInnen, Meditations- und Intuitionslehrer tun, und man kann ihn lernen und üben.

Das tun de facto auch eine Reihe bei uns anerkannter Psychotherapierichtungen wie die Psychoanalyse, die Katathym Imaginative Psychotherapie oder die humanistischen Psychologierichtungen.

Darüber hinaus ist freilich möglich und sinnvoll, die Wirkungen spiritueller Heilarbeit empirisch zu überprüfen. Auch wenn – wie in der Psychotherapie – das Zustandekommen vieler Heilwirkungen naturwissenschaftlich nicht zufriedenstellend erklärt werden kann, ihre Wirksamkeit wird in einer Fülle empirischer Untersuchungen belegt.

Aufwendige Forschung betrieb seit 1963 die »Parapsychology Research Group« in den USA: In Jean Millays Standardwerk (2010) »Radiant Minds. Scientists Explore the Dimensions of Consciousness« wird über eine unüberschaubare Zahl wissenschaftlicher Studien und Metastudien kritisch berichtet.

So wurde sogar bei Bakterien die Wirksamkeit der Handauflegung nachgewiesen, die dann trotz hemmender Chemikalien wuchsen, wie Rubik/Rauscher (2010) in »Human volitional effects on a model bacterial system« berichten: *»There is an apparent exchange of energy and information between living organisms.«*

Für mich steht aufgrund meiner langjährigen Erfahrung außer Zweifel, dass es zudem unerheblich ist, ob der Patient bei einer schamanischen Behandlung vor mir sitzt oder sich hunderte Kilometer entfernt befindet. Ein Beispiel:

Angelika, sechs Jahre alt, hat Rheuma mit schlimmen Auswirkungen auf die Augen. Die Mutter bittet mich um eine Fernbehandlung.

Ich sehe in Trance das Mädchen vor mir sitzen. Ein dicker Holzkeil durchbohrt von vorne nach hinten ihren Kopf. Es ist entsetzlich anzuschauen. Besonders das rechte Auge ist schwer geschädigt. Der Keil schiebt sich immer noch weiter in ihren Kopf. Ich solle aber nichts tun, lautet die Anweisung meiner Geistführer. Es fällt mir schwer, aber ich folge.

Dann wird ein Vorhang rund um Angelika gebreitet, sodass sie sich wie in einer Koje befindet und von außen nicht zu sehen ist. Ich soll weiterhin nicht eingreifen, nur wohlwollend da sein, mich entspannen und darauf vertrauen, dass mit ihr etwas Großes geschieht (das ist zugleich ein Auftrag an die Mutter). Ich spüre, es geht etwas vor sich, das weit über mich und meine bescheidenen Fähigkeiten hinausgeht. Nun bringe ich es recht gut fertig, mich nicht einzumischen, sondern das Kind der göttlichen Vorsehung anzuvertrauen.

Als mir ein Blick ins Innere des Stoffverschlages gewährt wird, sehe ich, dass er leer ist. Am Schluss der Sitzung zwinkert mir das Mädchen komplizenhaft zu und ihr riesiger Engel bedankt sich bei mir. In den nächsten Wochen normalisierten sich ihre Augen, berichtete die Mutter.

Ein Beispiel, das mir besonders in Erinnerung geblieben ist:
Drei Monate war die kleine Christa nach ihrer schwierigen Entbindung (Geburtsgewicht 800g) im Inkubator gelegen. Als sie dann endlich heimkam, schrie sie täglich herzzerreißend zwischen 16 und 19 Uhr. Noch länger, wenn sie untertags mit Fremden in Kontakt gekommen war. Sie bekam eine Darmentzündung und hatte viele Infekte. Antibiotika halfen nicht, mehr als hundert Blutabnahmen hatten den Ärzten keine Klarheit gebracht. Ich habe mit der behandelnden Ärztin gesprochen. Die verzweifelten Eltern riefen mich an, ob ich nicht eine Fernbehandlung machen könnte.

Ich dachte mir: »Das arme Kind!« und spürte eine große Traurigkeit. Aber kaum in Trance, erlebe ich seine Größe: Christa ist/wird eine große Frau und Schamanin. Und ihr schlimmer Start ist ihr Berufungsgeschenk. Die Anderen in der Gruppe erleben es ähnlich. Ich brauche nichts für sie tun. Im Gegenteil: Sie segnet uns und ich solle dazu jeder/jedem im Kreis die Hände auflegen. Als ich ihren Segen weiterleite, sehe ich, wie sie sich immer mehr aufrichtet und ihre Symptome verschwinden. Es war eine Ehre, dass sie uns besucht hatte. Für Christa war es nur um die Bestätigung gegangen und dass ihre Begabung erkannt wird.

Die Mutter berichtete mir eine Woche später am Telefon: Ab dem Zeitpunkt der Sitzung hat Christa 24 Stunden nur gelacht und dann sehr lange geschlafen. Und wie es mir gezeigt worden war, ist sie seither symptomfrei und ein besonders heiteres Kind, wie mir die überweisende Ärztin von Zeit zu Zeit berichtet.

Auch Fernbehandlungen wurden wissenschaftlich auf Effizienz untersucht: In »A randomized double-blind study of the effect of distant healing in population with advanced AIDS« berichten Sicher/Targ/Moore/Smith (1998) über die wirksamen Gebete (aus der Ferne) für Aidskranke. Das renommierte »Western Journal of Medicine« veröffentlichte die Studie, betonte die mehrmalige Überprüfung des Experiments und dass es damit die wissenschaftliche Debatte voranbringen möchte: *»It is time for more light.«*

Wie die Befürworter der »Richtlinie« behaupten können, spirituelle Heilverfahren wären weniger wissenschaftlich als psychotherapeutische, ist, angesichts des inzwischen wachsenden Ausmaßes an wissenschaftlichen Studien, die auf deren Wirksamkeit hinweisen, unverständlich.

»Erst in den letzten Jahren zeichnet sich ein neuer Schulterschluss von ›Spiritualität und Medizin‹ ab (Frick & Roser, 2011; Büssing, 2006), insbesondere aufgrund der überzeugend dokumentierten Effekte von Spiritualität auf zahlreiche Gesundheitsvariablen (Reviews: Koenig, 2012; Klein, Berth & Balck, 2011; Levin, 2001). Die Anzahl einschlägiger Studien nahm in den letzten Jahren exponentiell zu…«, berichtet Anton A. Bucher (2014) und zitiert im Kapitel »Effekte der Spiritualität« hunderte aktuelle Effizienzstudien mit positiven Auswirkungen auf den Lebensstil, das Immunsystem, Krebs, Drogenabhängigkeit, das Herzkreislaufsystem etc., wertet sie kritisch und schreibt über die Effekte von Spiritualität auf die körperliche und psychische Gesundheit: *»Diese seien so stark, dass spirituelle Elemente auch in die medizinische Ausbildung, mehr noch in die Behandlung zu integrieren seien (Koenig, 2007; Frick & Roser, 2011)… Gemäß dem Verband der britischen Geistheiler – in England wirken, auch von Krankenkassen bezahlt, 14 000 (Astin, Harkness & Ernst, 2001, 904) – geschieht geistiges Heilen… durch zumeist als sehr wohltuend empfundene Handauflegung bzw. ›therapeutic touch‹, das von Dolores Krieger (2012) in den 1970er Jahren populär gemacht wurde und bereits in der Bibel bezeugt ist (Mooney, 2005) … Praktiziert wird auch Imagination, indem sich Heiler ihre Klienten als gesund vorstellen und diese Bilder zu ihnen senden (Braud 2003; Sheik, 2003). Heilende Bilder imaginierten bereits die Schamanen; eine essenzielle Rolle spielen sie in Therapien wie Biofeedback, Hypnose und Kunsttherapie (Achterberg, 1990).«*

Auch bei uns gibt es eine Reihe von Ärzten, die manchen Patienten erfolgreich die Hände auflegen, weil sie ihnen dadurch medikamentöse Bomben mit ihren gravierenden Nebenwirkungen ersparen können, was natürlich von den PatientInnen hoch geschätzt wird.

Der Schweizer Arzt Beat Schaub (2004), Autor von »Schulmedizin in der Sackgasse«, leitet ein Projekt zur Erfolgskontrolle alternativer Heilweisen. Bemerkenswert sind auch die vergleichenden Studien in der Jahrbuchreihe für Transkulturelle Medizin und Psychotherapie von Walter Andritzky (2001), die 1999 eingestellt wurde, und die Arbeiten von Ethnomed, dem Institut für Ethnomedizin in München, das sich auf Infomed-Institut für Ganzheitsmedizin umbenannt hat. Kürzlich erschien im Auftrag von Infomed das interessante von Christine Herrera Krebber (2014) herausgegebene Buch »Die Weisheit des Heilens – Von der Ethnomedizin zur Ganzheitsmedizin: The Wisdom of Healing – From Ethnomedicine to Holistic Medicine«.

Einige Studien zu Reiki und schamanischem Reisen von Gerald Pohler und Kolleginnen finden sich auf http://www.researchgate.net/profile/Gerald_Pohler/publications (Abruf vom 29.6.2015).

Edzard Ernst hatte den ersten Lehrstuhl zur Untersuchung der alternativen Heilmethoden in Europa im englischen Exeter inne. Kurt Langbein (2014), der 1999 mit ihm ein Buch über Komplementärmedizin geschrieben hat: *»Er ist allen komplementärmedizinischen Verfahren gegenüber sehr skeptisch eingestellt, aber er ist neugierig und offen, ein passionierter Wissenschaftler, der nicht glaubt, die Wahrheit von heute müsse auch die von übermorgen sein.«*

Langbein berichtet über Ernsts erste Studie über »Mental Healers«, die das interessante Ergebnis brachte, dass die von Geistheilern wie auch die von Schauspielern behandelten SchmerzpatientInnen schon nach einigen Wochen markante Veränderungen zeigten. In einer ähnlichen Untersuchung im Wiener Wilhelminenspital wurden vor ein paar Jahren einigen Krebskranken von einem bekannten Geistheiler, der Kontrollgruppe von einem Schauspieler, der den Heiler imitierte, die Hände aufgelegt. Ich musste schmunzeln, als ich hörte, dass angeblich der Geistheiler wütend von dannen ging, als er hörte, dass er nicht größere Effekte ausgelöst hatte als der Schauspieler.

Dass bei beiden vergleichbare positive Erfolge festgestellt wurden, wundert mich nicht, da ich ohnehin davon ausgehe, dass jeder Mensch in unterschiedlichem Ausmaß diese heilenden Fähigkeiten hat, die insbesondere dann wirksam werden, wenn sowohl Patient wie Heiler daran glauben. Schon erstaunlich, dass der in vielen Studien u. a. von Fabrizio Benedetti nachgewiesene Placebo-Effekt, der sowohl in der medizinischen wie psychotherapeutischen und spirituellen Behandlung eine exorbitante Rolle spielt, nicht gezielt mehr genützt wird. Inzwischen weiß man, dass er auch dann wirkt, wenn der Patient weiß, dass es sich nicht um ein Medikament mit pharmazeutischen Wirkstoffen handelt. Es gibt Hinweise, dass er sogar wirkt, wenn der behandelnde Arzt fälschlicherweise glaubt, es handle sich um ein Medikament.

Erstaunlich sei es, berichtet eine Frau, sie nehme die Medikamente gegen ihre Anfälle, die ihr der Arzt verschrieben hat, nicht, habe aber die Schachtel mit den Medikamenten immer in ihrer Handtasche bei sich, was reiche, dass sie keine Anfälle kriege. – Das erinnert an Fetische in den Stammeskulturen, durch die man sich beschützt weiß, wenn man sie bei sich trägt. *»Dein Glaube hat Dir geholfen«*, heißt es am Ende vieler biblischer Heilungsberichte.

In dem bemerkenswerten Buch »Du bist das Placebo. Bewusstsein wird Materie« bringt der Neurowissenschafter und Chiropraktiker Joe Dispenza (2014) überzeugende Erklärungen, berichtet über neurophysiologische Überprüfungen und gibt praktische Anleitungen zum Selbstversuch. Er und sein Team konnten *»anhand wissenschaftlicher Messungen objektive Veränderungen erfassen und die subjektiven, von den Teilnehmern berichteten gesundheitlichen Veränderungen dokumentieren ... Ein Teilnehmer mit Parkinson hatte danach keinen Tremor mehr. Eine weitere Person war von einer traumatischen Gehirnverletzung geheilt. Bei Leuten mit Tumoren im Gehirn und im Körper waren diese Geschwüre verschwunden. Viele Menschen mit Arthritis hatten zum ersten Mal seit Jahren weniger Schmerzen...«*

Unser Gehirn verfügt offenbar über unglaubliche Kräfte, die pharmakologische Wirkung haben können – eine faszinierende Verbindung von Körper und Geist.

Schon 1971 begann Oscar Carl Simonton, einer der Pioniere der Psychoonkologie, Krebspatienten zu ermuntern, durch Vorstellungen das Krankheitsgeschehen zu beeinflussen (s. Simonton/Simonton/Creighton, 1984). – Man kann Krebs nicht einfach »wegdenken«. Es geht darum, sich als Patient unter therapeutischer Anleitung regelmäßig in einen Zustand der tiefen Entspannung zu begeben und innere Bilder zu entwickeln, die dann erstaunliche Heilerfolge erzielen können (nicht nur bei Krebspatienten).

Wenn auch die Krankheit oft nicht in die Schranken gewiesen werden kann, in jedem Fall kann die mentale Ausrichtung helfen, Stress und Bedrücktheit zu reduzieren, mit dem Schmerz besser umgehen zu lernen und Nebenwirkungen der medizinischen Behandlung zu reduzieren. Seither gibt es eine Menge Literatur zum Thema, z. B. das Buch von Tino Erstling (2011), in dem elf Menschen berichten, wie sie sich auf diese Weise erfolgreich dem Krebs gestellt haben.

Villoldo/Perlmutter(2011) halten in ihrem Buch »Das erleuchtete Gehirn: Mit Schamanismus und Neurowissenschaft das Geheimnis gesunder Zellen entdecken«, in dem sie auch praktische Übungen anbieten, fest:

»Die Versprechen der Weltreligionen ähneln sich so sehr, dass die Sehnsucht nach Freude, innerem Frieden und Wohlbefinden vermutlich im menschlichen Gehirn angelegt ist und sich zu einem ebenso starken sozialen Instinkt entwickelt hat wie der Fortpflanzungstrieb« und sie beantworten die Frage: *»Was wäre, wenn Gnade, Samadhi und Erleuchtung eine biologische Grundlage hätten?«*

Über Forschungsergebnisse zum Thema »Macht Glauben gesund?« berichtete die positivistisch ausgerichtete Zeitschrift »Psychologie heute« im Heft 6/1997 sowie in 6/2001 und 3/2005. Harner/Tryon (2002) konnten nachweisen, dass die Immunabwehr durch Trommeln und schamanisches Reisen verstärkt und unangenehme Gefühle wie Angst reduziert werden konnten.

Eckart R. Straube (2005), der sich kritisch mit spirituellen Heilerfolgen auseinandersetzt und ausrechnet, dass in über 120 Jahren in Lourdes von ca. 8,4 Millionen Patienten nur 66 (wunder-)geheilt wurden, und 12 ironisch gemeinte »Gebote für eine erfolgreiche Heilverführerpraxis« aufstellt, zitiert andererseits eine Reihe von empirischen Studien, die die Wirksamkeit des Betens belegen und dass Gläubige besser mit Schicksalsschlägen und schweren Krankheiten zurechtkommen. Vermutlich hat er deshalb im Titel seines Buches »Heilsamer Zauber« das Fragezeichen weggelassen. Er beendet das Buch mit dem Satz, dass man zur Erklärung nichts Genaues sagen könne:

»Doch angesichts gut dokumentierter Heilberichte nach völlig irrationalem Tun (um keinen drastischeren Ausdruck zu gebrauchen) eines Heilers oder einer Heilerin kommt selbst ein so nüchterner, von einem der strengen wissenschaftlichen Rationalität verpflichtetem Fach geprägter Psychologe und Autor dieses Buches immer wieder ins Staunen. Ich hoffe, der Leser auch.«

»Jedem Wunderbericht lässt sich eine Misserfolgsgeschichte entgegenstellen. Erforderlich sind experimentelle Studien, von denen mittlerweile viele vorliegen«, schreibt Anton A. Bucher (2014) und widerlegt weitgehend die üblichen Vorbehalte, die aber schon ernst zu nehmen und zu überprüfen sind:

»(1) Die angeblichen Beweisstudien seien ›keine gute Wissenschaft‹;
(2) Spiritualität in medizinischen Settings zu thematisieren sei unethisch und stehe in der Gefahr evangelikaler Indoktrination;
(3) Gott werde für individualistische Wellness funktionalisiert.«

Der Arzt und Forschungsbeauftragte des Ecuadorianischen Gesundheitsministeriums für Indianischen Schamanismus Heinz Valentin Hampejs (1995) fasst zusammen:

»›Schamanische Medizin‹ ist eine spirituelle Medizin, und das bedeutet, dass sie vor allem dem Umstand Rechnung trägt, dass sich hinter jeder körperlichen Gesundheitsstörung eine feinstoffliche (energetische) Störung befindet, die ihrerseits auf einer spirituellen Unordnung beruht … Nur ganz wenige, vereinzelte Forscher haben tatsächlich die Schwelle zum ›Schamanischen Bewusstsein‹ überschritten; die Mehrheit von ihnen beabsichtigt nicht einmal, die Ketten der induktiv-spekulativen Untersuchung zu sprengen und bleibt in ihrer rationalen, wissenschaftlich-intellektuellen Wirklichkeitsschau gefangen.«

Schamanismus kann nur am eigenen Leibe erfahren
werden. Nur bis zu einem gewissen Punkt kann man
darüber reden oder schreiben.
(Carlo Zumstein)

9. Selbstaufklärung der Aufklärung?

Die Betonung der Emanzipation des Menschen als autonomes, rationales Subjekt – der Mensch, das Maß aller Dinge –, beginnend in der Renaissancezeit, mit ihrem Höhepunkt in der Aufklärung des 18. Jahrhunderts, hatte eine Menge positiver und bewundernswerter Effekte. Sie führte zu einem sehr hohen Grad an naturwissenschaftlicher, technischer und wirtschaftlicher Entwicklung.

Allerdings zu einem sehr hohen Preis: Die imperialistische Unterwerfung und wirtschaftliche Ausbeutung der anderen Völker und Kulturen und der natürlichen Ressourcen in einem nie da gewesenen Ausmaß. Der zweite hohe Preis war die Abwertung der Gefühls- und Triebwelt und der spirituellen/religiösen Dimension des Menschen, die in unseren Tagen zu einer gewaltigen Sinnleere in den Industriegesellschaften geführt hat.

Unsere Blindheit gegenüber der Sinnfülle primitiver
Lebensformen ist ein Ausfluss der Sinnleere in vielen
Bereichen unseres eigenen Lebens.
(Peter Winch)

Die hohe Betonung der Eigenverantwortung – jeder ist seines Glückes Schmied – auf wirtschaftlicher Ebene gepredigt von den Vertretern der neoliberalen Wirtschaftswissenschaften, führte zu einer Prekarisierung der Arbeitsverhältnisse, zu einer Rücknahme der staatlichen sozialen Absicherung, zur Plünderung der Volkswirtschaften durch Banken und Spieler auf den Finanzmärkten bis hin zur Bedrohung der Realwirtschaft. Der Mensch wurde zum homo oeconomicus, der in erster Linie zu funktionieren und bis zum Burn-out und darüber hinaus der Wirtschaft zu dienen hat.

Das kann einen Psychotherapeuten nicht kaltlassen und – obwohl Seelenarzt – sollte er nie die gesellschaftliche Dimension und ihre heilenden und krankmachenden Auswirkungen aus dem Blick verlieren. Noch nie in der Geschichte gab es so viel Einsamkeit und Vereinzelung! Angesichts von Kriegen und von wirtschaftlichen und ökologischen Krisen wird die

Welt von vielen nicht mehr als sicherer Ort erlebt. Und das in einer Zeit, wo die früheren Weltanschauungen, die selbst in den ersten Jahrzehnten des 20. Jahrhunderts vielen noch Halt gaben, im Zeitalter der Postmoderne von vielen nicht mehr als sinnstiftend erlebt werden. Auch den Kirchen misslingt dies weitgehend. Man will als Mensch wahrgenommen und geachtet werden. So ist man auf der Suche nach Sinn und nimmt von jedem weltanschaulichen Marktstand, was einem hilfreich erscheint.

Das ist die Ausgangslage vieler unserer KlientInnen, die zu uns kommen. Wenn man die Lösungsversuche durch Flucht in Drogen oder Wellness satt hat und ihre Ersatzfunktion ahnt, bietet sich an: Sowohl in einer psychotherapeutischen Sitzung wie in einer spirituellen Gruppe kann man endlich etwas Wesentliches erleben, das einen berührt und unter die Haut geht – und wenn es glückt, Vergebung, Dankbarkeit, Hoffnung und Gelassenheit fördert und einem Halt gibt. Dass dies freilich wiederum zu einer neuen Abhängigkeit führen kann, liegt auf der Hand. Aber weder seriöse Psychotherapie noch seriöse Spiritualität fördern eine ungesunde Regression.

Viele KollegInnen, wie die Theologin und Psychotherapeutin Lieselotte Nausner (2014), sehen das so: *»Zunehmende Emanzipation und Freiheit führen zu mehr Selbstverantwortung und Entscheidungsdruck bei gleichzeitiger Minimierung von Orientierungshilfen ... In dieser Wüste steigt der Durst nach sinn- und bedeutungsvoller Erfahrung, nach Berührtsein von Ereignissen und Situationen, nach Erlebnissen, die nährend und bereichernd sind.«*

Nausner meint aber, dass Psychotherapie darauf keine Antwort geben könne: *»Sie kann die Gebrochenheiten und Zerbrechlichkeiten der menschlichen Existenz nicht erklären und auch nicht aufheben. Das ist auch nicht ihre Aufgabe.«* – Ich meine aber schon, zumindest einige Therapierichtungen bemühen sich ausdrücklich darum, wie z. B. die Logotherapie und Existenzanalyse.

Der wissenschaftliche Paradigmenwechsel ist nicht mehr aufzuhalten. Seine Auswirkungen auf die Psychotherapie und andere Disziplinen beschreibt ausführlich das grundlegende Werk »Psychologie in der Wende«

von Walsh/Vaughan (1985). Siehe dazu auch Ritter/Wolf (2005) in deren Buch »Heilung – Energie – Geist. ›Heilung‹ zwischen Wissenschaft, Religion und Geschäft« das Thema aus verschiedenen Blickwinkeln erörtert wird.

Die Zeit ist reif, dass die Verabsolutierung der Ratio ihrem Ende zugeht und dass zunehmend auch die Nutzung anderer Erkenntnisquellen geschätzt wird. Im österreichischen Psychotherapiegesetz steht: »Das Recht auf Behandlung nach dem letzten Stand der Wissenschaft«. Was aber, wenn die VertreterInnen unserer Zunft im Ethik- und Psychotherapiebeirat noch im wissenschaftlichen Weltbild des 18. Jhs. gefangen sind?

Kommt jetzt die »Selbstaufklärung der Aufklärung«, wie sie Theodor W. Adorno († 1969) und Max Horkheimer († 1973) als der Dialektik der Aufklärung immanent postulierten?

Die Paläontologen berichten, dass Spezialisierung immer in eine Sackgasse der Evolution geführt, Vielseitigkeit aber das Überleben gesichert habe. Vor lauter Detailwissen haben wir das Ganze aus dem Blick verloren. Über den noch lebenden großen Vertreter der Kritischen Theorie der Frankfurter Schule, Jürgen Habermas, berichtet Hartmut Meesmann (2007) in »Besorgt um den Menschen. Der Philosoph Jürgen Habermas will Aufklärung und Religion miteinander ins Gespräch bringen«:

»In seiner vielbeachteten Rede zur Verleihung des Friedenspreises des Deutschen Buchhandels im Jahr 2001 hatte Habermas religiös argumentierende Menschen aufgefordert, ihre Einsichten und Werthaltungen in eine säkulare Sprache zu übersetzen, sodass sie einer allgemeinen Diskussion zugänglich würden.« Meesmann fragt: *»Doch warum ist für Habermas die Religion ein Thema geworden? Der 77-Jährige sieht mit Sorge, dass die moderne Wissenschaft in der Gefahr steht, sich gegen den Menschen zu wenden: Die Biowissenschaften machen den Menschen zum Experimentierfeld, die ungebändigten Marktgesetze zum Sklaven der Ökonomie.«* Die »natürliche« Vernunft könnte in ihrer Betonung egalitär-universalistischer Begriffe von Moral und Recht durch religiöse Argumente wesentlich unterstützt werden.

Dazu der Theologe Hans-Joachim HÖHN (1997):

»Die angestrebte Befreiung des Menschen von naturwüchsigen Zwängen ist umgeschlagen in das Ausgeliefertsein der Natur an den Menschen. Wirtschaftliche Produktivkräfte haben sich in ökologische Destruktivmächte verwandelt. ... Die technisch-industrielle Eroberung der Welt hat zur Entfremdung von der Wirklichkeit geführt. Emanzipation bezahlen viele Zeitgenossen mit Einsamkeit, Autonomie mit Überforderung. Der moderne Glaube an einen in der Geschichte waltenden Fortschritt, der sich – angetrieben von Wissenschaft und Technik – unaufhaltsam durchsetzt, verliert Anhänger. ...

Das Unbehagen an dieser Entwicklung artikuliert sich nicht zuletzt in der Frage, worauf Wissenschaft und Technik noch ihren Anspruch auf Überlegenheit gegenüber mythisch-religiösen Denktraditionen gründen wollen, wenn sie am Ende nur zur Zerstörung der natürlichen Lebensgrundlagen führen ... Sollte man dann nicht zurückkehren zu den Beständen archaischer Kulturen, in denen das steckt, was in der neuzeitlichen Vernunft vermisst wird: eine Leben, Denken und Handeln in all seinen Dimensionen integrierende ›ganzheitliche‹ Orientierung ...?«

Die Ärztin und Psychotherapeutin Susanne Diez machte in einem Interview darauf aufmerksam, dass das Wort »enlightenment« sowohl »Aufklärung« wie »Erleuchtung« und »Erkenntnis« bedeutet, als gehörten die Gegensatzpaare der rationalen Wissenschaft und der spirituellen Schau wie Geschwister zusammen, die beide zu Erkenntnissen führen.

Ich fand es richtig, dass bei den Internationalen Psychotherapiekongressen und psychologischen Konferenzen auch SchamanInnen eingeladen wurden. Und jetzt sollen die von der WHO seit Jahrzehnten anerkannten schamanischen Heilmethoden geächtet werden?

Die Säkularisierung
hat weniger die Funktion eines Filters, der
Traditionsgehalte ausscheidet, als die eines Transformators,
der den Strom der Tradition umwandelt.
(Jürgen HABERMAS)

10. Zeichen der Hoffnung

Schon der Soziologe Max Weber († 1920) beklagte, wir lebten »im stählernen Gehäuse der Immanenz«.

Weitaus nicht alle sind engstirnig, voller Ignoranz und Vorurteile. Die Weltgesundheitsorganisation (2014) sieht in vielen ihrer Publikationen westliche und traditionelle Medizin, egal, ob sie medikamentöse oder spirituelle Heilmethoden anwendet, auf einer Ebene und bemüht sich, traditionelle/komplementäre Heilmethoden zu erforschen und in die nationalen Gesundheitssysteme zu integrieren. Dazu erscheint regelmäßig eine »Traditional Medicine Strategy« zuletzt »2014-2023«, die erste Ausgabe erschien im Jänner 2002.

Viele Institutionen unterstützen dies aktiv durch Initiativen, Forschung und Lehre, z. B. Unite for Sight (2012). Ähnlich wie Steven B. Kayne (2009) in »Traditional Medicine: A Global Perspective« betont Wilbur Hoff (1992) in »Traditional healers and community health«: *»An atmosphere of understanding, trust and respect should be created between modern health workers, traditional healers and the communities they serve.«*

So werden nicht nur in der Bewusstseinsforschung immer mehr einschlägige Untersuchungen vorgenommen. Es gibt auch immer mehr Ärzte, die spirituelle Behandlungsformen – ergänzend –, wegen ihrer nachweisbaren Erfolge, schätzen und nützen, weil sie den Heilungsprozess fördern, Nebenwirkungen der Medikation reduzieren und, ähnlich wie intensive Psychotherapie, oft sogar die ursprüngliche Krankheit zum Verschwinden bringen. Aus diesem Grund werden in einer Reihe amerikanischer, deutscher und britischer Spitäler nicht nur Psychotherapeuten, sondern z. B. auch Handaufleger als ständige Mitarbeiter aufgenommen und geschätzt. Warum sollte man nicht alles nützen, was sich bei anderen schon als hilfreich und heilend erwiesen hat?

Bachmann/Bösch (2007) berichten, dass im Columbia-Presbyterian-Krankenhaus, dem zweitgrößten Krankenhaus der USA, schon seit Jahren Ärzte zusammen mit Energie-Heilern operieren und dass in den USA zunehmend die energetische Behandlungsform des Therapeutic Touch ergänzend zur medizinischen Behandlung eingesetzt wird:

»Die Behandlung beginnt damit, dass die Krankenschwester/Heilerin eine Zeitlang am Bett der Kranken sitzt, um sich zu konzentrieren, ihre Mitte zu finden bzw. sich zu zentrieren. Nach einer ›energetischen Diagnose‹, bei der sie das Energiefeld der Patienten mit ihren Händen abtastet, beginnt die eigentliche Energiebehandlung mit dem ›Glätten‹, dem Ausgleichen des Energiefeldes der Patienten, wobei ihre Hände mit ruhigen Bewegungen wenige Zentimeter oberhalb des Körpers sehr langsam vom Kopf bis zu den Füßen gleiten. Dabei verweilt sie manchmal an verschiedenen Punkten, am Kopf, am Herzen, an den Füßen besonders lange und gibt heilende Energie ab.

Diese Methode gilt als gesellschaftlich anerkannt und kommt heute bei chronischen Rückenschmerzen, Migräne, Stresserkrankungen und Angstanfällen genauso zum Einsatz wie bei der Tumorbekämpfung und in der Altenpflege; immer als Ergänzung zur schulmedizinischen Therapie und unter ärztlicher Aufsicht.

Die Ergebnisse wissenschaftlicher Studien sind eindrucksvoll: In das Alternativprogramm eingebundene Patienten hatten weniger Ängste und weniger postoperative Schmerzen als Patienten ohne diese Ergänzungsmethode. Auch die Gesundung verlief schneller und reibungsloser.

Mit Therapeutic Touch wurde zum ersten Mal in der Geschichte der westlichen Industrieländer eine Form des Heilens als Routinefach in die Lehrpläne von Krankenpflegeschulen und Universitäten aufgenommen.«

In den USA kennt man dies unter dem Namen »Integrative Medizin«, in Großbritannien wird dafür der Begriff »Integrierte Medizin« verwendet. Dazu Marco Bischof (2010), der Autor von »Salutogenese« in seinem Artikel »Integrative Medizin – Wie sich der Gegensatz zwischen Schulmedizin und Komplementärmedizin zugunsten eines ganzheitlichen, integrativen Ansatzes auflöst.«:

»Unter Integrativer Medizin versteht man die Einbeziehung von komplementär- und alternativmedizinischen Methoden (KAM) – von Naturheilkunde, Homöopathie und Methoden asiatischer Herkunft wie Akupunktur und Traditionelle Chinesische Medizin, Ayurveda und Qigong bis zu Yoga, Atemthe-

rapie, Meditation, Geistheilung und schamanischen Methoden – in die konventionelle, naturwissenschaftlich begründete medizinische Praxis ... Lange Zeit spielte sich diese Entwicklung unbeachtet von Wissenschaft und Gesellschaft ab, komplementärmedizinische Praktiken wurden bis vor kurzem kaum von der wissenschaftlichen Forschung untersucht, fanden wenig Beachtung in soziologischen Studien und wurden als scheinbare Randerscheinung des Gesundheitswesens von der Gesundheitspolitik weitgehend ignoriert.«

Bischof berichtet von den ersten Gehversuchen in Deutschland, z. B. im Knappschaftskrankenhaus der Essener Universitätskliniken, wo seit 2001 in der eigens dafür eingerichteten Abteilung »Innere Medizin V – Naturheilkunde und Integrierte Medizin« Integrative Medizin praktiziert und weiterentwickelt wird. Ähnliche Einrichtungen gibt es auch am Knappschaftskrankenhaus Püttlingen im Saarland sowie an der Berliner Charité. In Österreich gibt es, außer der Wiener Internationalen Akademie für Ganzheitsmedizin, Zentren für Integrative Medizin in Wien und Graz. Marco Bischof:

»Viele Vertreterinnen und Vertreter der Integrativen Medizin sind der Auffassung, diese Verbindung dürfe nicht bloß in einer additiven Hinzunahme komplementärmedizinischer Verfahren in eine unveränderte konventionelle schulmedizinische Praxis bestehen, sondern müsse auch die Medizin selbst verändern und damit zu etwas grundlegend Neuem führen ... Grundelemente dieses neuen medizinischen Konzepts sind ein ganzheitlicher psycho-bio-sozialer Ansatz mit Einbeziehung transpersonaler und spiritueller Aspekte.«

Wie sich Sandra Ingermans »Konfiguration«, das ist v. a. das Einswerden des Behandlers mit dem Göttlichen (ohne sonstige Aktivität und Absicht), auf herzkranke Patienten auswirkt, wurde von der Universität von Michigan/USA empirisch untersucht: »Healing the Heart: A Randomized Pilot Study of a Spiritual Retreat for Depression in Acute Coronary Syndrome Patients« (s. http://www.explorejournal.com/article/S1550-8307(11)00099-1/abstract. – Abruf vom 3.8.2013). Eine Liste ähnlicher Untersuchungen findet sich im Internet unter »Mindfulness – Based Interventions for Physical Conditions«.

Dennoch ist es den Transpersonalen in den USA noch nicht gelungen, in die American Psychological Association hineinzukommen, obwohl die APA 1999 u. a. William R. Millers »Integrating spirituality into treatment – Resources for practitioners« herausgegeben hat. In Großbritannien hingegen sind sie seit 1996 Teil der British Psychological Society. Da sieht man, dass diese Auseinandersetzung international ist.

Schweizer KollegInnen sind schockiert, dass »ausgerechnet im fortschrittlichen Österreich, das im Gegensatz zur Schweiz so viele Zugangswege zum Psychotherapeuten akzeptiert«, nun diese Restriktion herrschen soll. Von solchen werden sie dort nicht gequält. Eine slowakische Kollegin hingegen, die auch als Schamanin tätig ist, musste schon vor Jahren aufhören, als »akademische« Psychologin zu arbeiten. Sie wurde von der zuständigen Berufsorganisation gezwungen, sich »für das eine oder das andere« zu entscheiden. In Tschechien hat das Gesundheitsministerium eine Mail-Adresse eingerichtet, an der »Scharlatane« angezeigt werden sollen – das richtet sich zwar in erster Linie (zu Recht) gegen Heiler, die Patienten von einer schulmedizinischen Behandlung abraten, öffnet aber Tür und Tor für jede Vernaderung.

Nach Ansicht der konventionellen Wissenschaft wie auch nach Ansicht der meisten Menschen ist so etwas wie Fernmanipulation nicht möglich, obwohl man dies als Schamane und gelegentlich auch als Psychotherapeut erlebt.

Interessanterweise hat sich der amerikanische Physiker William A. Tiller (2014) mit seinem Institute for Psychogenetic Science auf die Erforschung dieses Gebietes gewagt und experimentell unter bestimmten Umständen den mentalen Einfluss auf Materie belegt. Er sagt, dass dazu der »Normal Level of Substance (Electric Atom Molecule Level)« mit dem »Second Level of Substance (Magnetic Information Wave Level) verbunden werden muss, und betont: *»For the last four hundred years, an unstated assumption of science is that human intention cannot affect what we call ›physical reality‹. Our experimental research of the past decade shows that, for today's world and under the right conditions, this assumption is no longer correct. We humans are much more than we think we are and Psychoenergetic Science continues to expand the proof of it.«*

In Deutschland forscht darüber das Institut für Angewandte Bewusstseinsforschung (IACR).

In Österreich befasst sich u.a. der Quantenphysiker Herbert Pietschmann seit Langem mit den Grenzen des mechanistischen Denkens in der Medizin und mit religiösen Auffassungen, aber z.B. auch mit Physik und Musik. Ebenso offen (s. 3. Kap.) ist der Philosoph, Wissenschaftstheoretiker und Vertreter des »Konstruktiven Realismus« Friedrich G. WALLNER (1992), der sich ebenfalls mit Mystik und komplementären Heilmethoden beschäftigt und z.B. Zusammenhänge zwischen Psychoanalyse und der Traditionellen Chinesischen Medizin erforschte.

Der Ethnologe Claude Lévy-Strauss († 2009) hat als einer der ersten den Schamanismus auf dieselbe intellektuelle Ebene gestellt wie die westliche Wissenschaft. Statt Schamanismus und Wissenschaft gegeneinander auszuspielen, ist es gemäß Lévy-Strauss adäquater, sie als zwei parallele Methoden zur Erlangung von Wissen zu betrachten.

Vielleicht ist die Zeit nicht mehr fern, wo die Wissenschaft einen ähnlichen Entwicklungsschritt macht wie die Verhaltenstherapie: Nach John B. Watson († 1958) vertrat sie in ihren Anfängen das »Black-Box-Modell«, das besagt, dass innere Vorgänge (im Gegensatz zur psychoanalytischen Auffassung) für Außenstehende undurchschaubar bleiben, im Prinzip nicht analysiert werden können und daher auch nicht zu beachten sind. Man konzentrierte sich ausschließlich auf das äußere Verhalten und Prozesse, die sich zwischen Organismus und Umwelt abspielen. Später wurden, einfach ausgedrückt, Emotionen und das subjektive Erleben ebenfalls als Verhaltensweisen gesehen, erforscht und behandelt. Warum sollte es nicht möglich sein, auch »das Irrationale« wie »Rationales« als gleichwertige Realität ernst zu nehmen und zu erforschen? Siehe dazu das hervorragende von Hans-Peter DÜRR herausgegebene Büchlein »Der Wissenschaftler und das Irrationale. Beiträge aus der Psychologie« (1985).

Eric DE ROSNY (1999), katholischer Missionar und Wissenschafter, schreibt über seine Erfahrungen mit traditionellen HeilerInnen in Kamerun: *»Darüber lächeln, wie könnte man das? Wie sie, glaube ich an die Unfähigkeit jeder Sprache, der wissenschaftlichen, der philosophischen und sogar* *der theologischen, das Geheimnis des Menschen bis auf den letzten Grund zu erfassen. ... Dann versuche ich, die drei Sprachebenen, die sie im Zusammenhang mit diesen Geheimnissen verwenden und häufig vermengen, voneinander abzugrenzen: die Sprache der Tradition, die der modernen Wissenschaften und die christliche. Jede dieser Sprachebenen ist in sich stimmig und stellt, jeweils auf ihrer Ebene, den Versuch dar, sich dem Mysterium zu nähern.«*

Dazu auch Friedrich INGWERSEN (2015): *»Der Mainzer Philosoph Thomas Metzinger weist in seinem Artikel ›Spiritualität und intellektuelle Redlichkeit‹ darauf hin, dass sowohl die moderne Wissenschaftlichkeit als auch eine säkulare Spiritualität beide auf derselben einen Ethik beruhen, nämlich einer gewissenhaften Erkenntnissuche bei einer schonungslosen Aufrichtigkeit – sei es sich selber gegenüber, sei es gegenüber einer höheren Instanz, die größer ist als der Einzelne.«*

Der mexikanische Therapeut und Schamane José López GUIDO (2014) antwortet auf die Frage »Wie könnte dieser Dialog zwischen Schamanismus und Wissenschaft in der Praxis aussehen?« wie folgt: *»Erst mal wäre es erforderlich, dass die Vorurteile abgebaut werden. Und dann müssten wir in beiden Bereichen damit beginnen, das Gute vom Schlechten zu trennen. Die Wissenschaft hat viele gute Dinge hervorgebracht, welche der Schamanismus braucht. Und der Schamanismus stellt zahlreiche hilfreiche Einsichten zur Verfügung, die der Wissenschaft zu Gute kommen können. In dem Moment, wo beide das voneinander nehmen, was sie brauchen können, entsteht ein fruchtbarer Prozess. Aus diesem Prozess kann dann eine neue Wissenschaft entstehen.«*

Ist die Zeit reif für eine neue Heilkunst, die Schulmedizin und alte Erfahrungsheilkunde vereint, wie sie Joachim FAULSTICH (2006) in seinen Büchern und Filmen fordert? Z. B. in seinem Buch »Das heilende Bewusstsein. Wunder und Hoffnung an den Grenzen der Medizin« oder in dem beeindruckenden Film »Das Geheimnis der Heilung«, wo er u. a. über den spirituellen Heiler Wolfgang Maly berichtet, der in enger Zusammenarbeit mit der Universitätsklinik Bochum erfolgreich Krebspatienten behandelt (s. http://www.das-geheimnis-der-heilung.de/2.html – Abruf vom 12.11.2014).

Waldemar Uhl, der Chefchirurg des St. Josef-Hospitals, berichtet Kurt LANGBEIN (2014), schickt immer wieder Patienten zu Maly und kann belegen: *»Patienten die nur der Schulmedizin vertrauten, haben eine schlechtere Prognose ... Aber in Deutschland kann man darüber nicht vernünftig diskutieren, weil man dann in die Esoterik-Ecke katapultiert wird. Da tun sich andere Länder leichter, wie England oder die USA. Da gibt es auch in großen Krebszentren Integrative Medizin, das heißt, die Schulmedizin arbeitet mit den komplementärmedizinischen Methoden zusammen, um ein ganzheitliches Konzept zu bieten.«*

Und wie behandelt (nach Langbein) der frühere Krankenpfleger Wolfgang Maly, der nach einer schweren Rückenmarkserkrankung nach Gebeten gegen alle Erwartung, wenn auch hinkend, wieder gehen kann? Er entwickelte, entsprechend seiner eigenen Heilungsvision, eine Methode, wo der Partner oder er selbst dem Patienten die Hand auflegt und dabei eine Art Gebet spricht: *»Du brauchst gar nichts zu tun. Beobachte nur Deinen Atem. Gottes Geist ist Lebensodem, Licht und Leben. Im Einatmen strömt das Licht des neu machenden Geistes in Dich ein. Im Ausatmen lässt Du das Licht durch Deinen ganzen Körper strahlen. Gottes Licht überflutet alle Elemente Deines Körpers. Wie ein Kleid breitet es neues Leben aus. Beobachte nur Deinen Atem und löse Dich von Deinen Gedanken. Falls Gedanken nicht schweigen, spreche das Wort Licht ihnen zu. Folge nur dem Atem und dem, was er in Dir bewirkt. Fühle, was in Dir geschieht, und lasse es einfach geschehen. Du hast alles, was Du brauchst. Du bist offen für das Licht, das Gottes Geist in Dir heilend lenkt.«* – Und eine solch einfache Methode lässt immer wieder Tumore schrumpfen, wie auch ich es gelegentlich nach einer schamanischen Heilbehandlung erlebe (s. Wolfgang Maly: »Die Maly-Meditation: Wie Zuwendung heilen kann«, inkl. CD, 2012).

Den Agnostiker Langbein hat es nicht gestört, sich auch die Hände auflegen zu lassen. Er schreibt: *»›Behandeln‹ – wer denkt bei diesem Wort aus der medizinischen Praxis an dessen Wurzeln, das Handauflegen?«* und zitiert den Internisten und Gehirnforscher Joachim Bauer: *»Eine problematische Entwicklung in der modernen Schulmedizin ist, dass wir den Patienten immer weniger anfassen. Dabei wissen wir, dass schon die Berührung sehr heilsame Effekte hat, sie führt zur Freisetzung von Botenstoffen, die der Gesundheit dienen.«*

Sollte ein Gesundheitsministerium nicht der Gesundheit dienen? Der Wissenschaftshistoriker und Herausgeber der Fachzeitschrift »Forschende Komplementärmedizin und Klassische Naturheilkunde« Harald Walach[2] (2015) bleibt optimistisch: *»Wissenschaftshistorisch ist interessant, dass gerade diejenigen Phänomene, die nicht in eine herrschende Theorie integrierbar waren, den Ansporn für eine Erweiterung der Theorie oder für neue Entdeckungen gegeben haben.«*

*»Wissenschaftshistorisch ist interessant,
dass gerade diejenigen Phänomene, die nicht in eine herrschende Theorie
integrierbar waren, den Ansporn für eine Erweiterung der Theorie oder
für neue Entdeckungen gegeben haben.«*

Kurzfassung der Hauptargumente

... gegen den Reduktionismus der »Richtlinie zur Frage der Abgrenzung der Psychotherapie von esoterischen, spirituellen und religiösen Methoden«

Ganz abgesehen davon, dass wir PsychotherapeutInnen, die auch transpersonale Heilformen anwenden, uns nicht schizophrenisieren können, weil wir ja in Personalunion auch spirituelle Heiler sind:

Die Argumente in der Richtlinie des österreichischen Gesundheitsministeriums, dem Anlass dieser Schrift, sind höchst fragwürdig:

1.

Das Erste ist, dass die Angabe von transpersonalen Heilverfahren in der gleichen Veröffentlichung mit anerkannten psychotherapeutischen Verfahren die KlientInnen irreführten. Das ist aber genau umgekehrt:

Lt. Richtlinie muss man so tun, als ob man nur Psychotherapeut wäre und nicht auch komplementäre Heilmethoden anwendete. Und umgekehrt: Auf der spirituellen Homepage darf der Psychotherapeut nicht erwähnen, einer zu sein, und muss so tun, als hätte er nicht studiert und würde westliche Wissenschaft geringschätzen.

Viele meiner KollegInnen und ich finden dies ethisch problematisch, es stellt unsere Vertrauenswürdigkeit in Frage. Das ist kein verantwortungsvoller Umgang, wie es unserem Berufskodex, unseren Aufklärungs- und besonderen Sorgfaltspflichten entsprechen würde.

Gerade im Sinne von Offenheit und Transparenz sollte ein potentieller Kunde oder Patient wissen, dass er es hier mit einem Psychotherapeuten zu tun hat, der auch spirituelle Verfahren schätzt und alternativ anbietet. Manche kommen genau aus diesem Grund zu ihm, andere genau aus diesem Grund nicht. Und das ist gut so.

2.

Das Zweite ist, dass die spirituellen Angebote auf einer separaten Homepage zu verstecken sind, weil sie ja nicht wissenschaftlich seien, was sich jeden, der sich mit Wissenschaftstheorie befasst, über die mangelhafte Beschäftigung der Autoren mit dem Thema wundern lässt:

Denn nach dem naturwissenschaftlich verstandenen Wissenschaftsbegriff in der Richtlinie wäre auch die Psychoanalyse und eine Reihe weiterer anerkannter Psychotherapierichtungen nicht wissenschaftlich. Akzeptiert man aber den geisteswissenschaftlichen Begriff, der auch für andere Lebenswissenschaften, wie Soziologie etc., Gültigkeit hat, kann man die seriösen spirituellen Heilverfahren keinesfalls als unwissenschaftlich abtun, wie es die Richtlinie macht.

3.

Viele der bei uns anerkannten und praktizierten Psychotherapierichtungen lassen sich nicht in dem exakten Ausmaß von spirituellen oder religiösen Behandlungsformen abgrenzen, wie es die Richtlinie vorgibt.

Wer behauptet, dass dies möglich wäre, belegt bloß, dass er sich auf bestimmte eingeengte Definitionen festgelegt hat, über die hinauszublicken er sich weigert, oder überhaupt transpersonale Heilverfahren nur vom Hörensagen kennt. Jeder, der, wie ich, Zusammenhänge und Unterschiede erforscht, kommt zu ganz anderen Ergebnissen.

Das lässt vermuten, dass es den AutorInnen der Richtlinie um einen Kulturkampf geht: Materialismus und Positivismus gegen Spiritualität und Religion. Das (noch schlimmere) Gegenstück an Intoleranz gibt es in einigen muslimischen Ländern, aber auch in mehreren Bundesstaaten der USA, wo man z.B. ein öffentliches Amt nur ausüben darf, wenn man religiös ist. Machtmissbrauch hier wie da: Bei uns im Namen der Aufklärung, dort im Namen der Religion, wertet eine Sicht der Welt die andere ab und grenzt sie aus.

Die Position der Rationalisten, die nur den Verstand und seine Leistungen würdigen, bezeichnete Feyerabend als »philosophischen Primitivismus«. Ich stimme dem nicht zu, denn es gibt ja auch Argumente für ihre Position. Aber sie sollten sich damit abfinden, dass sie in dem breiten

Spektrum der Wissenschaften nur eine Meinung unter vielen vertreten. Dann würden sie auch ein wenig bescheidener, weniger verbissen, offener für Neues, humorvoller und auf jeden Fall weniger verächtlich agieren – und vielleicht seriösere Richtlinien erlassen: Statt eines überheblichen Entweder-oder, ein respektvolles Sowohl-als-auch. Es gibt viele gute Wege zu dem Ziel, Menschen heiler zu machen, und keiner kann den Anspruch erheben, der einzig seriöse und wahre zu sein. *»Auch unkonventionelle, sogenannte alternative Ansätze können dabei von Nutzen sein: Die besten Suppen werden nicht immer in den saubersten Küchen gekocht – Dogmatismus ist das schlimmere Gift«*, sagt der Psychologe und Physiker Walter von Lucadou (2001).

Auch in der Medizin dauerte es lange, bis z.B. die Homöopathie und die Traditionelle Chinesische Medizin bei uns respektiert wurden.

Unsere Kritik besteht nicht darin, dass die VerfasserInnen der Richtlinie so denken, sondern dass sie ihre Denkweise zur Richtlinie machen.

Wie in aufgeschlosseneren Teilen der Welt, sollte doch ein sich ergänzendes Neben- und Miteinander möglich sein, wo Wissenschaft und spirituelle Weisheit, westliche Psychotherapie und transpersonale Heilverfahren zusammenarbeiten und sich ergänzen. Im Sinne der Forderung der Philosophie, dass man – nach Hans-Georg Gadamer († 2002) – doch ernsthaft in Betracht ziehen sollte, dass der andere auch recht haben könnte.

Ich kann meinem Kollegen Sylvester Walch (2015) nur zustimmen, wenn er in »Durchbruch zum Menschsein. Wie sich seelische und spirituelle Prozesse auf dem Wege zur Ganzheit ergänzen« schreibt:

»Wenn es uns gelingt,
bewährte Einsichten von Weisheitsschulen
mit den neueren Erkenntnissen von Psychodynamik
und Bewusstseinspsychologie stringent zu verknüpfen,
wird zusammenkommen, was zusammengehört.«

Nachwort

Im Zeitraum des 17. bis 18. Jahrhunderts wurden bisher dominierende Paradigmen durch die Naturwissenschaft und die damit im Zusammenhang stehende Denkungsweise abgelöst. Es kann wohl kein Zweifel daran bestehen, dass diese Entwicklung für die Menschheit einen großen Fortschritt auf vielen, allerdings nicht auf allen Gebieten des menschlichen Lebens gebracht hat.

Erfolge können aber nicht nur Positives bewirken, sondern auch die Keimzelle für Selbstüberschätzung und Intoleranz sein. In der Folge kann es zur Formulierung von Dogmen kommen, die eine freie und vorurteilslose Diskussion ersetzen. Im Bewusstsein des Besitzes der einzigen und absoluten Wahrheit werden Anordnungen getroffen, wer wie zu denken hat. Diese Situation ist keineswegs typisch für die Naturwissenschaft, sondern tritt, wie dies die Kulturgeschichte der Menschheit zeigt, im Rahmen der jeweils herrschenden Paradigmen immer wieder auf.

Die Naturwissenschaft wird häufig und zu Recht mit der westlichen Denkungsweise in Verbindung gebracht. Dabei wird ignoriert, dass es in dieser Welt auch andere Denkungsweisen gibt, die nicht mit Naturwissenschaft in Übereinstimmung zu bringen sind. Herbert Pietschmann nimmt auf diese Problematik in seinen Publikationen immer wieder darauf Bezug und spricht in diesem Zusammenhang allerdings auch von der Notwendigkeit der Öffnung des Denkrahmens.

Eine solche Öffnung bedeutet keineswegs eine unkritische Zustimmung zu jeder nur denkbaren Denkungsweise oder Ideologie, sondern soll zu einem besseren Verständnis von andersartigen Denkungsweisen führen sowie den gegenseitigen Respekt fördern, ohne dass dies mit einer Anerkennung der Richtigkeit dieser Denkungsweisen einhergehen muss. Begriffe wie Scharlatanerie sollten in einer intellektuell anspruchsvollen Diskussion ebenso wenig Verwendung finden, wie die Behauptung ohnehin nur Schaden verhindern zu wollen, wenn diese Behauptung nicht präzise und fundiert belegt werden kann.

Es deutet einiges darauf hin, dass die Auseinandersetzungen zwischen den Naturwissenschaften und anderen Denkungsweisen zunehmend an Schärfe gewinnen. Eine Rolle dabei mag spielen, dass seitens mancher Vertreter der Naturwissenschaft zunehmend der Versuch gemacht wird, Grenzen zu überschreiten und die alleinige Kompetenz für jeglichen Erkenntnisgewinn zu erheischen.

Die Besinnung auf die Begrenztheit jeglichen Erkenntnisgewinns wie dies im Sinne der intellektuellen Redlichkeit und Demut für jede Wissenschaft wohlangebracht erscheint, sollte die Dialogbereitschaft mit und die Toleranz gegenüber Vertretern anderer Denkungsweisen als der naturwissenschaftlichen fördern.

Ao. Univ.-Prof. Dr. med. Wolfgang Marktl
Wiener Internationale Akademie für Ganzheitsmedizin

Wien, 19.8.2015

Literaturverzeichnis

ACHTERBERG, Jeanne/DOSSEY, Barbara/KOLKMEIER, Leslie: Rituale der Heilung. Die Kraft von Phantasiebildern im Gesundungsprozess.- München, 1996, Goldmann

ANDRITZKY, Walter (Hg.): Jahrbuchreihe für Transkulturelle Medizin und Psychotherapie.- (1999 eingestellt) www.vwb-verlag.com/reihen/Periodika/jb_trans.html, – Abruf vom 14.8.2001

AQUIN, s. Forschner

ARLT, Johanna: Licht-Spiegelungen: Dialog-Gedichte.- Karben, 2013, Morlant

ARNTZ, Norbert: Papst Franziskus rehabilitiert die Ordensleute Lateinamerikas.- 2013 http://www.muenster.de/~angergun/franciscus-dialog-clar.pdf – Abruf vom 22.6.2013

ARNTZ, William/CHASSE, Betsy/VICENTE, Mark: Bleep. An der Schnittstelle von Spiritualität und Wissenschaft: Verblüffende Erkenntnisse und Anstöße zum Weiterdenken.- Kirchzarten, 2006, VAK

ARVAY, Clemens G.: Der Biophilia-Effekt - Heilung aus dem Wald. Gebundene Ausgabe.- Wien, 2015, edition-a

BACHMANN, E. /BÖSCH, Jakob: Schamanismus und Psychotherapie im Vergleich.- http://www.jakobboesch.ch/texte/texte.php?id=125 – Abruf vom 12.2.2007

BACON, Roger: s. Kobusch

BATESON, Gregory: Steps to an Ecology of Mind: Collected Essays in Anthropology, Psychiatry, Evolution and Epistemology.- New York, 1972, Chandler.

BATESON, Gregory: Geist und Natur: Eine notwendige Einheit.- Berlin, 1987, Suhrkamp

BECKER, Volker J.: Gottes geheime Gedanken. Was uns westliche Physik und östliche Mystik über Gott und Geist, Urknall und Universum, Sinn und Sein sagen können. Ein philosophischer Exkurs an die Grenzen von Wissenschaft und Verstand.- Norderstedt, 2006, Books on Demand

BELSCHNER, Wilfried: Integrale Forschungsmethodik. Die Entwicklung von angemessenen Methoden für den transpersonalen Forschungsgegenstand.- Oldenburg, 2001 http://oops.uni-oldenburg.de/612/1/645.pdf – Abruf vom 16.2.2015

BERGER, Eva-Maria: »Kann Glaube heilen?« ORF-Fernsehfilm 2008, https://www.youtube.com/playlist?list=PLEF3B2987A8A17F4F – Abruf vom 23.5.2015

Bischof, Marco: Salutogenese. Unterwegs zur Gesundheit: Neue Gesundheitsmodelle und die Entstehung einer integrierten Medizin.- Lassan, 2010, Drachen Verlag

Bischof, Marco: Integrative Medizin – Wie sich der Gegensatz zwischen Schulmedizin und Komplementärmedizin zugunsten eines ganzheitlichen, integrativen Ansatzes auflöst.-http://www.oya-online.de/article/read/142-integrative_medizin.html# – Abruf vom 7.12.2014

Bonewits, Isaac: Real Magic: An Introductory Treatise on the Basic Principles of Yellow Magic.- Newburyport, 1989, Red Wheel/Weiser

Bonhoeffer, Dietrich: Widerstand und Ergebung. Briefe und Aufzeichnungen aus der Haft. Hg. v. Eberhard Bethge.- München, 1966, Chr. Kaiser

Bösch, Jakob: Spirituelles Heilen und Schulmedizin. Eine Wissenschaft am Neuanfang.- Halblech, 2002, NLG

Boszormenyi-Nagy, Ivan/Spark, Geraldine: Unsichtbare Bindungen: Die Dynamik familiärer Systeme.- Stuttgart, 2013, Klett-Cotta

Boyd, Doug: Rolling Thunder: Erfahrungen mit einem indianischen Medizinmann.- Augsburg, 2001, Maro

Brown, Dean: A Conversation with Dean Brown. In: Association for Humanistic Psychology, Newsletter 3/1998

Buber, Martin: Gottesfinsternis. Betrachtungen zur Beziehung zwischen Religion und Philosophie.- Zürich, 1953, Manesse

Bucher, Anton A.: Psychologie der Spiritualität.- Weinheim, 2014, Beltz

Buchheld, Nina/Walach, Harald: Achtsamkeit in Vipassana-Meditation und Psychotherapie – Forschungsstand und aktuelle Perspektiven.- Oldenburg, 2001 http://oops.uni-oldenburg.de/612/1/645.pdf – Abruf vom 16.2.2015

Capra, Fritjof: Das Tao der Physik. Die Konvergenz von westlicher Wissenschaft und östlicher Philosophie.- Bern, 1984, O.W. Barth

Chalmers, Alan F.: Wege der Wissenschaft: Einführung in die Wissenschaftstheorie.- Berlin, 2006, Springer

Chardin, Pierre Teilhard de: zit. nach »Psychologie der Spiritualität«.- Weinheim, Basel, 2014, Beltz

Chopich, Erika J./Paul, Margaret: Aussöhnung mit dem inneren Kind.- Berlin, 2006, Ullstein

Comte-Sponville, André: Woran glaubt ein Atheist? Spiritualität ohne Gott.- Zürich, 2009, Diogenes

CORNELL, Judith: Amma: Das Leben umarmen.- München, 2004, Knaur

COWAN, Tom: Die Schamanen von Avalon. Reisen in die Anderswelt der Kelten.- Kreuzlingen, 1998, Ariston

CRESPO, Sergio Cruz: Schamanismus und Psychologie – Der Einsatz von schamanischen Methoden in der westlichen Psychologie, Psychotherapie und Traumatherapie.- Zürich, 2015, Bachelorarbeit an der Zürcher Hochschule für Angewandte Wissenschaften, Departement Angewandte Psychologie

DE ROSNY, Eric: Die Augen meiner Ziege. Auf den Spuren afrikanischer Hexer und Heiler.- Wuppertal, 1999, Hammer

DILTHEY, Wilhelm: Ideen über eine beschreibende und zergliedernde Psychologie. In: Gesammelte Schriften, Band V.- Göttingen, 2006, Vandenhoeck & Ruprecht

DISPENZA, Joe: Du bist das Placebo – Bewusstsein wird Materie.- Burgrain, 2014, Koha

DITTRICH, Adolf/SCHARFETTER, Christian (Hg.): Ethnopsychotherapie. Psychotherapie mittels außergewöhnlicher Bewusstseinszustände in westlichen und indigenen Kulturen.- Stuttgart, 1987, Ferdinand Enke

DÖRR, Anette: Religiosität und psychische Gesundheit. Zur Zusammenhangsstruktur spezifischer religiöser Konzepte.- Hamburg, 2001, Verlag Dr. Kovac

DREWERMANN, Eugen/ALBUS, Michael: Die großen Fragen – oder: Menschlich von Gott reden.- Düsseldorf, 2012, Patmos

DÜRR, Hans-Peter (Hg.): Der Wissenschaftler und das Irrationale, Band IV: Beiträge aus der Psychologie.- Frankfurt am Main, 1985, Syndikat

DÜRR, Hans-Peter/ÖSTERREICHER, Marianne: Wir erleben mehr, als wir begreifen. Quantenphysik und Lebensfragen.- Freiburg im Breisgau, 2001, Herder

DÜRR, Hans-Peter: Auch die Wissenschaft spricht nur in Gleichnissen. Die neue Beziehung zwischen Religion und Naturwissenschaften.- Freiburg im Breisgau, 2009, Herder

DÜRR, Hans-Peter (Hg.): Physik und Transzendenz. Die großen Physiker unserer Zeit über ihre Begegnung mit dem Wunderbaren.- Ibbenbüren, 2010, Driediger

DÜRRENMATT, Friedrich: »Ideologie ist ...«. In: Duden, Bd. 12: Zitate und Aussprüche, »Ideologie«.- Mannheim, Wien, Leipzig, 1993, Dudenverlag

ECKHART von Hochheim: Deutsche Predigten und Traktate. Hg. u. übers. v. Josef Quint.- München, 1995, Hanser

EIGNER, Dagmar: Ritual, Drama, Imagination. Schamanische Therapie in Zentral-Nepal.- Wien, 2001, Facultas

EINSTEIN, Albert: Mein Glaubensbekenntnis.- 1932
http://www.einstein-website.de/z_biography/glaubensbekenntnis.html – Abruf vom 3.8.2013

EINSTEIN, Albert: Brief an Carl Seelig vom 11. März 1952. In: Ulrich Weinzierl: Carl Seelig, Schriftsteller.- Wien, 1982, Löcker

ELIADE, Mircea: Schamanismus und archaische Ekstasetechnik.- Zürich, 1954, Rascher

EMERSON, Ralph Waldo: http://www.aphorismen.de/zitat/4631 – Abruf vom 25.7.2015

EMMONS, Robert A.: Is spirituality an intelligence? In: International Journal for the Psychology of Religion, 10, 2003

ERICKSON, Milton: Gesammelte Schriften. 6 Bände.- Heidelberg, 1998, Carl Auer

ERSTLING, Theo: Krebs mit inneren Bildern behandeln: Selbst aktiv etwas tun.- Ahlerstedt, 2011, Param

FASCHING, Gerhard: Die empirisch wissenschaftliche Sicht.- 2011
https://vowi.fsinf.at/images/3/38/TU_Wien-Die_empirisch_wissenschaftliche_Sicht_SE_%28Fasching%29_-_Empirisch_wissenschaftlich.pdf – Abruf vom 13.6.2015

FASCHING, Gerhard: Objektive Illusionen: Ein Essay über das Wesen der naturwissenschaftlichen Wirklichkeit.– Frankfurt am Main, 2014, Peter Lang

FAULSTICH, Heike: http://www.thalhamer-haase.at/#!98_199 – Abruf vom 22.7.2015

FAULSTICH, Joachim: Das heilende Bewusstsein. Wunder und Hoffnung an den Grenzen der Medizin.- München, 2006, Knaur

FEYERABEND, Paul: Wider den Methodenzwang, Skizze einer anarchistischen Erkenntnistheorie.- Frankfurt am Main, 1976, Suhrkamp

FEYERABEND, Paul: Erkenntnis für freie Menschen.- Frankfurt am Main, 1980, Suhrkamp

FISCHLER, Johannes: New Cage: Esoterik 2.0. Wie sie die Köpfe leert und die Kassen füllt.- Wien, 2013, Molden

FLECK, Ludwik: Entstehung und Entwicklung einer wissenschaftlichen Tatsache: Einführung in die Lehre vom Denkstil und Denkkollektiv.- Berlin, 1980, Suhrkamp

FLECK, Ludwik: Erfahrung und Tatsache. Gesammelte Aufsätze.- Frankfurt am Main, 1983, Suhrkamp

FOCK, Gorch: http://www.nur-zitate.com/autor/Gorch_Fock – Abruf vom 25.7.2015

FORSCHNER, Maximilian: Thomas von Aquin.- München, 2006, Beck

Fox, Matthew/Sheldrake, Rupert: Engel. Die kosmische Intelligenz.- Augsburg, 2001, Bechtermünz

Frank, Jerome D.: Die Heiler – Über psychotherapeutische Wirkungsweisen vom Schamanismus bis zu den modernen Therapien.- München, 1987, dtv

Frankl, Viktor E.: Wörterbuch der Logotherapie und Existenzanalyse.- Wien, 2008, Böhlau

Frei, Susanne: Praxisnotizen vom Berufsethischen Gremium (BEG) - Esoterik, Spiritualität und religiöse Heilslehren im Rahmen von Psychotherapien.- ÖBVP News Mai 2012, http://www.psychotherapie.at/sites/default/files/files/berufsethik/Ethik-Artikel-NEWS-Esoterik-Spiritualitaet-religioese-Heilslehren-im-Rahmen-von-Psychotherapien-2012-05.pdf – Abruf vom 15.4 2015

Friedell, Egon: Steinbruch. Vermischte Meinungen und Sprüche.- Wien, 1922, Verlag der Wiener Graphischen Werkstätte

Gagan, Jeannette M.: Reisen zum Selbst. Wo Schamanismus und Psychologie sich begegnen.- München, 2000, dtv

Gibran, Khalil: Sämtliche Werke in 5 Bänden.- Ostfildern, 2003, Patmos

Gigerenzer, Gerd: Bauchentscheidungen: Die Intelligenz des Unbewussten und die Macht der Intuition.- München, 2008, Bertelsmann

Glasenapp, Jan: Emotionen als Ressourcen: Manual für Psychotherapie, Coaching und Beratung.- Weinheim, 2013, Beltz

Goethe, Johann Wolfgang von: Wilhelm Meisters Wanderjahre. In: Goethes Werke. Hamburger Ausgabe in 14 Bänden, Bd. 8.- Hamburg, 1948ff., Wegener

Goethe, Johann Wolfgang von: Die Wahlverwandtschaften. In: Goethes Werke. Hamburger Ausgabe in 14 Bänden, Bd. 6.- Hamburg, 1948ff., Wegener

Goethe, Johann Wolfgang von: Maximen und Reflektionen. Über Natur und Naturwissenschaft. In: Goethe. Berliner Ausgabe, Bd. 18.- Berlin, 1960ff., Aufbau

Goldberg, Philip: Der zündende Funke. Die Kraft der Intuition.- Reinbek, 1988, Rowohlt

Gostentschnig, Martin: Wissenschaft und Spiritualität. Eine Abgrenzung.- Wien, 2008 http://othes.univie.ac.at/3273/ – Abruf vom 1.9.2014

Goswami, Amit: The Quantum Doctor: A Quantum Physicist Explains the Healing Power of Integral Medicine.- Newburyport, 2011, Hampton Roads

Gottwald, Felix: Ein Tag in meinem Leben.- Bad Mitterndorf, 2010, Neuper group

GRABNER, Ingo/REITER, Wolfgang: Aufforderung zum Grenzverkehr. In: Hans-Peter Dürr (Hg.): Der Wissenschaftler und das Irrationale Band III. Beiträge aus der Philosophie.- Frankfurt am Main, 1985, Syndikat

GRAWE, Klaus/DONATI, Ruth/BERNAUER, Friederike: Psychotherapie im Wandel. Von der Konfession zur Profession.- Göttingen, 1994, Hogrefe

GREINER, Kurt: Culture and Knowledge – Therapie der Wissenschaft.- Frankfurt am Main, 2005, Peter Lang

GREINER, Kurt: Der Witz und seine Architektonik. Ein Beispiel für angewandte Verfremdung aus dem Alltag.- In: Fritz Wallner, Kurt Greiner, Martin Gostentschnig (Hg.): Verfremdung – Strangification. Multidisziplinäre Beispiele der Anwendung und Fruchtbarkeit einer epistemologischen Methode (= Culture and Knowledge. Bd. 5).- Frankfurt am Main, 2006, Peter Lang

GROF, Stanislav: Die Abenteuer der Selbstentdeckung: Heilung durch veränderte Bewusstheitszustände. Ein Leitfaden.- München, 1987, Kösel

GROF, Stanislav: Psychedelische Therapie und holonome Intergration: Therapeutisches Potential außergewöhnlicher Bewusstheitszustände.- Beobachtungen bei psychedelischer und holotroper Therapie. In: Adolf Dittrich, Christian Scharfetter (Hg.): Ethnopsychotherapie. Psychotherapie mittels außergewöhnlicher Bewusstseinszustände in westlichen und indigenen Kulturen.- Stuttgart, 1987, Ferdinand Enke

GROF, Stanislav: Geburt, Tod und Transzendenz.- München, 1991, Kösel

GUIDO, José López: Die Synthese zwischen Schamanismus und Wissenschaft. In: Geseko von Lüpke: Altes Wissen für eine neue Zeit: Gespräche mit Heilern und Schamanen des 21. Jahrhunderts.- München, 2014, Kösel

GUTTMANN, Giselher/GOODMAN, Felicitas: Wenn die Schamanin ins Labor geht.- Tonbandabschrift eines Vortrages, gehalten 1991 an der Universität Wien http://www.focus.at/pdf/fg_schamanismus.pdf#search=%22Guttmann%20goodman% – Abruf vom 2.10.2006

HABERMAS, Jürgen: Ein Bewusstsein von dem, was fehlt. Über Glauben und Wissen und den Defaitismus der modernen Vernunft. In: Neue Zürcher Zeitung, 10.2. 2007, http://www.nzz.ch/2007/02/10/li/articleEVB7X.html – Abruf vom 12.2.2007

HÄMMERLE, Wolfgang: Die Heilungsmatrix. Zur Psychologie von Kranksein und Heilung.- Wien, 2005, ibera

HAMPEJS, Heinz Valentin: Die Geheimen Schlüssel des Schamanismus.-
Wilson, 1995, Abya-Yala
(Digitale Volltextversion der bemerkenswerten Arbeit gratis bei:
valentin_shamanism@gmx.net)

HÄNSEL, Markus: Intuition als Schlüsselkompetenz im 21. Jahrhundert – Wissenschaftliche Grundlagen, berufliche Anwendung und transrationale Weiterentwicklung.- 2014 http://www.professionelle-intuition.de/Publikation/Intuition_als_Schlusselkompetenz_im_21._Jahrhundert_-_online_Version.pdf – Abruf vom 31.3.2015

HARNER, Michael: Der Weg des Schamanen. Ein praktischer Führer zu innerer Heilkraft.- Genf, 1994, Ariston

HARNER, Michael: Wenn Geister Träume schicken – eine core-schamanische Traumtheorie. In: Schamanismus, Zeitschrift der Foundation for Shamanic Studies Europa Nr. 1/2011

HARNER, Sandra D./TRYON, Warren W.: Psychoimmunological Effects of Shamanic Drumming. In: Mihály Hoppál, Juha Pentikáinen: Northern Religions and Shamanism.- Budapest, Helsinki, 1992, Akadámiai Kaidó; Finnish Literature Society

HELLER, Birgit/HELLER, Andreas: Spiritualität und Spiritual Care: Orientierungen und Impulse.- Bern, 2013, Hans Huber

HELLINGER, Bert: Ordnungen der Liebe. Ein Kursbuch.- Heidelberg, 1994, Carl-Auer

HERZ, Otto: http://revolutionbildung.de/news-reader/items/otto-herz-unser-bildungssystem-ist-durch-selektion-bestimmt.html – Abruf vom 25.7.2015

HOFF, Wilbur: Traditional healers and community health. In: World Health Forum, Vol. 13, 1992 http://whqlibdoc.who.int/whf/1992/vol13-no2-3/WHF_1992_13(2-3)_p182-187.pdf – Abruf vom 29.10.2014

HÖHN, Hans-Joachim: Zukunftsfähigkeit. Religion an den Grenzen der Moderne. In: Comenius-Institut (Hg.): Handbuch Religionsunterricht an berufsbildenden Schulen.- Gütersloh, 1997, Gütersloher http://www.brumagazin.de/BRU-Handbuch/K3_A.doc – Abruf vom 12.2.2007

HUNDT, Ulrike: Spirituelle Wirkprinzipien in der Psychotherapie: Eine qualitative Studie zur Arbeitsweise ganzheitlicher Psychotherapeuten.- Münster, 2007, LIT

HÜTHER, Gerald: Die Macht der inneren Bilder: Wie Visionen das Gehirn, den Menschen und die Welt verändern.- Göttingen, 2014, Vandenhoeck & Ruprecht

INGERMAN, Sandra: Heilung für Mutter Erde. Wie wir uns und unsere Umwelt verwandeln können.- München, 2002, Econ

INGERMAN, Sandra: Speaking with Nature: Awakening to the Deep Wisdom of the Earth.- Rochester, Vermont, 2015, Bear & Company

INGWERSEN, Friedrich: Über den Umgang mit »Spiritualität« in der Psychotherapie. In: Praxis der Systemaufstellung 1/2015

Jäger, Willigis: In jedem Jetzt ist Ewigkeit. Worte für alle Tage.- München, 2003, Kösel

Jahrsetz, Ingo/Maykov, Vladimir: Transpersonal Psychotherapy – Symposium auf dem ersten Eurasischen Kongress für Psychotherapie in Moskau mit dem Titel »Psychotherapy Without Borders: Past, Present and Future« http://www.eurasian-psychotherapy.com/congress-structure/symposiums-of-the-congress.html – Abruf vom 10.12.2014

Jakesz, Raimund: Themen der Zeit: Schulmedizin und Spiritualität – eine Kontroverse? In: Zeitschrift Chirurgie, Ausgabe 1/2012
http://www.jakesz.com/dokumente/jakesz_oegkv_2008_spiritualitaet.pdf – Abruf vom 12.2.2015

Jakesz, Raimund: Spiritualität als Weg der Krankheitsbewältigung. In: Österreichische Pflegezeitschrift, April 2008 http://www.jakesz.com/dokumente/jakesz_oegkv_2008_spiritualitaet.pdf – Abruf vom 12.2.2015

Jilek, Wolfgang: Veränderte Wachbewusstheitszustände in Heiltanzritualen nordamerikanischer Indianer. In: Adolf Dittrich, Christian Scharfetter (Hg.): Ethnopsychotherapie. Psychotherapie mittels außergewöhnlicher Bewusstseinszustände in westlichen und indigenen Kulturen.- Stuttgart, 1987, Ferdinand Enke

Joas, Hans: Diese Erfahrung ist universell.- Hamburg, 2013, Interview s. www.zeit.de/zeit-wissen/2013/01/Soziologe-Hans-Joas-Religion-Atheismus-Selbsttranszendenz/komplettansicht – Abruf vom 16.2.2015

Jones, James W.: Contemporary Psychoanalysis and Religion: Transference and Transcendence.- New Haven, 1994, Yale University Press

Jung, Carl Gustav: Briefe. Bd.1 .- Olten, 1972, Walter

Jung, Carl Gustav: Grundwerk C. G. Jung, 9 Bände Gesamtausgabe.- Zürich, 1987, Exlibris

Jung, Carl Gustav: Symbole der Wandlung. In: Ges. Werke, Bd. 5. Olten, 1995, Walter

Kabat-Zinn, Jon: Zur Besinnung kommen: Die Weisheit der Sinne und der Sinn der Achtsamkeit in einer aus den Fugen geratenen Welt.- Freiburg i. Br., 2008, Arbor

Kaluza, Maria (Hg.): Der singende Fels – Schamanismus, Heilkunde, Wissenschaft. Galsan Tschinag im Gespräch mit Klaus Kornwachs und Maria Kaluza.- Zürich, 2010, Unionsverlag

Kalweit, Holger: Die Welt der Schamanen. Traumzeit und innerer Raum.- Frankfurt am Main, 1988, Fischer

Kalweit, Holger: Die Seele des Schamanen, Sternengötter und der Ursprung der Religion. In: Christian Scharfetter, Christian Rätsch (Hg.): Religion – Mystik – Schamanismus. Welten des Bewusstseins. Band 9.- Berlin, 1998, VMB – Verlag für Wissenschaft und Bildung

KANDEL, Eric: Das Zeitalter der Erkenntnis: Die Erforschung des Unbewussten in Kunst, Geist und Gehirn von der Wiener Moderne bis heute.- München, 2012, Siedler

KANT, Immanuel: Beantwortung der Frage: Was ist Aufklärung? In: Werke in 12 Bänden. Bd. 11.- Frankfurt am Main, 1977, Suhrkamp

KANT, Immanuel: Kritik der reinen Vernunft. In: Werke in 12 Bänden. Hg. v. Wilhelm Weischedel.- Frankfurt am Main, 1977, Suhrkamp

KAYNE, Steven B.: Traditional Medicine: A Global Perspective.- London, 2009, Pharmaceutical Press

KING, Serge Kahili: Der Stadt-Schamane. Ein Handbuch zur Transformation durch Huna, dem Urwissen der hawaiianischen Schamanen.- Freiburg i. Br., 1991, Alf Lüchow

KLÜNGER, Gerhard (Hg.): Wörterbuch des Konstruktiven Realismus: Aus Vorlesungen, Seminaren und Werken von Friedrich G. Wallner.- Frankfurt, 2011, Peter Lang

KOBUSCH, Theo: Geschichte der Philosophie Bd. 5: Die Philosophie des Hoch- und Spätmittelalters.- München, 2011, Beck

KOECHLIN, Florianne: Ich folgte dem Gesang und begann zu fliegen. Das Wissen der Schamanen. In: Wochenzeitung Freitag, 28.3.2002 http://www.freitag.de/2002/14/02141601.php – Abruf vom 26.9.2002

KÖHLER-LUDESCHER, Andrea/SIMON, Fritz B.: Paul Watzlawick – die Biografie: Die Entdeckung des gegenwärtigen Augenblicks.- Bern, 2014, Verlag Hans Huber

KREBBER, Christine Herrera: Die Weisheit des Heilens – Von der Ethnomedizin zur Ganzheitsmedizin: The Wisdom of Healing – From Ethnomedicine to Holistic Medicine.- Norderstedt, 2014, Books on Demand

KRECH, David/CRUCHFIELD, Richard S./LIVSON, Norman/WILSON, William A. jr./PARDUCCI, Allen: Grundlagen der Psychologie.- Weinheim, 1992, Beltz

KUBY, Clemens: Heilung: das Wunder in uns – Selbstheilungsprozesse entdecken.- München, 2005, Kösel

KUHN, Thomas Samuel: Die Entstehung des Neuen. Studien zur Struktur der Wissenschaftsgeschichte.- Frankfurt am Main, 1977, Suhrkamp

KUPFERSCHMIDT, Kai: »Spuren im Kopf«.- München, 2015 http://www.sueddeutsche.de/wissen/2.220/meditation-spuren-im-kopf-1.2339128 – Abruf vom 6.5.2015

LAING, Ronald D.: Transzendentale Erfahrung im Verhältnis zu Religion und Psychose. In: Stanislav Grof, Christina Grof (Hg.): Spirituelle Krisen. Chancen der Selbstfindung.- Darmstadt, 2008, Schirner

LAMESCH, Carla: Von der Psychotherapie zu schamanischen Heilweisen. Feinstoffliche Heilung als Weg zum Kern der Bewusstheit.- Petersberg, 2007, Via Nova

LANGBEIN, Kurt: Weißbuch Heilung: Wenn die moderne Medizin nichts mehr tun kann.- Salzburg, 2014, Ecowin

LINDENBAUER, Karl: Eine neue Theorie für die Aufstellungsarbeit. In: Praxis der Systemaufstellung 2/ 2014

LUKOFF, David/EVEREST, Howard C.: The Myths in Mental Illness.- Los Angeles, 1985 https://www.wisdomuniversity.org/grof/module/week5/pdf/lukoffmmi.pdf – Abruf vom 10.5.2015

LUTTERER, Wolfgang: Rezension Gregory Batesons Geist und Natur. http://www.systemagazin.de/buecher/klassiker/bateson_geist_und_natur.php?print=true&we_start=& – Abruf vom 24.6.2015

LUXEMBURG, Rosa: Die russische Revolution. Eine kritische Würdigung. Berlin, 1920. In: Gesammelte Werke, Band 4.- Berlin, 1983, Dietz

MAHR, Albrecht: Wie Lebende und Tote einander heilen können. In: Praxis der Systemaufstellung 1/1999

MALY, Wolfgang: Die Maly-Meditation: Wie Zuwendung heilen kann.- München, 2012, Knaur

MARKIDES, Kyriacos C.: Der Magus von Strovolos. Die faszinierende Welt eines spirituellen Heilers.- München, 1988, Droemer Knaur

MARTI, Lorenz: Wie schnürt ein Mystiker seine Schuhe? Die großen Fragen und der tägliche Kleinkram.- Freiburg, 2006, Herder

MARX, Karl: Das Kapital. Bd. III. In: Marx, Engels: Werke. Bd. 25.- Berlin, 1983, Dietz

MASLOW, Abraham H.: Psychologie des Seins. Ein Entwurf.- Berlin, 1982, Kindler

MASLOW, Abraham H.: Jeder Mensch ist ein Mystiker: Impulse für die seelische Ganzwerdung.- Wuppertal, 2014, Peter Hammer

MAYER, Elizabeth Lloyd: Extraordinary Knowing: Science, Skepticism, and the Inexplicable Powers of the Human Mind.- New York, 2008, Bantam

MEESMANN, Hartmut: Besorgt um den Menschen. Der Philosoph Jürgen Habermas will Aufklärung und Religion miteinander ins Gespräch bringen. In: Publik-Forum (Zeitschrift) 4/ 2007

MEESMANN, Hartmut: Das verzauberte Leben – Spirituelle Menschen und das »Mehr« des Alltags – eine Herausforderung für Theologie und Glauben. In: Publik-Forum (Zeitschrift) 11/2015

Merton, Thomas: http://distomos.blogspot.co.at/2009/05/thomas-merton-und-die-hutte-ein.html – Abruf vom 14.8.2015

Mieth, Diethmar: Meister Eckhart. Mystik und Lebenskunst.- Düsseldorf, 2004, Patmos

Millay, Jean (Hg.): Radiant Minds: Scientists Explore the Dimensions of Consciousness.- La Vergne, 2010, Lightning Source

Milton Erickson Gesellschaft für Klinische Hypnose. In: Hypnose und Kognition (Zeitschrift) 4/1989, Bd. 6 (1)

Moser, Tilmann: Gott auf der Couch: Neues zum Verhältnis von Psychoanalyse und Religion.- Gütersloh, 2011, Gütersloher Verlagshaus

Naranjo, Claudio: Gestalt: Präsenz – Gewahrsein – Verantwortung: Grundhaltung und Praxis einer lebendigen Therapie.- Freiburg i. Br., 1996, Arbor

Narby, Jeremy: Die kosmische Schlange. Auf den Pfaden der Schamanen zu den Ursprüngen modernen Wissens.- Stuttgart, 2001, Klett-Cotta

Nausner, Liselotte: Spirituelle Psychotherapie? In: ÖAGG Feedback (Zeitschrift) 3&4, 2014

Neruda, Pablo: Canto General, 1950. In: Neruda: Der große Gesang: Gedichte. Dt. v. Erich Arendt.- München, 1993, dtv

Newton, Isaac: Brief an Robert Hooke, 5. Februar 1675/76. Zit. nach: Richard Westfall: Isaac Newton. Eine Biographie.- Heidelberg, Berlin, Oxford, 1996, Spektrum Akademischer Verlag

Nietzsche, Friedrich: Gedichte.- Frankfurt am Main, 1923, Insel

Niewiadomski, Józef: Religionskritik: Unterscheiden statt polemisieren.- 2015, Der Standard: http://derstandard.at/2000015719564/Religionskritik-Unterscheiden-statt-polemisieren – Abruf vom 12.5.2015

Obermayr-Breitfuss, Regina: Intuition. Theorie und praktische Anwendungen.- Norderstedt, 2005, Books on demand

Obrecht, Andreas J.: Die Welt der Geistheiler. Die Renaissance magischer Weltbilder.- Wien, 1999, Böhlau

Obrecht, Andreas J. (Hg.): Die Klienten der Geistheiler. Vom anderen Umgang mit Krankheit, Krise, Schmerz und Tod.- Wien, 2000, Böhlau

Orlinsky, David: Learning from many masters. Ansätze zu einer wissenschaftlichen Integration psychotherapeutischer Behandlungsmodelle. In: Hilarion Petzold, Michael Märtens (Hg.): Wege zu effektiven Psychotherapien, Bd.1, Modelle, Konzepte, Settings.- Leverkusen, 1999, Leske + Budrich

Orlinsky, David: Comments on the State of Psychotherapy Research (As I See It). In: 2006, NASPR Newsletter http://c.ymcdn.com/sites/www.psychotherapyresearch.org/resource/resmgr/imported/na/naspr.january_06.pdf – Abruf vom 26.6.2015

Ornish, Dean: Die revolutionäre Therapie: Heilen mit Liebe. Krankheiten ohne Medikamente überwinden.- München, 2001, Goldmann

Osswald, Kurt: Glaube macht gesund. Warum diese Aussage stimmt. In: Christliches Zeugnis 1/2003 - http://www.christlicheszeugnis.ch/a01-3kurt_osswald.htm – Abruf vom 14.7.2005

Pascal, Blaise: Gedanken über Religion. Aus dem Franz. übers. v. Karl Adolf Blech.- Berlin, 1840, Wilhelm Besser

Perls, Frederick S.: Gestalt-Therapie in Aktion.- Stuttgart, 1974, Ernst Klett

Perrez, Meinrad: Ist die Psychoanalyse eine Wissenschaft?- Bern, 1972, Huber

Picard, Winfried: Schamanismus und Psychotherapie.- Ahlerstedt, 2006, Param

Pieringer, Walter: Geschichte der Psychotherapieforschung. In: Gerhard Stumm, Alfred Pritz: Wörterbuch der Psychotherapie.- Wien, 2000, Springer

Pillsbury, Barbara L.K.: Policy and evaluation perspectives on traditional health practitioners in national health care systems.- 1982, Social Science & Medicine (Zeitschrift) http://www.sciencedirect.com/science/article/pii/0277953682904439 – Abruf vom 29.10.2014

Piron, Harald: Transpersonale Verhaltenstherapie. Von der Stagnation zur Transformation.- Petersberg, 2007, Via Nova

Planck, Max: Wissenschaftliche Selbstbiographie.- Leipzig, 1948, Johann Ambrosius Barth Verlag

Polanyi, Michael: Implizites Wissen.- Frankfurt am Main, 1985, Suhrkamp

Pontes, Ulrich: Was ist Bewusstsein?- Wien, 2013 https://www.dasgehirn.info/denken/bewusstsein/was-ist-bewusstsein-477 – Abruf vom 25.4.2015

Popper, Karl: Objektive Erkenntnis. In: Popper: Logik der Forschung.- Tübingen, 1969, Mohr

Pörksen, Bernhard: Die Gewissheit der Ungewissheit. Gespräche zum Konstruktivismus.- Heidelberg, 2008, Auer

Prinz, Armin: Ethnomedizin. In: Alois Stacher, Otto Bergsmann (Hg.): Grundlagen für eine integrative Ganzheitsmedizin.- Wien, 1993, Facultas
http://www.univie.ac.at/ethnomedicine/PDF/Ethnomedizin.pdf – Abruf vom 26.4.2015

Reimers, Andreas: Wissenschaftliche Ansätze zum Verständnis schamanischer Heilrituale. In: Verein Pacha Mama (Hg.): Gesundheit & Spiritualität. Dokumentation des Kongresses.- Wien, 2005, pro literatur

Renz, Monika: Hoffnung und Gnade: Erfahrung von Transzendenz in Leid und Krankheit – Spiritual Care.- Freiburg i. Br., 2014, Kreuz Verlag

Revenstorf, Dirk: Hypnose in Psychotherapie, Psychosomatik und Medizin. Manual für die Praxis.- Berlin, 2000, Springer

Richards, P. Scott/Bergin, Allen E.: A Spiritual Strategy for Counseling and Psychotherapy.- Washington, 1997, American Psychological Association

Riedl, Rupert: Biologie der Erkenntnis. Die stammesgeschichtlichen Grundlagen der Vernunft.- Berlin, 1981, Paul Parey

Rilke, Rainer Maria: Das Buch vom Mönchischen Leben. In: Das Stunden-Buch.- Leipzig, 1918, Insel

Rilke, Rainer Maria: Brief vom 13. November 1925. In: »Mitten im Lesen schreib ich Dir.« Hg. v. Rätus Luck.- Frankfurt am Main, 1998, Suhrkamp

Ringelnatz, Joachim: Reisebriefe eines Artisten. In: Simplicissimus, Jg. 30, H. 37, 14. Dezember 1925

Ritter, Werner H./Wolf, Bernhard (Hg.): Heilung – Energie – Geist. »Heilung« zwischen Wissenschaft, Religion und Geschäft.- Göttingen, 2005, Vandenhoeck & Ruprecht

Rogers, Carl R.: Die klientenzentrierte Gesprächspsychotherapie. Client-Centered Therapy.- München, 1972, Kindler

Rösing, Ina: Der Blitz: Drohung und Berufung. Glaube und Ritual in den Anden Boliviens.- München, 1990, Trickster

Roth, Erich: Heilung läuft über die Emotion.- Wien, 2007
http://www.fss.at/Page/ID/102 – Abruf vom 27.1.2014

Rubik, Beverly/Rauscher, Elizabeth A.: Human volitional effects on a model bacterial system. In: Millay, s. o.

Sack, Martin: Ein Platz für die Seele – Individuelle psychotherapeutische Behandlungsbedürfnisse erkennen und therapeutisch umsetzen.- Langeoog, 2014
http://www.martinsack.de/_downloads/Handout_Langeoog_Individualisierung_PT_2014.pdf – Abruf vom 1.12.2014

SALES, Franz von: Philothea. Anleitung zum frommen Leben. Übers. u. hg. v. Franz Reisinger.- Eichstätt, 2005, Franz-Sales-Verlag

SCHARFETTER, Christian: Schamanismus und Psychotherapie. www.schamanismus-information.de/schamanismus/psychotherapie.htm – Abruf vom 30.3.2006

SCHAUB, Beat: Schulmedizin in der Sackgasse.- Diedorf, 2004, Ubooks

SCHENK, Amélie: Eine Legende in der Geburt: Vom Werden der Schamanin. In: Christian Scharfetter, Christian Rätsch (Hg.): Religion – Mystik – Schamanismus. Welten des Bewusstseins. Band 9.- Berlin, 1998, VMB Verlag für Wissenschaft und Bildung

SCHENK, Amélie/RÄTSCH, Christian (Hg.): Was ist ein Schamane? Schamanen, Heiler, Medizinleute im Spiegel westlichen Denkens.- Berlin, 1999, VWB

SCHILLER, Friedrich: An die Freude. Gedichte 1776–1788. In: Schiller. Sämtliche Werke, Bd. 1. Hg. v. G. Fricke u. H. G. Göpfert.- München, 1962, Hanser

SCHMIDBAUER, Wolfgang: Psychotherapie. Ihr Weg von der Magie zur Wissenschaft.- München, 1971, dtv

SCHMIDBAUER, Wolfgang: Der Psychoanalytiker und das Irrationale. In: Hans-Peter Dürr (Hg.): Der Wissenschaftler und das Irrationale. Band IV: Beiträge aus der Psychologie.- Frankfurt am Main, 1985, Syndikat

SCHNEIDER, Peter K.: Wahnsinn und Kultur oder die heilige Krankheit: Die Entdeckung eines menschlichen Talents.- Würzburg, 2001, Königshausen u. Neumann

SCHÖNFELD, Andreas: Meister Eckhart. Geistliche Übungen. Meditationspraxis nach den »Reden der Unterweisung«.- Mainz, 2002, Grünewald

SCHOPENHAUER, Arthur: Die Welt als Wille und Vorstellung. In: Schopenhauer: Zürcher Ausgabe. Werke in zehn Bänden. Hg. v. Arthur Hübscher.- Zürich, 1977, Diogenes

SCHÖPFER, Sabina: Seelenraum. Wo sich Gestalttherapie und Schamanismus begegnen.- Norderstedt, 2014, Books on Demand

SCHULTHESS, Peter: Die Transpersonale Therapie transzendiert die Grenzen des Gebietes der Psychotherapie. In: Gestalttherapie, Heft 1/2015

SCHULTZ, I. H.: Das autogene Training. Konzentrative Selbstentspannung. Versuch einer klinisch-praktischen Darstellung.- Stuttgart, 1970, Georg Thieme

SCHÜTZENBERGER, Anne Ancelin: Oh, meine Ahnen. Wie das Leben unserer Vorfahren in uns wiederkehrt.- Heidelberg, 2003, Carl Auer

SCHWÄBISCH, Lutz/SIEMS, Martin: Selbstentfaltung durch Meditation. Eine praktische Anleitung.- Reinbek, 1976, Rowohlt

Schwartz, Gary E.: Review of Contemporary Biofield Measures including GDV: Implications for Energy Medicine and Spiritual Healing.- 2001 http://www.korotkov.co/wp-content/uploads/2014/04/2001-Review-of-Subtle-Energy-Measures.pdf – Abruf vom 7.5.2015

Schyboll, Christa: http://www.thalhamer-haase.at/#!98_199 – Abruf vom 22.7.2015

Seligman, Martin E.P.: Erlernte Hilflosigkeit.- Weinheim, 1995, Beltz PVU

Sellars, Wilfrid: Science, Perception and Reality.- Atascadero, 1991, Ridgeview

Seneca, Lucius Annaeus: Ausgewählte Schriften. Übers. u. erl. v. Albert Forbiger.- Stuttgart, 1867, Hoffmann

Sheldrake, Rupert: Das Gedächtnis der Natur. Das Geheimnis der Entstehung der Formen in der Natur.- München, 1993, Piper

Sheldrake, Rupert: Der Wissenschaftswahn: Warum der Materialismus ausgedient hat.- München, 2012, O.W. Barth

Sicher, Fred/Targ, Elisabeth/Moore, Dan/Smith, Helene S.: A Randomized Double-Blind Study of the Effect of Distant Healing in a Population With Advanced AIDS. Report of a Small Scale Study. In: Western Journal of Medicine, 12, 1998 http://www.ncbi.nlm.nih.gov/pmc/articles/PMC1305403/pdf/westjmed00327-0028.pdf – Abruf vom 17.8.2015

Simonton, Oscar Carl/Simonton, Stephanie Matthews/Creighton, James: Wieder gesund werden. Eine Anleitung zur Aktivierung der Selbstheilungskräfte für Krebspatienten und ihre Angehörigen.- Reinbek bei Hamburg, 1984, Rowohlt

Sloan, Richard P.: Blind Faith: The Unholy Alliance of Religion and Medicine.- New York, 2008, St. Martin's Griffin

Smith, Amy: The Shamanic Archetypal Complex: The Universal Shamanic Experience as a Reflection of Our Inherent Psychic Terrain. In: Amélie Schenk, Christian Rätsch (Hg.): Was ist ein Schamane? Schamanen, Heiler, Medizinleute im Spiegel westlichen Denkens.- Berlin, 1999, VBW

Somé, Malidoma Patrice: Vom Geist Afrikas. Das Leben eines afrikanischen Schamanen.- München, 1996, Diederichs

Stampf, Olaf: Der Hexenmeister von Wien. http://www.spiegel.de/spiegel/print/d-39694675.html – Abruf vom 26.4.2015

Straube, Eckart R.: Heilsamer Zauber – Psychologie eines neuen Trends. Heidelberg, 2005, Spektrum Akademischer Verlag

Suzuki, Shunryu: Zen-Geist, Anfänger-Geist.- Freiburg i. Br., 2009, Herder

Swami, Rama: Unter Meistern des Himalaya. Autobiographie.- Darmstadt, 2005, Schirner

Teasdale, John D./Segal, Zindel V./Williams, Mark G./Ridgeway, Valerie A./Soulsby, Judith M./Lau, Mark A.: Prevention of relapse/recurrence in major depression by mindfulness-based cognitive therapy. In: Journal of Consulting and Clinical Psychology, 68, Nr. 4, 2000

Thalhamer, August: Sind Schamanismus, christliche Mystik und westliche Psychotherapie kompatibel? Übereinstimmungen und Unterschiede aufgezeigt an konkreten Beispielen. 1996 - http://www.thalhamer-haase.at/#!98_152

Thalhamer, August: Shamanic Counseling und Autogenes Training – Ein Vergleich. 1999 - http://www.thalhamer-haase.at/#!98_159

Thalhamer, August: Schamanismus und Familienstellen – Übereinstimmungen und Unterschiede aus der Sicht eines Therapeuten, der beides praktiziert.- 2001 http://www.thalhamer-haase.at/#!98_161

Thalhamer, August: Was heißt »intrapsychisch«? Ein schamanischer Beitrag zur Vermessung der Seele.- 2014 http://www.thalhamer-haase.at/#!98_201

Thalhamer, August: Der Heilungsweg des Schamanen – im Lichte westlicher Psychotherapie und christlicher Überlieferung.- Steyr, 2014, Ennsthaler

Thalhamer, August: Exorzismus – Kritische Anmerkungen aus schamanischer Sicht.- 2011 http://www.thalhamer-haase.at/#!98_178

Tiller, William A.: It Is Time for a Consciousness-Inclusive Science.- http://www.tillerinstitute.com/pdf/White%20Paper%20IV.pdf – Abruf vom 1.12.2014

Tracey, Terence J. G./Wampold, Bruce E./Lichtenberg, James W./Goodyear, Rodney K.: Expertise in Psychotherapy. An Elusive Goal? In: American Psychologist (Zeitschrift) 4/2014

Trübswasser, Gerhild: Der »Wahnsinn« am Rio Cocco. Eine interethnische Studie über eine Form der »Besessenheit« bei zwei indigenen Völkern in Nicaragua.- 2005 http://www.truebswasser.com/pdf/wahnsinn.pdf – Abruf vom 12.10.2006

Uccusic, Paul: Heilen mit der Kraft der Liebe, mit der Macht des Geistes.- Genf, 1984, Ariston

Unite For Sight: Integrative Medicine – Incorporating Traditional Healers into Public Health Delivery, 2012 http://www.uniteforsight.org/effective-program-development/module6#_ftnref1 – Abruf vom 29.10.2014

Urban, Roland: Rückkehr zum inneren See. Schamanismus, Bewusstsein, Psychotherapie.- Diplomarbeit an der Universität Wien, Psychologie, 2007

Utsch, Michael: Religiosität und Spiritualität. In: Elisabeth Ann Auhagen (Hg.): Positive Psychologie: Anleitung zum »besseren« Leben.- Weinheim, 2008, Beltz

Utsch, Michael/Bonelli, Raphael M./Pfeifer, Samuel.: Psychotherapie und Spiritualität: Mit existenziellen Konflikten und Transzendenzfragen professionell umgehen.- Berlin, 2014, Springer

Van Quekelberghe, Renaud: Grundzüge der spirituellen Psychotherapie.- Eschborn, 2007, Klotz

Varga Von Kibèd, Matthias/Sparrer, Insa: Ganz im Gegenteil. Tetralemmaarbeit und andere Grundformen systemischer Strukturaufstellungen. Für Querdenker und solche, die es werden wollen.- Heidelberg, 2002, Carl Auer

Vaughan, Frances: Intuitiver leben. Zur Entwicklung des inneren Potentials.- München, 1991, Fischer

Vaughan, Frances: Die Reise zur Ganzheit.- München, 1990, Kösel

Villoldo, Alberto/Perlmutter, David: Das erleuchtete Gehirn: Mit Schamanismus und Neurowissenschaft das Geheimnis gesunder Zellen entdecken.- München, 2011, Goldmann

Vollmer, Gerhard: Kühne Vermutungen – strenge Kritik. Lässt sich die naturwissenschaftliche Methode verallgemeinern? In: Guardini Stiftung (Hg.): Trigon 9: Kunst, Wissenschaft und Glaube im Dialog, Band 9.- Berlin, 2011, Berliner Wissenschaftsverlag http://fowid.de/fileadmin/textarchiv/Vollmer_Gerhard/Kuehne_Vermutungen_G._Vollmer_TA2013_5.pdf – Abruf vom 20.6.2015

Von Avila, Teresa/Alkofer, Aloysius (Hg.): Sämtliche Schriften der heiligen Theresia von Jesu, 6 Bde., Bd.5: Die Seelenburg der heiligen Theresia von Jesu.- München, 1960, Kösel

Von Foerster, Heinz/Pörksen, Bernhard: Wahrheit ist die Erfindung eines Lügners: Gespräche für Skeptiker.- Heidelberg, 2013, Auer

Von Lucadou, Walter: Lebenshilfeberatung, Beratung bei ungewöhnlichen menschlichen Erfahrungen und spirituellen Krisen – Was braucht der Berater/die Beraterin?- Oldenburg, 2001
http://oops.uni-oldenburg.de/612/1/645.pdf – Abruf vom 16.2.2015

Von Loyola, Ignatius: Die Exerzitien.- Einsiedeln, 2010, Johannes Verlag

Von Weizsäcker, Carl Friedrich: Große Physiker. Von Aristoteles bis Werner Heisenberg.- Wiesbaden, 2004, Marix

Walach[1], Harald: Innere und äußere Erfahrung – Zen und Wissenschaft. Oder: Warum sich Zen und Wissenschaft sehr gut vertragen und warum mehr Wissenschaftler (und andere Leute) meditieren sollten.- Frankfurt/Oder, 2011, Institut für transkulturelle Gesundheitswissenschaften, Europa-Universität Viadrina http://harald-walach.de/methodenlehre-fuer-anfaenger/9-innere-und-aeussere-erfahrungzen-und-wissenschaft/ – Abruf vom 26.4.2015

WALACH², Harald: Generalisierte Quantentheorie (Weak Quantum Theory): Eine theoretische Basis zum Verständnis transpersonaler Phänomene. Frankfurt/Oder, 2011, Institut für transkulturelle Gesundheitswissenschaften, Europa-Universität Viadrina http://www.anomalistik.de/Walach_WQT.pdf – Abruf vom 8.5.2015

WALCH, Sylvester: Dimensionen der menschlichen Seele. Transpersonale Psychologie und holotropes Atmen.- Düsseldorf, 2002, Walter

WALCH, Sylvester: Die Kraft der Inneren Weisheit. https://soundcloud.com/sylvester-walch/die-kraft-der-inneren-weisheit?utm_source=CleverReach&utm_medium=email&utm_campaign=Newsletter+April+2014&utm_content=Mailing_7432239&utm_source=CleverReach&utm_medium=email&utm_campaign=Newsletter+April+2014&utm_content=Mailing_7432239 – Abruf vom 1.8.2014

WALCH, Sylvester: Durchbruch zum Menschsein. Wie sich seelische und spirituelle Prozesse auf dem Wege zur Ganzheit ergänzen. In: Gestalttherapie, Heft 1/2015

WALLNER, Friedrich G.: Acht Vorlesungen über den Konstruktiven Realismus.- Wien, 1992, Facultas

WALSER, Martin: »Erfahrung«, Gedicht. In: Walser: Heilige Brocken – Aufsätze – Prosa – Gedichte.- Frankfurt am Main, 1988, Suhrkamp

WALSH, Roger N./VAUGHAN, Frances (Hg.): Psychologie in der Wende. Grundlagen, Methoden und Ziele der Transpersonalen Psychologie.- München, 1985, Scherz

WALSH, Roger N.: Der Geist des Schamanismus.- Olten, 1992, Walter

WALTER, Reinhard: Seelische Wirklichkeiten in der Aufstellungsarbeit zu Wiedergeburt, Besetzung, Spiritualität. In: Praxis der Systemaufstellung (Zeitschrift) 1/2004

WARNKE, Ulrich: Quantenphilosophie und Spiritualität - Der Schlüssel zu den Geheimnissen des menschlichen Seins.- München, 2011, Scorpio

WARNKE, Ulrich: Quantenphilosophie und Interwelt – Der Zugang zur verborgenen Essenz des menschlichen Wesens.- München, 2013, Scorpio

WATZLAWICK, Paul: s. Köhler-Ludescher

WEBER, Gunthard (Hg.): Zweierlei Glück. Die systemische Psychotherapie Bert Hellingers.- Heidelberg, 1993, Carl Auer

WEBER, Martin: Der Mensch im Gleichgewicht: Gesundheit neu gedacht mit Herz, Logik und Intuition.- Steyr, 2011, Ennsthaler

WEIL, Andrew: Spontanheilung. Die Heilung kommt von innen.- München, 1995, Bertelsmann

WELTGESUNDHEITSORGANISATION: WHO traditional medicine strategy: 2014-2023.- http://www.who.int/medicines/publications/traditional/trm_strategy14_23/en/ – Abruf vom 29.10.2014

WELWOOD, John (Hg.): Awakening the Heart – East/West Approaches to Psychotherapy and the Healing Relationship.- Boston, 1985, Shambala

WHO: Schizophrenia: An International Follow-up Study.- Chichester, 1979, John Wiley & Sons

WILBER, Ken: Integrale Spiritualität – Spirituelle Intelligenz rettet die Welt.- München, 2007, Kösel

WILBER, Ken: Naturwissenschaft und Religion: Die Versöhnung von Wissen und Weisheit.- Frankfurt am Main, 2010, Kindle Edition

WILBER, Ken/PATTEN, Terry/LEONARD, Adam/MORELLI, Marco: Integrale Lebenspraxis: Körperliche Gesundheit, emotionale Balance, geistige Klarheit, spirituelles Erwachen.- München, 2010, Kösel

WINCH, Peter: Versuchen zu verstehen.- Frankfurt am Main, 1992, Suhrkamp

WITTGENSTEIN, Ludwig: Philosophische Untersuchungen.- Berlin, 2003, Suhrkamp

XENOPHANES: https://philosophiegeschichte.wordpress.com/2013/09/18/xenophanes-von-kolophon/ – Abruf vom 22.7.2015

YEGINER, Anna: Psychometrische Messung in der Transpersonalen Psychologie.- Oldenburg, 2001
http://oops.uni-oldenburg.de/612/1/645.pdf – Abruf vom 19.2.2015

ZANKL, Heinrich: Kampfhähne der Wissenschaft: Kontroversen und Feindschaften.- Weinheim, 2010, Wiley-VCH

ZEILINGER, Anton: Das Loch im Verständnis der Welt.- Wien, 2012, Interview http://www.wienerzeitung.at/themen_channel/wissen/natur/506880_Das-Loch-im-Verstaendnis-der-Welt.html – Abruf vom 22.3.2015

ZERIN, Edward: Karl Popper on God. The Lost Interview, Brandeis University, 1969. In: Skeptic 6, no. 2/1998

ZUMSTEIN, Carlo: Reise hinter die Finsternis. Aus der Depression zur eigenen Schamanenkraft.- München, 1999, Hugendubel/Ariston

Über den Autor

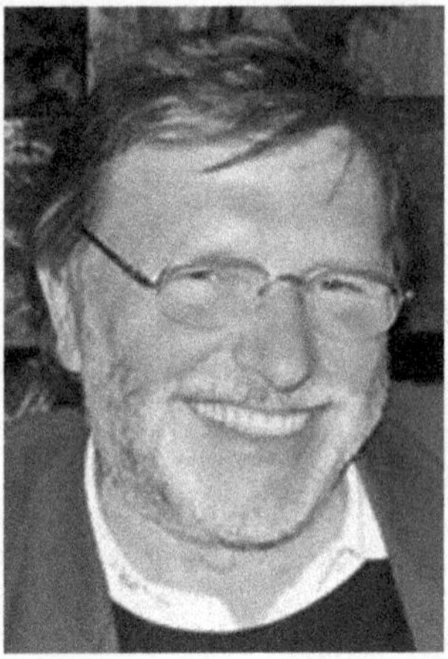

AUGUST THALHAMER, geboren 1943, Dr. phil., röm.-kath. Theologe, Psychotherapeut, Wirtschaftspsychologe und Stadtschamane in freier Praxis in Linz/Oberösterreich.

Er befasst sich seit Jahren mit den Zusammenhängen zwischen christlichen, psychotherapeutischen und schamanischen Heiltraditionen. Sein 2007 veröffentlichtes Buch »Der Heilungsweg des Schamanen im Lichte westlicher Psychotherapie und christlicher Überlieferung« wurde 2014 – erweitert und aktualisiert – im Ennsthaler Verlag neu aufgelegt.

Mehr Infos auf seiner Homepage *www.thalhamer-haase.at*

Weiters im Ennsthaler Verlag erschienen

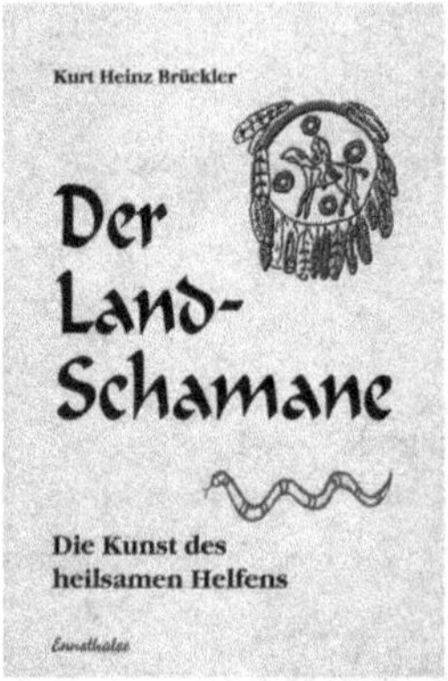

Kurt Heinz Brückler: Der Landschamane. Die Kunst des heilsamen Helfens
154 Seiten, Paperback
ISBN 978-3-85068-581-8

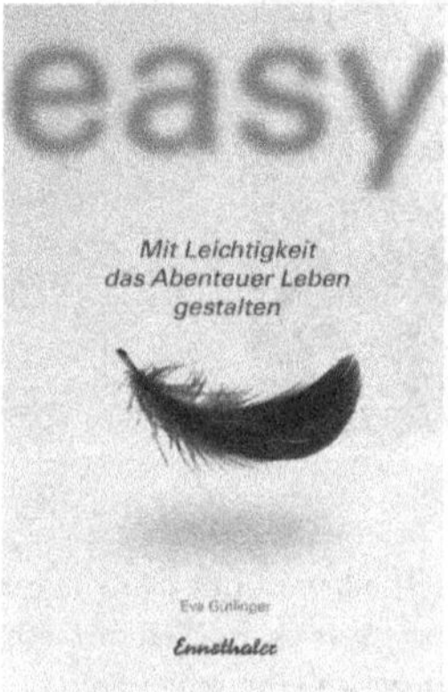

Eva Gütlinger: easy. Mit Leichtigkeit das Abenteuer Leben gestalten
160 Seiten, Hardcover
ISBN 978-3-85068-863-5

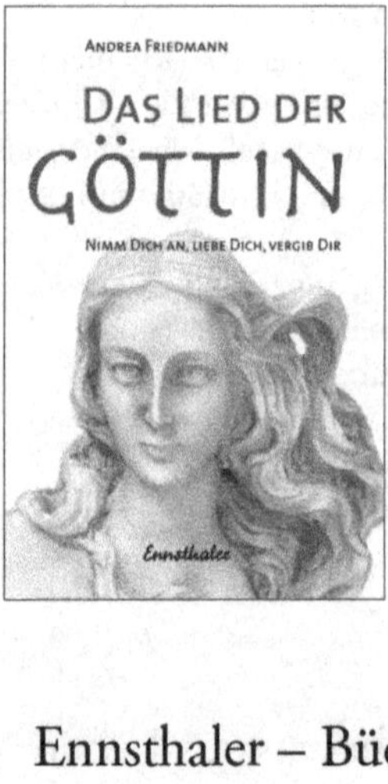

Andrea Friedmann: Das Lied der Göttin. Nimm Dich an, liebe Dich, vergib Dir
128 Seiten, Paperback
ISBN 978-3-85068-608-2

Ennsthaler – Bücher für ein bewusstes Leben

Weiters im Ennsthaler Verlag erschienen

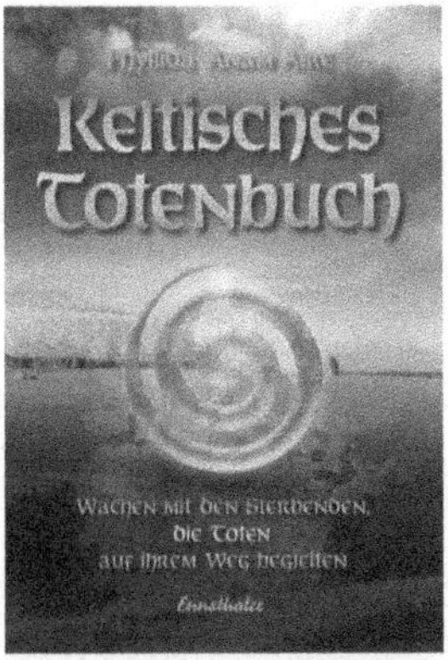

Phyllida Anam-Áire:
Keltisches Totenbuch
176 Seiten, Paperback
ISBN 978-3-85068-690-7

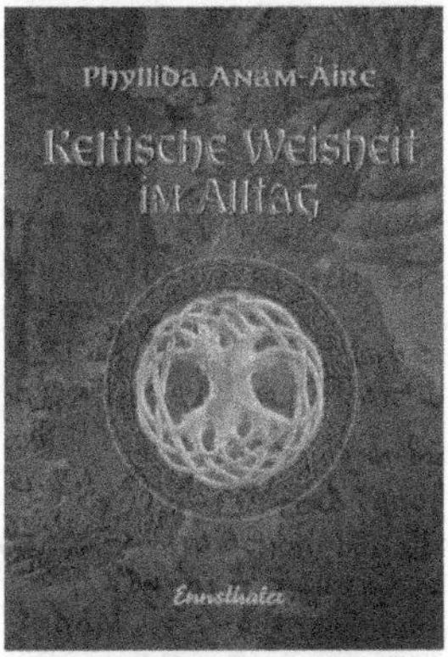

Phyllida Anam-Áire:
Keltische Weisheit im Alltag
288 Seiten, Paperback
ISBN 978-3-85068-770-6

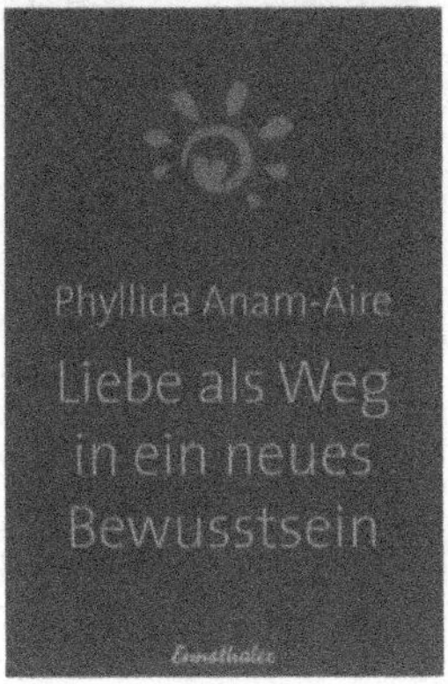

Phyllida Anam-Áire:
Liebe als Weg in ein neues Bewusstsein
336 Seiten, Paperback
ISBN 978-3-85068-882-6

Ennsthaler – Bücher für ein bewusstes Leben